瘦出好體質

一輩子受用的中醫享瘦聖經

全新修訂
健康升級版

目錄

chapter 1

甩掉NG迷思才是享瘦的開始

chapter 2

調整最佳體質輕鬆瘦不復胖

chapter 3

中醫密碼找出你的肥胖基因

chapter 4

當自己的醫生24H居家保健DIY

chapter 5

跟惱人肥胖說BYE BYE

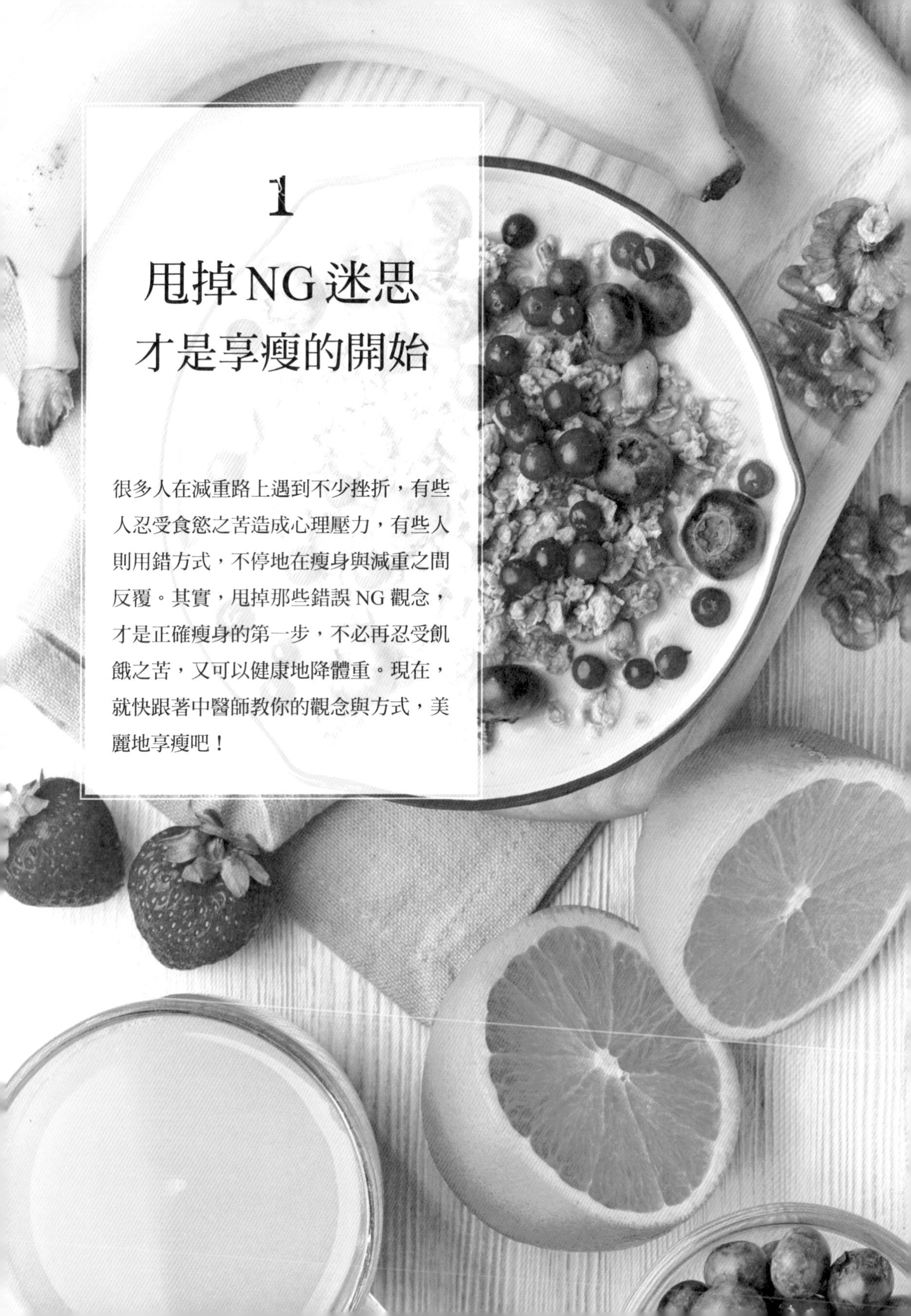

1

甩掉NG迷思
才是享瘦的開始

很多人在減重路上遇到不少挫折，有些人忍受食慾之苦造成心理壓力，有些人則用錯方式，不停地在瘦身與減重之間反覆。其實，甩掉那些錯誤 NG 觀念，才是正確瘦身的第一步，不必再忍受飢餓之苦，又可以健康地降體重。現在，就快跟著中醫師教你的觀念與方式，美麗地享瘦吧！

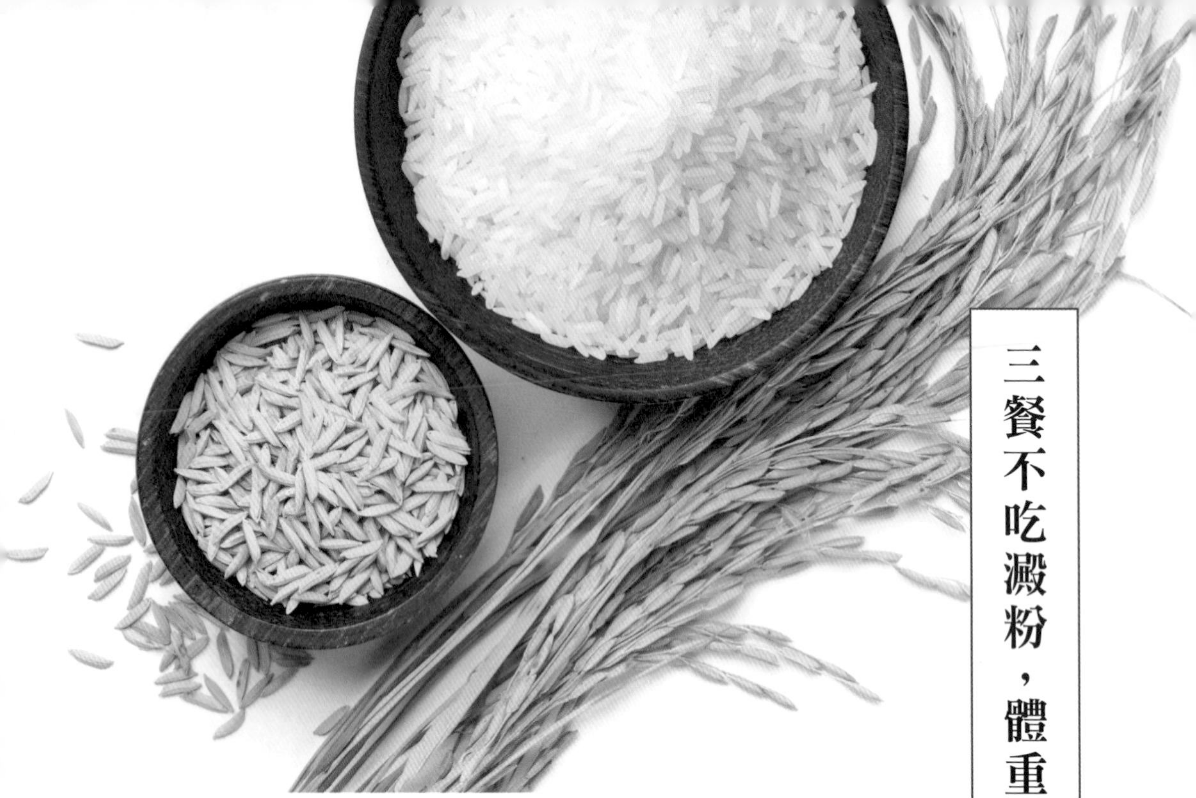

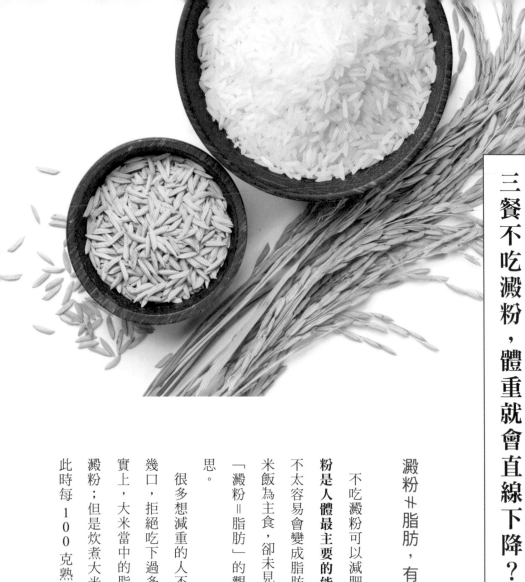

三餐不吃澱粉，體重就會直線下降？

澱粉≠脂肪，有助於燃燒脂肪

不吃澱粉可以減肥，是一般人對澱粉的誤解。**澱粉是人體最主要的能量來源**，除非攝取過量，否則不太容易會變成脂肪。而且自古以來，東方人即以米飯為主食，卻未見肥胖成為普遍疾病，由此可見，「澱粉＝脂肪」的觀念，其實是大多數人的錯誤迷思。

很多想減重的人不敢吃米飯，或者每天只吃少量幾口，拒絕吃下過多澱粉讓自己有發胖的機會。事實上，大米當中的脂肪含量非常低，將近80％都是澱粉；但是炊煮大米時，需要添加1.5倍以上的水，此時每100克熟米飯的熱量會降低至120千卡左右，只相當於1.5顆蘋果的熱量。因此，除非烹煮方式或者過程中加入含油脂的配料例如炒飯等等，否則在**正常食量下吃適量的米飯，所攝取的熱量並不會令人發胖**。反而一些聞起來香噴噴、看起來精緻的麵包、餅乾、蛋糕、點心等高油脂澱粉製品，才是真正讓人變胖的兇手。

適量攝取澱粉不但不會變胖，甚至還有助於燃燒脂肪。人體每天攝取適量的碳水化合物，可以增加體內血清素的合成；而血清素可以抑制食慾，因此，完全不吃澱粉的人，減肥期間反而容易產生飢餓感，吃進過多的蛋白質及脂肪，更容易有發胖的機會。因此，一味依照錯誤的迷思攝取食物，不但達不到瘦身的目的，甚至還會造成反效果，得不償失。

除此之外，造成肥胖的最重要原因還有：吃進去的熱量比消耗掉的熱量多，而不單只是吃下肚的品項選擇。米飯裡除了含醣類成分外，還有一些蛋白質、低量的脂肪含量，熱量並不高。而一些未精製的穀類米飯如糙米、胚芽米、五穀米、五穀雜糧、堅果種子，更是含有豐富膳食纖維、維生素、礦物質、植物化學物質如異黃酮等，對身體有許多益處。所以，適量吃米飯不但不會引起肥胖，還可幫助消化、促進代謝、降低膽固醇，較不易罹患心血管疾病及肥胖症。高油、高糖飲食，才是導致肥胖的可怕殺手。

血清素

「血清素」是一種大腦神經傳導物質，與人體的情緒調節有關。有助於鎮定情緒、解除焦慮，使得大腦安定，從而抑制想吃東西的慾望。

血清素是由叫作色氨酸的胺基酸產生，因此最簡單的方式就是多吃胺基酸含量高的食物，例如肉類、堅果等蛋白質含量豐富的食物及碳水化合物，都可以提高大腦血清素濃度，產生抑制食慾的效果。

脾胃衰弱，是百病叢生之源

《黃帝內經》所記載的：「毒藥攻邪，五穀為養，五果為助，五畜為益、五菜為充，氣味合而服之，以補精益氣。」即是強調五穀、五果、五畜、五菜的補益作用，以及五味的治療作用。**稻米、小麥、小米、豆類等五穀雜糧是補養五臟精氣最主要的養分**，為諸營養之首。故此，中醫觀點認為，米是用來「養人」，長養人的元氣，在飲食上絕對不能偏廢。

而《素問．五臟別論篇》提到：「胃者水穀之海，六腑之大源。」其中，水穀指的是人們吃喝的東西，**人體的五臟六腑精華，全是從胃中所得**。另外，《靈樞．決氣》一書也有提及：「中焦受氣取汁，變化而赤，是謂血。」意思是指人們吃下的東西到了胃裡後，提取其精華出來就是「血」。「脾乃生化之源，胃乃水穀之倉」，故脾胃又稱為「氣血生化之源」，或「後天之本」。宋末醫學家李東垣的《脾胃論，脾胃盛衰論》就指出「百病皆因脾胃衰而生也」，說明了脾胃的重要性。**當脾胃衰弱，氣血生化無源，正氣衰，免疫力就會降低，導致百病叢生**。

所以，人一年四季都要吃米飯，吃飯後靠胃的消化吸收能力，把食物

食物和氣血、健康的關聯

人體的橫隔膜之下，肚臍以上的腹部包括有脾、胃、肝、膽等臟器；因此，「中焦受氣取汁，變化而赤，是謂血。」意思是指脾、胃、肝和膽負責從食物裡提取養分、水分，變化成赤紅的血液來提供身體器官運作。

的精華變成血，提供五臟器官運行，身體才會健康。倘若因怕胖而粒米不進，則會導致「胃司受納、腐熟水穀」，**讓主運化的脾臟功能受損，長期下來造成身體的基礎代謝率下降，就算吃得再少也瘦不下來**。

只攝取肉類高蛋白食物，影響肝腎健康

多年前曾經暢行過「阿金減肥法」，也就是提倡禁絕澱粉的「吃肉減肥法」，以「不吃澱粉，胰島素不會上升」的生理效應，來讓身體不吸收澱粉而達到減重效果。此種方法在短期內**體重雖然會明顯減輕，但其實減掉的只是水分和肌肉，而不是脂肪**。而且不吃澱粉，**只吃高蛋白質食物，會造成生理酮酸中毒**，短期內使人產生食慾下降、有飽足感、不會感到飢餓等現象，但**長時間下來，對肝腎卻會產生不良影響**。

案例：

35歲的姚小姐因經期不規則前來就醫。由於其候診時間較久，因此一進診間她便開始抱怨。望診時見她臉色黯沉、情緒焦躁，且有下半身水腫的情況；問診後才知道她由於不滿意身形，所以採取自行減重方式，已有很長時間不吃澱粉。剛開始食慾明顯減退，之後卻出現煩躁不安等症狀，但她依然不以為意，直到經期長達半年未至，才想要就醫。

確認她的情況後，我告訴患者此症狀是因為長期沒有攝取碳水化合物，身體機能被破壞，導致內分泌失調所導致。人體需要能量不斷地供應，而能量的來源主要靠葡萄糖代謝供給，這也是為什麼必須攝取澱粉的重要原因。而且大腦細胞運作也需要醣，一旦缺乏，大腦細胞就無法正常代謝，進而影響荷爾蒙分泌，除了容易發怒之外，還會有記憶衰退現象，甚至影響月經週期。

針對姚小姐的症狀，除了以中藥調理之外，在飲食方面也請她開始恢復攝取澱粉，如此不但能改善經期，還能改善下肢水腫的現象。兩週後，姚小姐在藥理和飲食搭配同時調理之下，停經半年的月經乖乖來報到，水腫的現象也明顯改善許多。姚小姐直呼攝取澱粉原來這般重要！

減重不能只看幾天或幾週的功效定論，因為「**減肥一段時間後沒有再復胖，才是成功的減肥！**」所以重要的還是調理好體質，健康瘦下來後自然就不會復胖。

阿金減肥法瘦身原理

1. 澱粉是人體熱量的主要來源，不吃澱粉而把脂肪當作熱量來源，雖然脂肪會大量燃燒，但卻會有燃燒不完全現象，產生大量的酮體（ketone)。而酮體要融在水中才能排出，因此，此減肥法會造成身體產生脫水現象，讓體重變輕。
2. 若捨棄澱粉，身體在缺乏醣分的情況下，只好分解肌肉來消耗。雖然這樣會讓體重變輕，但身體肌肉量卻變少，要再累積不容易。一旦脂肪、蛋白質或澱粉攝取過多的熱量，就會變成身體的脂肪，反而容易造成復胖。

在發表過的《內科醫學檔案》研究中也被證實，減肥中吃澱粉的人比較快樂、平靜，不吃澱粉的實驗對照組則明顯看出減肥所造成的壓力。其原因就在於攝取澱粉可以幫助色胺酸進入腦部合成血清素，除了帶來活力之外，也能對抗因壓力引起的狂吃行為。相反地，血清素功能不足、分泌量不夠或作用不良，則會造成憂鬱症，導致人的心情低落沮喪。

尤其最新的營養學研究也指出，很少吃主食的減肥效果很難長期維持，而且因為缺乏碳水化合物，容易導致神經系統能量不足，發生記憶力下降、失眠、低血糖等不良反應，使人脾氣變暴躁。回到因為怕胖不吃米飯的主題，不過量食用米飯不但不會發胖，其中的蛋白質更可以幫助預防減肥中掉髮、皮膚黯沉、抵抗力下降等問題。所以，即便在控制體重的期間，我們也應該每天吃主食，才能維持正常的生理機能，讓你美麗又健康的瘦下來。

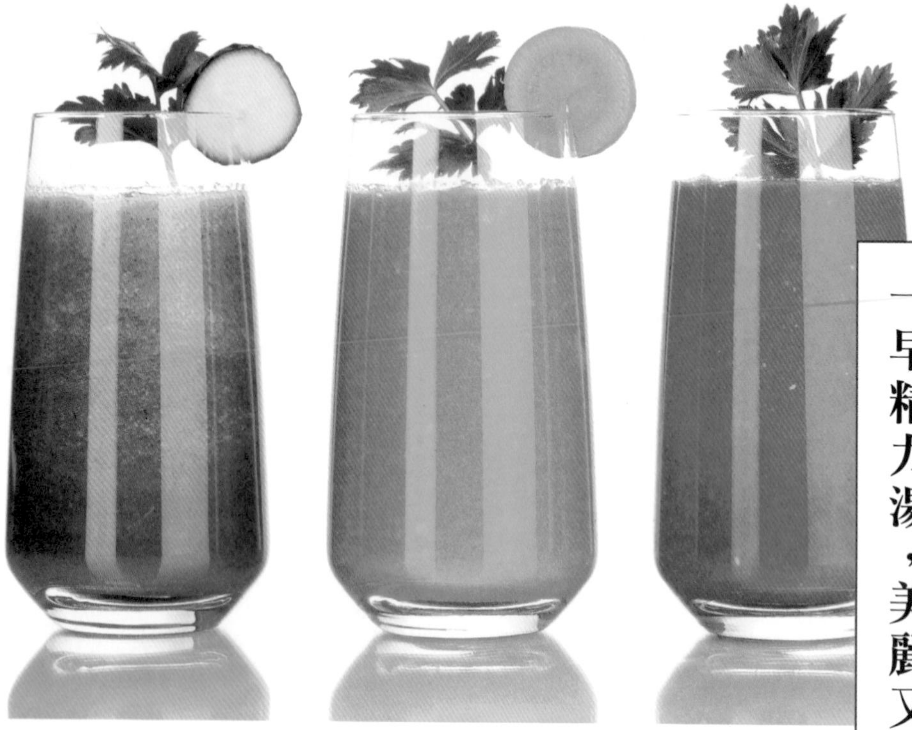

一早精力湯，美麗又健康？

早晨食寒涼食物，身體容易出狀況

最近幾年，坊間流行喝蔬果精力湯，號稱可以養生排毒、增加免疫力、減重消脂，所以大家一窩蜂地吃生機飲食、生食蔬果，形成了一股風潮。

雖然大家對此非常熱衷，但生機飲食如精力湯、蔬果汁等，在中醫觀點來說，大部分屬於寒涼食物，其實並不適合在一早食用，或者被用來當作減重的主食。尤其大部分女性十之七八腸胃皆屬偏寒體質，更是不宜以寒性食物當作主食，或是一早身體機能尚未啟動就食用涼性食物，如此可能會造成越吃寒涼食品白帶越多，身體怕冷、四肢冰涼、精神倦怠、身體水腫、體內痰濕多等問題，體重不降反升，有越減體重越重的傾向。

食物有寒熱溫涼屬性上的不同，中醫認為，脾胃就好比土地，要讓這片土地上能化生萬物，條件之一就是一定要有適宜的溫度，才能讓萬物生長。所以我常告訴患者：「**脾胃為減重之本**」，沒有好的消化系統，後天體質也會跟著受影響。早晨起床吃寒冷食物，必定會造成氣血循環受阻，代謝變慢，所以，**早上應以溫熱食物為第一餐**。

脾胃如同身體發動機，影響全身運作機能

案例：

許小姐下半身嚴重水腫，尤其小腿肚更是腫脹；平日怕冷、容易腹瀉，常常覺得身體倦怠。問診後才知道原來她為了減重，已經連續半年以上早餐起床喝小黃瓜、奇異果、西洋芹等多種蔬果打成的精力湯，平日三餐也多以水果蔬菜當主食。這種導致兩眼無神，整天工作無精打采，面有「菜色」的症狀，正是食用了這些容易使我們脾胃變「冷」的食物，當然代謝也就跟著變差。

中醫的脾胃

中醫所謂的脾胃，泛指整個消化系統，而不是現代醫學解剖學上單純指的脾與胃。人從出生後所有的生命活動代謝都與我們的脾胃息息相關；只要脾胃消化吸收好，人體代謝脂肪、澱粉、蛋白質等食物功能就好，所以中醫認為減重首要在於「調理脾胃」。

我常告訴患者，腸胃就好比是汽車的發動機，必須要有汽油熱能去啟動它，才能讓身體動起來。而溫性的食物就好比汽車燃料，透過燃料啟動引擎，就像營養物質經由腸胃分送到全身，透過溫性食物產生熱能，讓身體新陳代謝正常運作。

所以，**早上的第一餐飲食應以溫熱性食物為主**，啟動我們全身各個器官運作，反而忌諱在這個時段服用生冷食物如精力湯、冰涼飲料、生菜沙拉等傷腸胃的食物。因此，每當患者前來就診，我一定會先從飲食著手，了解患者平日的飲食習慣。因為消化系統一旦生病了，就會影響到其它臟腑健康，連最基本的精神都無法變好了，更遑論要達到減重消脂的功效。

早餐溫暖飲食，身體自然消瘦

涼性食物並非人人都不能吃，只是絕對不能多吃，而且吃的時間絕對是一大重點。因此，我常對患者講解食物飲食禁忌及食材寒熱屬性，必須依據身體狀況來食用，這點非常重要。例如體質燥熱者，熱性食物的選擇需要減少攝取，但絕大部分（7－8成）的女性朋友腸胃及生殖系統相對偏寒，因此並不適合食用太寒性的食物，原則上還是盡量以溫性及平和性的食物為主。

所謂「**內傷脾胃，百病由生**」，雖然很多人喜歡早晨醒來以精力湯當成一餐，來幫助身體攝取足夠的纖維質及營養素，但人體氣血「**遇熱則行，遇寒則凝**」，一早起來馬上吃冷性食物，必定影響全身五臟六腑的循環，氣血當然更加不順，所以早上一起床所攝取的應當是溫熱食物，才能保持一天的精力與活力。

案例：

李小姐為了瘦身，三餐都以蔬菜為主食，長期吃蔬菜或水果，不吃澱粉或肉類食物。早上為了趕上班，經常以一杯冰豆漿就當作早餐；到了中午，則是選擇便利商店的生菜沙拉作為午餐；晚上下班回到家，簡單地煮了青菜豆腐湯就當成晚餐隨便解決。半年下來，體重雖然減掉了2公斤，但她的身體已由原來的溫性體質轉變成脾胃虛寒體質，不僅平日常胃痛、腹瀉、經痛，惡化時甚至連服用止痛藥效果都不好。

婦科疾病也不少，白帶、卵巢囊腫及子宮肌瘤全都有，臉色變得蒼白無血色，整個人頭暈目眩、倦怠感嚴重。由此可見，長期食用寒性食物對身體的傷害性有多可怕。所以我建議她早上一定要溫食，經過一段時間的飲食調整及藥物調理，才讓身體慢慢恢復成溫性體質，改善了不適症狀。

很多女性朋友為了減重，經常從網路或報章雜誌上尋找資訊嘗試，但很多減重方法其實並不正確，也不一定適合每個人的體質，所以我最常看到的是患者減重後身體變得不健康，氣色變差，甚至影響到生育方面的問題，新陳代謝大亂，為了減肥賠上健康，實在得不償失。

不吃早餐，小心容易初老！

除了早晨吃生機飲食之外，也有許多上班族及學生平時沒有習慣吃早餐，等到中午才開始進食。然而，不吃早餐不僅會造成血糖過低，更容易注意力不集中、記憶力衰退，影響腦部的運作及發育。中醫認為，**大腦是「諸陽之會」**，透過身體經絡氣血活化，來啟動腦部的功能，所以不吃早餐無法讓大腦細胞活化，也會導致記憶力、注意力等功能活動力下降。

另外，不吃早餐也容易造成胃酸過度分泌，影響腸胃功能，造成胃潰瘍及十二指腸潰瘍等消化系統疾病。而且長期不吃早餐，也會容易造成胃結腸反射作用失調，出現便祕現象。甚至現代人害怕的初老症狀，都會因為不吃早餐而提早出現，副作用其實遠超乎想像。

《內經》中提到：「**五七，陽明脈衰，面始焦，髮始墮。**」陽明，指的就是足陽明胃經這條經絡，五七則是指35歲後，胃經功能會開始衰退，所以女人一旦過了35歲後，臉部皮膚

早餐最佳進食時間

辰時（早上 7 － 9 點）氣血流注於胃經，是人體陽氣旺盛的時候。此時吃早餐，消化系統功能最佳，吃再多的食物也容易消化吸收，不易發胖。早餐宜吃五穀類主食，不宜吃烤炸辣等太油膩重口味食物，而且一定要溫食，最好在起床後 30 分鐘後進食最適合。

開始衰老，頭髮也容易掉，因此，女性朋友更應該在35歲前調好腸胃，才能預防早衰。

我常看到消化系統不好的患者臉部膚質明顯老化，這些都是腸胃系統惹的禍，所以腸胃系統好，自然能預防初老症狀提早報到，而顧好腸胃系統，則絕對要從吃早餐做起。我常告訴患者，減重是為了換取健康的身體，因此，三餐都必須進食才不會本末倒置，尤其早餐更是不可少。唯有健康的減重方法，三餐營養均衡分配，才能打造窈窕不復胖的體質。

•食物屬性分類

【平性食物】

一般食物以平性食物居多。

水果類 蘋果、葡萄

蔬菜類 玉米、甘薯

肉類 豬肉、豬心、豬腎、鵝肉、鯉魚

其他類 蜂蜜、米、花生、芝麻、紅豆、牛奶

預防初老的有效穴道

平日多按摩自己的胃經**足三里穴**、手陽明大腸經**合谷穴**，有很好的效果喔！

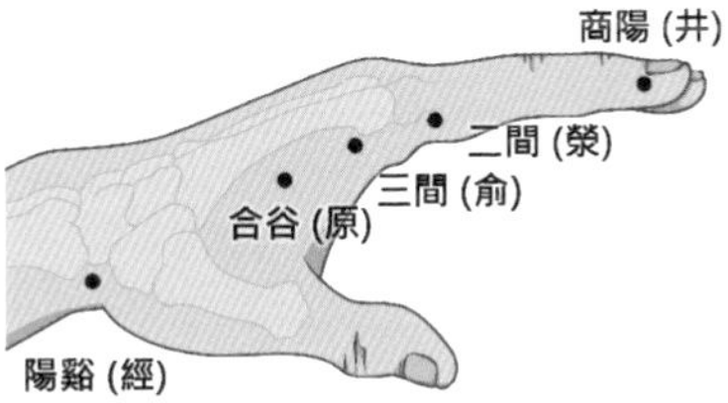

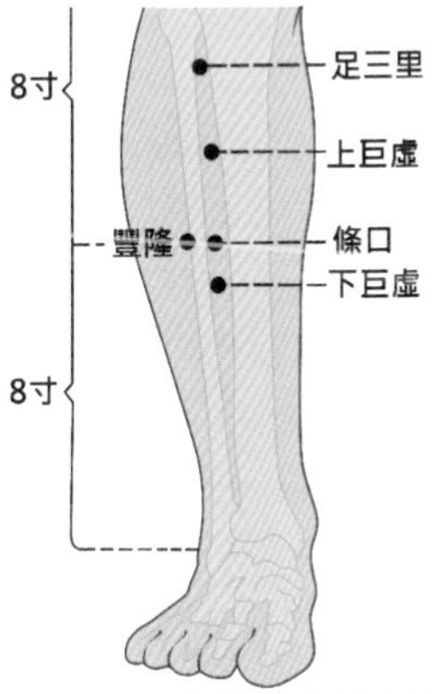

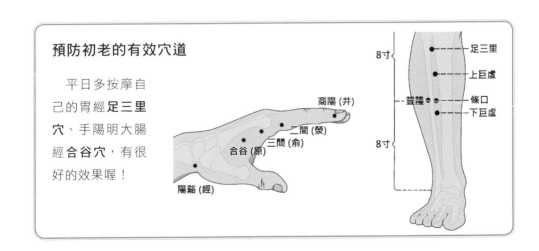

【溫熱性食物】

一般所指的「燥」、「熱」食物就是指溫熱性食物。

水果類 龍眼、荔枝、榴槤、桃子、櫻桃、木瓜

蔬菜類 南瓜、胡蘿蔔、黃豆芽

肉類 羊肉、雞肉、牛肉、蝦、海參

其他類 糯米、核桃、杏仁、紅棗

香辛料 辣椒、胡椒、芫荽、蔥、薑、韭、蒜、肉桂、茴香、八角、紅糖、酒、醋

【寒涼性食物】

一般所說的退火食品即指寒涼性食物。食物經過煮熟後，就能改變食物的特性，例如蔬菜可加一些薑蒜調理，以中和其寒性。

水果類 西瓜、橘子、火龍果、香蕉、水梨、柿子、葡萄柚、奇異果、楊桃、哈密瓜

蔬菜類 竹筍、海帶、紫菜、冬瓜、黃瓜、絲瓜、苦瓜、芹菜、金針、茄子、蓮藕、筊白筍

肉類 鴨肉、蟹

豆類 黃豆、綠豆

其他類 茶葉、豆腐、薏仁

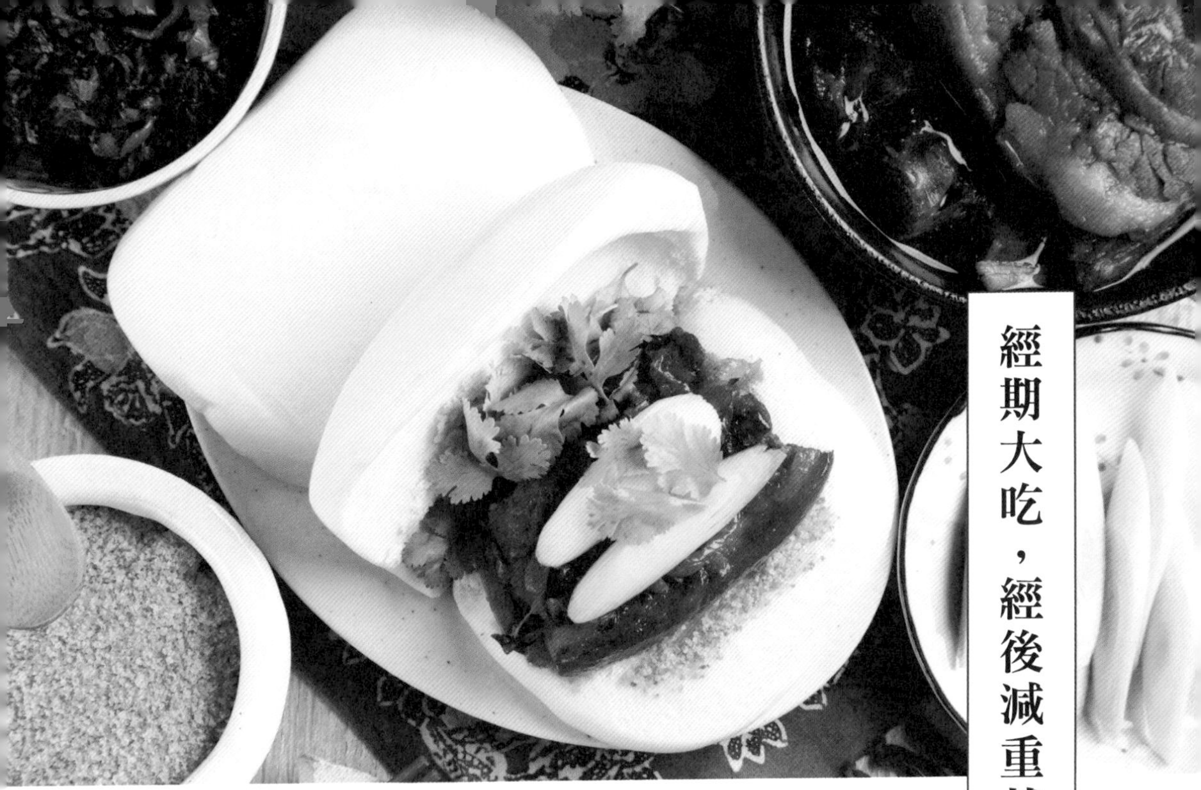

經期大吃，經後減重就能瘦？

錯誤飲食讓胃火上升，食慾更旺盛

肥胖是女性朋友一生中最大的困擾，對於打擊肥胖無所不用其極，甚至有些人還會嘗試「經期減肥法」來降體重。然而，這種利用經前、經期體重變化及食量控制的減重方式，對女性朋友來說是個大挑戰，許多因應女性月經週期的減重方法差異極大，裡頭其實有不少錯誤迷思，一旦採用錯誤方法，體重往往不降反升。

就像許多人討論的「**生理期大吃大喝也不會胖**」、「**經後減重效果最好**」話題，經前在飲食上不節制，等到經後又開始減重，很多人身體力行之後，發現體重曲線不降反升才開始後悔，面對反反覆覆的體重，只能含淚重新開始戰鬥。

這樣的觀點其實是錯誤的。經前一週身體會產生無法控制的食慾旺盛現象，而且身體在經期前一週因荷爾蒙變化，會產生一定程度的水腫，此時體重不降反升，體重會視每個人的狀況約重0.5－2公斤的差距，臨床上又稱這種現象為「**雌激素戒斷症候群**」。

月經來潮的前一週，女性雌激素突然下降，荷爾蒙的改變對於女性朋友來說是種壓力，人體會出現類似戒菸而產生的戒斷反應，進而誘發食慾，此時若沒有適度控制飲食，無節制的大量進食，尤其因為經前壓力而吃下的甜食、燒烤、炸辣等食物，在經期過後，脂肪燃燒的速度遠不及大量攝取的食物熱量，體重當然就會不降反升，出現讓人失望的結果。

案例：

林小姐是一位年約35歲的上班族，來診時，她表述已自行減重半年以上，但體重近三個月來不降反升，為此相當苦惱。經問診之後，我發現適逢月經前期的林小姐，正在嘗試「經前大吃」的減重方法，並且努力實行了快三個月。每次經前一週，她會攝取高熱量食物，沒有時間限制、完全不忌口，這種飲食習慣讓她的食慾比之前更好，整天飢餓感情況非常嚴重，也讓她的體重不但沒下降，甚至上升了2－3公斤，找出了肥胖的元兇。

以中醫角度來看，經前荷爾蒙影響導致食慾大開之後，脾胃經就已經受到影響，造成胃火上升的狀況，稱為「**胃熱則消穀善飢**」。也就是胃火一旦上升，食慾就很難控制下來，因此，會使用一些清胃熱的中藥，例如黃連、蒲公英、黃芩、荷葉、山楂、大黃等藥來調理，改善此現象。

做好月經週期階段控制，輕鬆飲食不復胖

如何在經前、經期、經後這些階段，做到體重有效控制，讓自己能在「**經前體重不易上升，經後體重下降更順利**」，我們可以將女性「**生理週期做出劃分**」，在不同階段實施不同方法，就能輕鬆達到減肥目的。

• 第一階段（1－7天）瘦身停滯期

女性**月經期屬於低溫期**，此時黃體激素下降，體溫由高溫期轉變為低溫期，整體新陳代謝率較慢。從中醫觀點來看「氣為陽，血為陰」，陰血主要為身體內的精微物質，經血大量排出後，陰血在此時相對不足，因此需要以「**滋陰養血**」的方法來調補。

在飲食上，應該要多補充富含鈣質、鐵質、蛋白質食物，如瘦肉、豬血、牡蠣、貝類、雞蛋；深綠色葉菜如菠菜、紅莧菜、黑木耳、紅豆等，並且可在蔬菜中多加一點薑蒜調和蔬菜寒性。高鈉、高油、高膽固醇及燒烤炸辣等食物，在這段時間應避免食用，過鹹食物會影響體內水分恆定，造成水腫。冬天也

盡量少吃火鍋，避免攝取含高鈉的湯頭，宜多喝水。

吃下太多寒涼食物，會影響子宮卵巢及腸胃系統功能，造成痛經及卵巢功能低下，水腫更加嚴重。尤其炎熱的夏天很多人喜歡喝冰飲或吃冰淇淋，其實都是對身體不好的飲食方式，讓身體無法保持體溫恆定。

另外，酸性食物在經期間也不宜食用。中醫主張「**酸主收斂**」、「**月經以通為順**」，酸性食物有收斂的特性，而經期月經應以排乾淨為佳，過酸食物會影響經血的排出量，造成經血排不淨感。

經期來時更需要保暖身體，預防感冒。有50%以上的女生容易在經期受寒，因為此階段為一個月中女性最虛弱的階段，加上感冒後會加重月經期的不適感，如痛經、全身痠痛、倦怠、血塊多排不淨等，因此，更需要好好照顧自己的身體，避免受寒。

然而，很多女生在炎熱的夏天喜歡穿小短褲或低腰褲、短T恤，容易讓體質變寒或受寒，中醫觀點認為，「**寒則凝滯不通，不通則痛**」，所以女性朋友在經期間應多保暖，才能避免痛經或其他嚴重的經期症狀，對於子宮卵巢保暖格外重要。

另外，所謂「**氣行則血行**」，經期來時，除了第1、2天非常不適，建議多休息之外，最好還是能保持一定的運動讓身體放鬆，增加全身氣

舒緩痛經茶飲

功用｜活血化瘀、增加子宮排瘀、緩解經期疼痛

藥材｜山楂 6g、桂枝 6g、生薑 2 片、黑糖 5g、茯苓 5g

飲用方式｜將 700CC 的水煮沸，水滾後加入藥材，再煮 10 分鐘後，即可飲用。

血循環及心肺功能，有助於增強新陳代謝率，減緩身體不適感。運動方面可選擇和緩的運動如散步、瑜伽、伸展操等，才不致於在經期氣血大虛的情況下，讓氣血更弱。當然，充足的睡眠才能補充在經期所流失的體力。熬夜會讓內分泌系統大亂，經期症狀加重且嚴重水腫，燃燒脂肪的能力當然也會受阻。

• 第二階段（第7－14天）瘦身加速期

經期之後一週左右，即排卵期前一週，又稱為**濾泡期**。這個階段身體新陳代謝率增快，氣血充足，精神也穩定，心情愉悅，皮膚膚質較佳，此時減重的效果最好。

但此時因為心情較放鬆的關係，特別容易大吃大喝，所以在飲食上須注意不要選擇熱量高的脂肪類食物，以及燒、烤、炸、辣等重口味烹調方式；早午餐可吃澱粉類食物，但晚餐則應該避免攝取，以蔬菜、魚肉為主，多吃高纖維食物。肉類的選擇上紅肉宜少（如豬肉、牛肉），多以白肉為主（如雞肉、魚肉），蔬菜大部分較偏寒，可添加薑蒜來中和其涼性。盡量多喝溫熱開水，戒掉嗜吃甜食或甜飲，就能避免在體內囤積太多熱量。

在這個階段的運動，可選擇一些強化心肺功能的項目，例如跑步、騎車、游泳或有氧運動等比較劇烈的運動，可大幅增加身體熱量代謝及脂肪燃燒。

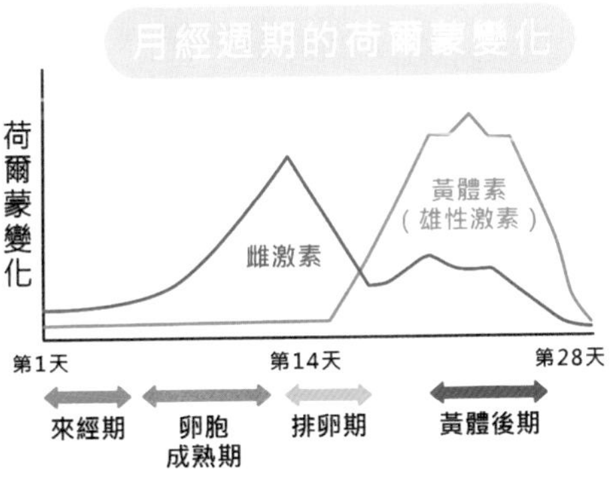

• 第三階段（15－21天）瘦身平穩期

排卵期後一週，即進入**黃體期**。黃體素會大量分泌，新陳代謝率還算穩定，仍是有效減重的時段。此時體內雌激素作用加強，黃體素分泌增加，所以女性的皮膚及情緒各方面狀況開始較不穩定。少數患者在此時更會開始覺得水腫、皮膚粗糙易長痘痘，情緒稍起伏，胃口變好，稍一不留神，很容易就會大開吃戒。

身體若是出現水腫，此時可選擇排水利尿的食物來消水腫，排掉身體多餘水分，並補充高纖蔬菜防止便祕。運動上仍以跑步、有氧運動等增加心肺功能的運動為主，但不須過度勉強，才不會因為有壓力反而放棄。持之以恆才是重點，如果只是間斷性的運動，體重反而會相對起伏不穩定。

最理想的運動時間，以一週2－3次，一次約30分鐘至1小時為宜。運動不須過量，畢竟減重不是速成，應以個人體能為限。食物選擇上應多以高蛋白及高纖維類為主，例如蔬菜、糙米、燕麥等。足夠的高纖維食物可促進動情激素釋出，增加血液中的鎂含量；只要保持飲食上的恆定，不暴飲暴食或不忌口，基本上體重就能保持。尤其這個階段因為荷爾蒙的關係，情緒及睡眠都會受到影響，所以保持穩定情緒及睡眠更是重要。

• 第四階段（22－28天）瘦身低速期（瘦身危險期）

此階段又稱為**黃體後期**，即經期前一週，身體及情緒上都會開始出現症狀。因體內荷爾蒙發生變化，自律神經協調上也會受影響，此時女性朋友身體及精神上處於不安定狀態，很多人在此時會變得煩躁易怒、鬱悶、容易緊張、眠淺易醒、皮膚變差、胸部乳房脹痛，這些症狀一般都稱為「**經前症候群**」。

除此之外，身體也會明顯腫脹、下肢水腫、容易便祕，甚至臉部長痘痘腫脹化膿。這個階段體重一般會上升0.5－2公斤左右，須等到月經來了之後，水腫才會有明顯改善。在這個食慾旺盛的時期，對食物的控制力較差，尤其喜歡吃甜食，所以通常又稱此時期為「**瘦身危險期**」，要加強的重點就是「**適度控制食慾**」，才能在經後瘦得順利。

想要控制食慾，一般可使用耳穴針對**飢點**、**神門**、**腦點**來控制食慾，調節大腦及下視丘飽食中樞。平時若飢餓時，可在穴位點上做按摩及加壓3分鐘，能夠有明顯的抑制食慾效果。

耳穴減肥法

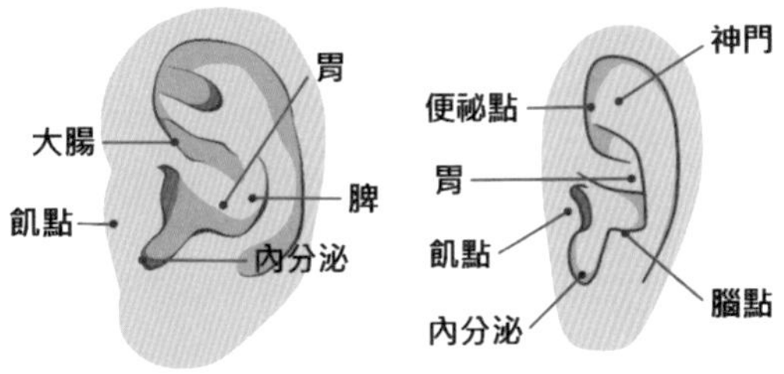

手法｜在穴位上重複進行按壓的動作，一次按壓 1 － 2 分鐘，一日數次。強度以不痛為原則。

飢點｜可刺激大腦食慾中樞，抑制食慾。

腦點｜調節大腦及下視丘飽食中樞。

神門｜有鎮靜安神的作用，避免因緊張或情緒壓力影響食慾。

溫經茶飲

功用｜利水消腫、緩解經前水腫、溫暖子宮、預防經痛

藥材｜茯苓 6g、桂枝 6g、澤瀉 6g、白朮 6g、山楂 6g、益母草 6g

飲用方式｜將 700CC 的水煮滾後，加入藥材再煮 15 分鐘即可飲用。

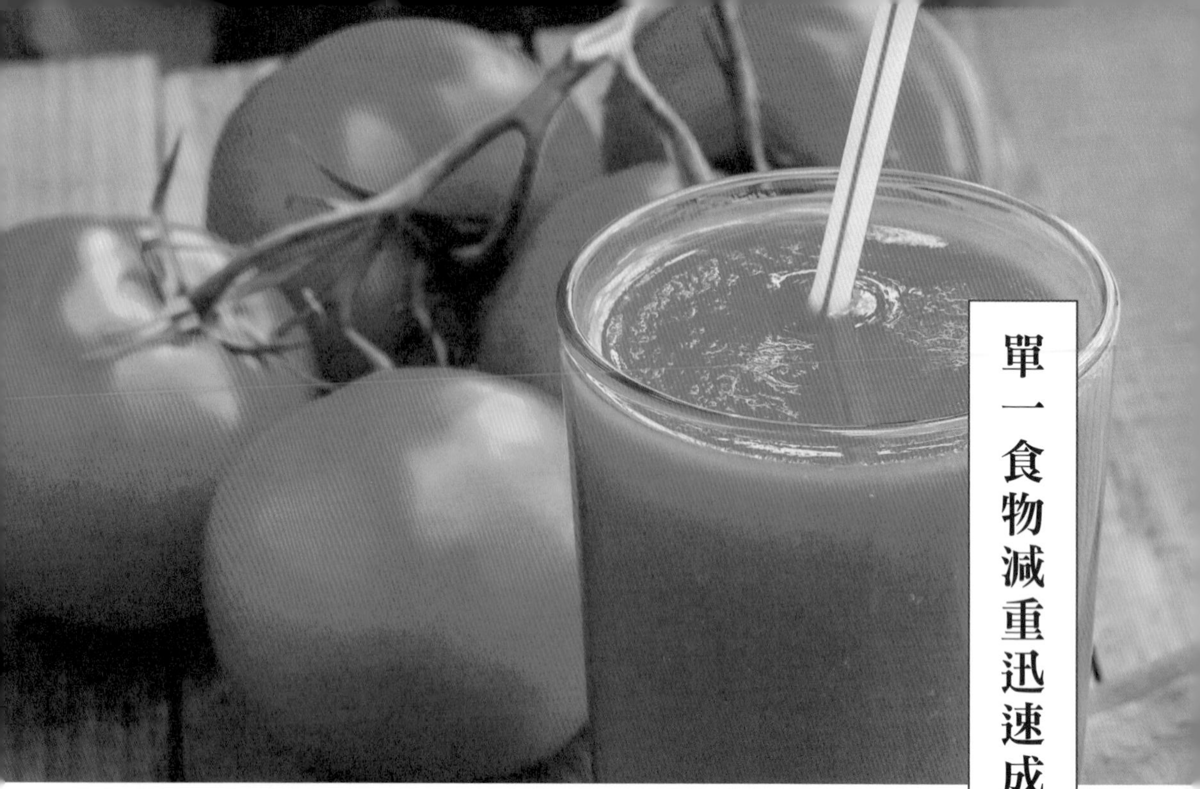

單一食物減重迅速成效好？

無法真正減到脂肪，反而讓人越減越胖！

常聽到的食物減重法中，很多都是採用單一食物減重法。所謂「單一食物減重法」，就是在一定期限內（通常是數日至一個月），只食用一種食物，或是吃大量某種特定食物，其他食物則一概不吃或少吃。

這種減重方式比較激烈；我們**每天三餐都必須攝取脂肪**、**蛋白質**、**醣類**、**礦物質**、**維生素**、**水**六大類營養，即使是減重時期，也一定要注意飲食均衡，不能偏廢，只要缺乏其中一種，就容易導致人體生病。**最簡單的正確飲食，其實就是每餐「肉、飯、菜」俱全，但是將份量統統控制成「少量」**。

愛美女性因為誤信瘦身偏方而傷身的案例時有所聞，包括相信「單一食物減肥法」效果很好的人也為數不少。他們選擇只吃**蘋果**、**香蕉**、**番茄**、**水煮蛋**、**肉類**，或者只喝**蜂蜜水**、**優酪乳**、**咖啡**、**烏龍茶**等等，但有些食物熱量其實很高，而且只吃單種容易營養不足，例如光吃蘋果或番茄減重，可能會造成營養不均衡，並且空腹吃太甜或太酸水果，也會刺激胃液分泌，讓沒有東西消化的胃受損，引發胃炎或胃潰瘍。而肉類的蛋白質及脂肪含量高，且蛋白質須在肝腎代謝轉化，並從腎臟排泄，因此，短時間大量吃肉，不但會增加肝腎負擔，嚴重的話甚至還可能導致「酮酸中毒」。

單一食物減重法在執行上也有一定困難度，因為口感單調，連續多日食用，需要過人的毅力才能徹底執行，否則不容易做到。即使做到，過程中也相當煎熬與痛苦。以蘋果減重法為例，連續三天吃蘋果，剛開始半天還可以，覺得味道香甜；等吃到第五顆、第六顆蘋果時，可能就有點反胃了；到了第二天，大概有一半以上的人會宣告放棄，最後甚至一想到蘋果就想嘔吐。

這些方法初期的減重效果都很明顯，不論是番茄、蘋果、蜂蜜等單一食物減重法，短時間內體重或許都可以掉下2、3公斤，但其實所減下來的體重，都不是身體的脂肪，而是水分與肌肉組織，一旦回復正常飲食後，體重就會迅速回升，而且造成身體裡的脂肪堆積更多。

身體急速下降的障眼法，對身體及皮膚傷害極大！

同樣以蘋果減重法為例，堅持了三天只吃蘋果的日子，當你驚喜地發現體重秤上的數字少了2－5公斤，之後再也無法控制想吃的欲望，大吃一頓來慶祝減肥勝利，結果第二天早上秤體重發現，好不容易瘦下來的2－5公斤居然一夕間又長回來了！忍飢挨餓的成果化成了泡影……究竟是什麼在作怪呢？答案就是鹽。

鹽是人體不可缺少的物質，它的功能之一就是保存水分。連續幾天不攝取鹽分，我們的身體就會因為無法鎖住水分，造成「輕微脫水」現象。一旦重新攝取鹽之後，鈉離子就會立刻發揮它「鎖水」的功效，把丟失的水重新補回到身體的各個組織中。而水是人體最主要的成分，按重量來計算，成年男性體重的60％是水，成年女性則為50－55％。水存在於我們身體的各個組織中，一天中多喝水或者少喝水，人的體重就可以有1－2公斤的變化。因此，吃三天蘋果體重就會減輕，完全是一件可以理解的事。

說穿了，蘋果減肥法的功效就在於把身體這個大皮囊裡面裝的水排空了，但是卻一點也沒有削減皮囊中的油脂。所以，三日蘋果減肥法的實質就是限制鹽的攝入，使我們的身體脫水；反之，重新攝入鹽，身體調整水分的滯留，結果就是導致體重迅速反彈。然而，**脫水減肥對我們身體的危害非常大**，很多減肥者在過程中會覺得渾身乏力、頭暈，甚至出現心跳加速、噁心、視力模糊等癥狀，這些都是由於鈉離子失衡所造成，如果**長期缺鈉**，**對心肺功能**、**神經系統及腎臟等等**，**都會造成嚴重的影響**。

另一方面，缺少鹽分也會使皮膚的鎖水能力變差，使水分更快地蒸發掉，從而引起小細紋的出現。有句話叫做「**減掉一身肉**，**換來一臉皺**」，說的就是脫水減肥對皮膚的傷害。

揭開單一食物減重法真相，避免健康大崩壞！

由此可知，單一食物攝取完全是錯誤的減重方式，不但效果不佳，甚至會導致營養失衡傷身。如果沒有妥善控制「想吃」的慾望，最後反而淪為大吃大喝，**讓體重反彈暴增**。

以下列出一些坊間流行的單一食物減重法成效及健康影響，在**瘦身其實是為了健康的前提之下**，還是希望大家能夠三思，不要本末倒置了。

項目	減重健康影響
香蕉	雖然香蕉會有飽足感，但是一根約有 120 大卡，熱量很高。長期吃過多香蕉容易營養不均衡，尤其鉀含量過高，不適合腎病者多吃。
番茄	番茄熱量很低，一份約有 25 卡，就算吃到飽，熱量也不夠一天所需。由於缺乏人體組織修復最需要的蛋白質，加上基礎代謝需要更多熱量，因此人體會動用肌肉組織轉化成熱能來供給，長久施行反而會變成體脂肪比例增加的「水梨型」身材，而且營養不均衡。
咖啡	咖啡喝多容易心悸、頭痛，誘發心臟病及骨質疏鬆。
寒天	雖然熱量低，但如果長期取代其它飲食，會嚴重營養缺乏，而且燃燒脂肪時會導致體內酮酸增加，導致酮酸中毒。
肉類	攝取大量肥肉脂肪，吃低碳水化合物食品，會讓身體醣類過低，逼迫身體改以脂肪產生能量。但是脂肪代謝之後會產生酮酸，此種物質須靠腎臟及呼吸來排泄，如果有腎臟或呼吸系統疾病的人，酮酸容易在身體中堆積，造成酮酸中毒，是非常傷身不健康的減肥方式。
水果	有些水果熱量極高，例如 1 顆橘子、1 片西瓜熱量高達 60 卡，等於 1/4 碗白飯，過量食用反而熱量過高。而且無限制食用亦會使血壓變低，女性經期不規則或延遲，或造成頭髮分叉等問題，所以不應長時間以此方式減肥。

‧關於吃肉減肥法

「吃肉減肥法」即是俗稱的「**阿金飲食法**」，由艾特金斯醫師所創。這種採用高脂、高蛋白、低碳水化合物的瘦身飲食法，**利用飲食中醣類攝取不足的方式，迫使肝醣和肌肉中的蛋白質迅速分解當作能量供給，加上體內水分大量流失，來讓體重快速下降**，所以前兩週這種減肥法能夠達到相當顯著的效果。

不過，人體一旦收到醣類不足的訊息，擔心能量無法繼續供應，就會更努力將攝取的食物轉變為脂肪，加倍儲存起來，以備不時之需。可是低醣減肥已經比平常均衡飲食時攝取了更多脂肪量，而脂肪又難以分解，因此，若此時未能注意正確的食物選擇，脂肪儲存量會比平常多出許多。當你想要再次減重時，當然就會變得比之前更困難。

尤其艾特金斯過世時體重達116公斤，生前還被診斷出「過度肥胖」，罹患心臟疾病，以他180公分的身高來衡量，已超過美國政府身體質量指數「過重」的標準，因此，想減肥的人是否還要奉行高脂、高蛋白、低碳水化合物飲食法，值得好好省思一番。

‧關於水果代餐減肥法

很多女生喜歡以水果代餐來減肥，但是這種方式並不是人人有效。有些體質虛寒的人會因此損害身體健康而不自知，造成反效果。而且因為攝取的蛋白質太少，會讓人體的肌肉流失（包括內臟的平滑肌）；

肌肉是人體消耗熱量的主要組織，減少後熱量更不易消耗，脂肪更容易堆積，所以一停止吃水果代餐減肥後，體重就會馬上反彈，甚至讓日後減肥越來越難，這也就是大家所說的基礎代謝降低的後果，是想減肥的人最不願意看到的殘酷結局。

飲食黃金比例攝取，搭配運動才能健康瘦

想要健康減肥，平日飲食應保持**醣類**、**脂肪**、**蛋白質攝取比率在5：3：2原則**，並搭配適當運動。單一食物飲食法只適合短期數日進行，時間一旦過長，就會出現營養缺失、電解質不平衡等情況，輕則頭暈、倦怠無力，重則營養不良、掉髮、損傷身體器官功能，降低機體抵抗力，危害身體健康。

減肥沒有任何捷徑，過程一定要循序漸進。低熱量均衡飲食及多運動，才是保持身材健康苗條的根本之道。平日生活中，能走路就不要搭車，能走樓梯就不要搭電梯，利用空檔時間多運動，長期堅持下來，健康瘦下來真的不會太難。

案例：

一位24歲的患者來診所減重，在此之前，她都是採取少吃、每天跳30分鐘韻律操的方式。可是持續了半年後效果卻不彰，體重甚至還有上升的跡象，所以前來求助專業醫師幫忙。

我幫她把脈之後，其脈象為沈濡脈，舌淡白，雙手冰涼。這是中醫的寒濕體質，進一步詢問她是不是喜歡吃生冷的食物，她遲疑了一會兒，表示自己沒有喝冰飲，但因為宿舍沒有熱開水，加上為了減重，她每晚都只吃水果。水果大多性屬寒涼，幫她量體脂後發現，體脂肪竟高達35%，這一切都是因為長期只吃水果，以致血液凝滯、加上營養不均衡，造成身體代謝遲緩，脂肪更容易堆積的結果。

吃寒涼性食物容易導致脾虛或脾溼脾虛。「脾虛」，指的是脾功能低下，也就是脾系統無法調節，調度適當的水分、消化液、氧氣，以及轉換能量供人體消化、吸收過程所用。體內營養補給不足，體力自然變差，基礎代謝力下降，瘦身當然也大打折扣。

之後我開袪寒濕、健脾胃的藥方，並請她改變飲食及運動習慣，少吃冷食、運動以15分鐘快走來替代韻律操，現在她每週回診都有0.5公斤的瘦身成效，體脂肪也降低0.3－0.5左右。方法用對，才能有效減重。

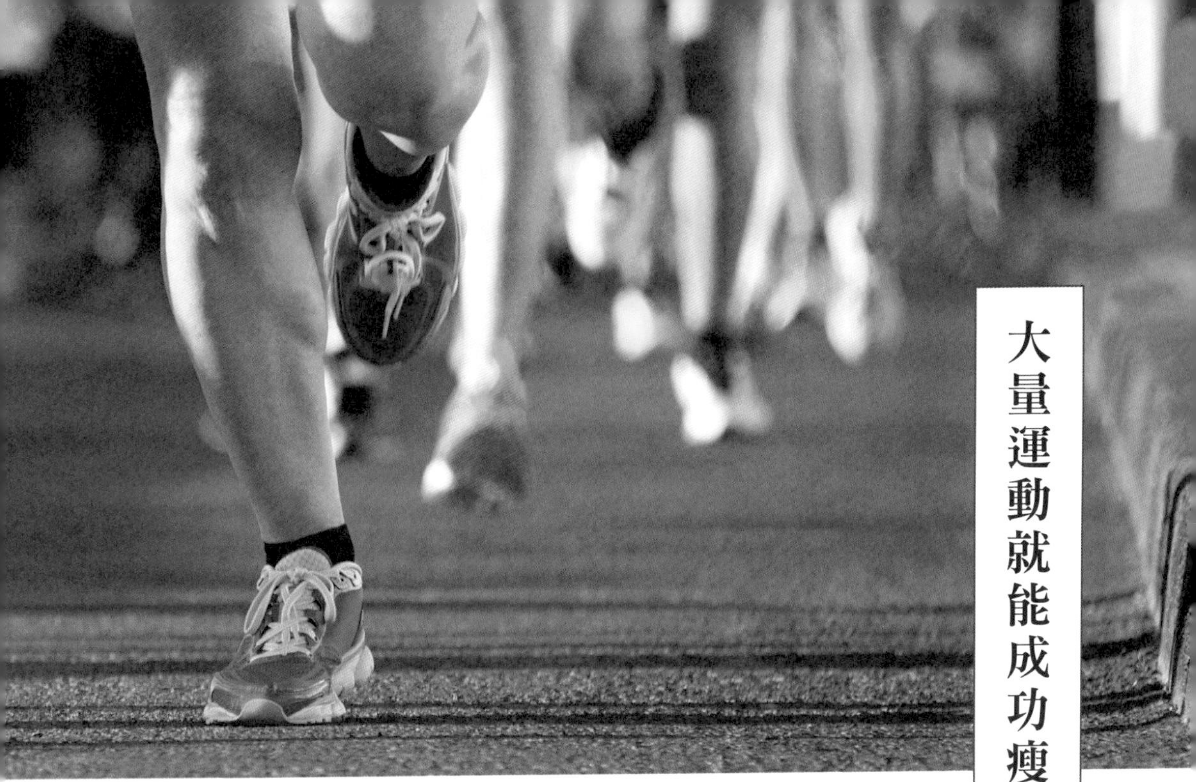

大量運動就能成功瘦身？

選對運動，對減重才有實質幫助

運動是減重最好的方式，既健康又不會增加身體的負擔。但是，運動減重貴在持之以恆，若是方式不對，反而會造成體重上升。

運動又可分為有氧運動和無氧運動，一般來說，有氧運動對維持身材有很大的幫助。以下各是有氧和無氧運動的功效說明及影響。

無氧運動：當進行短時間的劇烈運動時，體內的醣分會大量分解，產生能量供肌肉使用。無氧運動比較不會燃燒脂肪，所以對減重沒有太大幫助，例如：進行100公尺短跑衝刺、拔河等。

有氧運動：有氧運動會燃燒葡萄糖及身體儲存的脂肪，但剛開始運動時，身體會優先燃燒肝醣及葡萄糖來獲取能量，所以大約要運動20分鐘後才會燃燒到脂肪，因此，想要達到燃燒脂肪的目的，每次的運動最好持續半小時以上。

靠運動減重最好採用有氧運動，才能有效代謝掉身體多餘的脂肪，達到瘦身目的。快走、慢跑、游泳、跳舞、有氧韻律等都是不錯的運動選項。

• 最佳運動心率的定義

究竟減重運動要做多少質量才算有效？其實可以從運動心跳率來計算判斷。運動量多寡和身體的總耗氧量成正比，而總耗氧量和心跳速率也成正比。因此，心跳速率是反映運動強度的生理指標，當然，要執行有效減重的運動，

項目	有氧運動	無氧運動
能量來源	主要來自葡萄糖及脂肪	主要來自葡萄糖和身體儲存能量
運動時耗氧程度	高	低
乳酸產生	少	多
效果	增加燃燒脂肪、減輕體重、增強心肺功能	增加瞬間爆發力及速度、肌耐力
項目	快走、慢跑、有氧運動	拔河、短跑
運動持續時間	長	短
後遺症	少	易損傷關節，對心臟負荷過大

必須要達到最大心跳率（Maximum Heart Rate：簡稱 MHR）的60－80％，才能真正有效地燃燒脂肪。

所以，運動時間除了要達到30分鐘外，心跳率最好能達到最大心跳率60－80％的標準，才能達到燃燒脂肪的基本動能。

‧運動心跳率小常識

★MHR為最大心跳率的縮寫，是衡量運動強度是否恰當的指標。

★最大心率計算方式＝220－年齡

★有效減重之最佳心跳率＝（最大心率）×60％～（最大心率）×80％

心跳率	運動目的
50-60% × 最大心跳率	維持身體健康
60-70% × 最大心跳率	體重控制
70-80% × 最大心跳率	有氧運動
80-100% × 最大心跳率	運動員訓練

（資料來源：維基百科）

心肺功能好，才能瘦得窈窕又健康

從中醫觀點來看，想要瘦得窈窕健康，就必須先加強心肺功能。

所謂**「心主血、肺主氣」**，**全身的氣血運行全都有賴心肺功能來維**

持。心肺功能充份發揮，才能將全身氣血輸送到各器官，因此中醫強調氣血足，則全身五臟六腑能發揮基本的功能。心臟有如一國之君，而肺臟則好比一位輔佐君主的宰相，兩者相互作用，才能調節全身氣血的運行。

要增強心肺功能，有賴持續不間斷的良好運動習慣。**一旦心肺功能強，人自然就健康**。所以我常說，有效運動要鍛鍊心肺的耐力；也唯有「有效運動」，才能達到最佳燃脂效果。而運動習慣的養成，以下幾點是必須注意的。

• 第一：運動宜持續，最忌兩天捕魚、三天曬網

很多人的運動頻率往往是兩天捕魚、三天曬網，而且因為很久沒運動，所以一有運動機會就想補足一個月份的運動量，這是最常見的情況。可是大家經常忽略的是，一次運動過量會造成運動傷害，乳酸過度堆積，接下來反而沒辦法持續，等到下次運動，可能又是兩個月後的事了，對於天天運動的好習慣養成反而有害無益。

333法則

最佳的運動頻率，應該要每週至少運動3次，每次持續30分鐘以上，運動時心跳速率需達到130下／分，如此一來，才能增加心肺功能，達到所謂的有效運動，燃燒掉身體多餘的脂肪。所以，如果要靠運動來減掉多餘體重，養成持續的運動習慣是最重要的。

運動必須循序漸進，慢慢增加運動時間。例如一週先從兩天開始，慢慢擴展到一週三天，每次時間不超過30分鐘，既能達到運動的目的，又不至於增加心肺功能太大負擔。

養成規律的運動習慣，對於身材保持才能維持效果，而不是體重達到理想目標後就中斷運動。運動減重是對身體最健康又最不花費金錢的方式，兩天捕魚、三天曬網，反而會讓體重不自覺地又上升好幾公斤。

●第二：中度運動減重效果佳

關於運動的強度怎麼樣才算是最佳？一般來說，高強度運動一般人比較無法長久持續，而且容易造成運動傷害。健康減重所需要的運動是身體能達到足夠能量來消耗脂肪，因此以中強度而持久的運動為優先，而且必須考量個人體質因素，不要一味追求流行才好。最近跑步運動蔚為風潮，但也因此造成許多因不當跑步膝關節軟骨嚴重磨損的患者前來就醫，所以，挑選適合自己的運動項目，以及運動前先了解安全性是非常重要的事情。

所謂中強度運動，是指強度達到最大心跳率60－80％的運動。我常常告訴患者運動必須是「**有效運動**」，才能讓身體脂肪達到最佳燃燒效果，所以運動不需要非常激烈，利用每天多餘的一點時間來做運動，例如快走也是很不錯的方式。尤其對於體重較重的人來說，快走既不會傷害到膝蓋關節，又能達到瘦身的目的，並不一定要勉強選擇跑步。其他的建議項目還有游泳、有氧運動、瑜伽等等，這些都是不錯、可以增加心肺功能的最佳運動。

•第三：運動前後的飲食搭配

很多減重者運動完後會來瓶運動飲料補給，雖然這樣補充了電解質，但同時也攝取了超過正常的高糖分，造成攝取過量碳水化合物。一旦喝進體內的熱量比吃一餐正餐要來得多，體重當然也就不知不覺往上飆升了。

運動時，由於血流集中於執行動作的骨骼肌，內臟器官的3／4血液也轉移至骨骼肌供其利用，所以運動前1－2小時避免食用過量的食物，以免運動時內臟器官無法分配到充裕的血量，影響到消化系統的運作。建議在運動前1－2小時適度攝取澱粉等碳水化合物或低脂肪食物，例如米飯或麵食等，以補充運動時所需的能量。運動之後則適度攝取蛋白質，以加速肌肉等組織的修復。

蛋白質由二十多種氨基酸組成，是構成肌肉組織的原料，有助肌肉生成、代謝及修復。因此，運動後可以吃一些富含蛋白質的食物，如魚類、瘦肉、牛奶等，亦可攝取富含維生素C的水果，例如柳橙、橘子等柑橘類水果，或是奇異果、葡萄柚、蘋果、芭樂，幫助對抗運動時產生的自由基。

•第四、持之以恆的運動鍛鍊肌力，提升基礎代謝率

肌力會隨著年齡的增長而逐年下降，因此，持之以恆的運動非常重要。一般人通常在30歲後，如果沒有維持一定的運動量，肌肉及肌力便會逐年降低。由於身體基礎代謝率（BMR）的高低與肌肉量息息相關，所以若想避免中年發福，更應盡早養成良好的運動習慣，持之以恆運動，才能保持身體的基礎代謝率良好。

• 第五、全身性運動有效燃脂

所謂有效運動，必須是能增加心肺功能以及脂肪燃燒，如果只是飯後散步或早晚甩手運動等輕度運動，只能稍微增加腹部消化吸收功能或局部血液循環，對心肺功能幫助不大，對減重的效果也有限。

很多人運動時常會自行推論所消耗的能量，但費力或太局部性的運動不一定能消耗較多熱量。例如快走30分鐘消耗掉的熱量，可能是伏地挺身或仰臥起坐的數倍，仰臥起坐可能必須耗掉大部分的體力，相形之下，快走輕鬆多了且效果更好。

另外，**運動時盡量選擇全身性的運動，身體才能瘦得均勻**。等瘦下來之後，再針對局部進行瘦身雕塑。很多減重者為了減少局部脂肪，拚命做同一種運動，例如做仰臥起坐來減少腹部脂肪，反而把腹肌練大了，卻沒有消除掉腹部多餘的脂肪。所以，運動項目建議還是以全身性的為主，包括快走、慢跑、瑜伽、騎腳踏車、游泳、有氧舞蹈等，這些都是很好的減重運動。

如果減到一定程度體重後，局部脂肪還是太多，不妨再考慮使用其他方式針對局部瘦身，才能瘦得健康又無負擔。

善用運動所耗熱量對照表，計算你的減重卡路里

減重1公斤大約需消耗掉7700大卡的熱量，所以大家可以自行換算一下平日攝取熱量及運動種類，來計算約可消耗掉多少卡路里。

以下以體重65公斤為範例，計算出每一小時各項運動所能消耗的熱量（大卡），提供大家參考。

散步	150 大卡／小時
慢走（一小時 4 公里）	250 大卡／小時
快走（一小時 8 公里）	550 大卡／小時
慢跑（一小時 9 公里）	600 大卡／小時
快跑（一小時 12 公里）	700 大卡／小時
單車（一小時 9 公里）	250 大卡／小時
單車（一小時 16 公里）	450 大卡／小時
單車（一小時 21 公里）	650 大卡／小時
走步機（一小時 6 公里）	350 大卡／小時
有氧運動（輕度）	250 大卡／小時
有氧運動（中度）	350 大卡／小時
瑜伽	250 大卡／小時
爵士舞	450 大卡／小時
健身操	300 大卡／小時
爬樓梯	250 大卡／小時
網球	430 大卡／小時
桌球	300 大卡／小時
高爾夫球（走路自揹球桿）	240 大卡／小時
籃球	350 大卡／小時
跳繩	600 大卡／小時
羽球	350 大卡／小時
排球	350 大卡／小時
游泳蛙式	650 大卡／小時
游泳自由式	800 大卡／小時

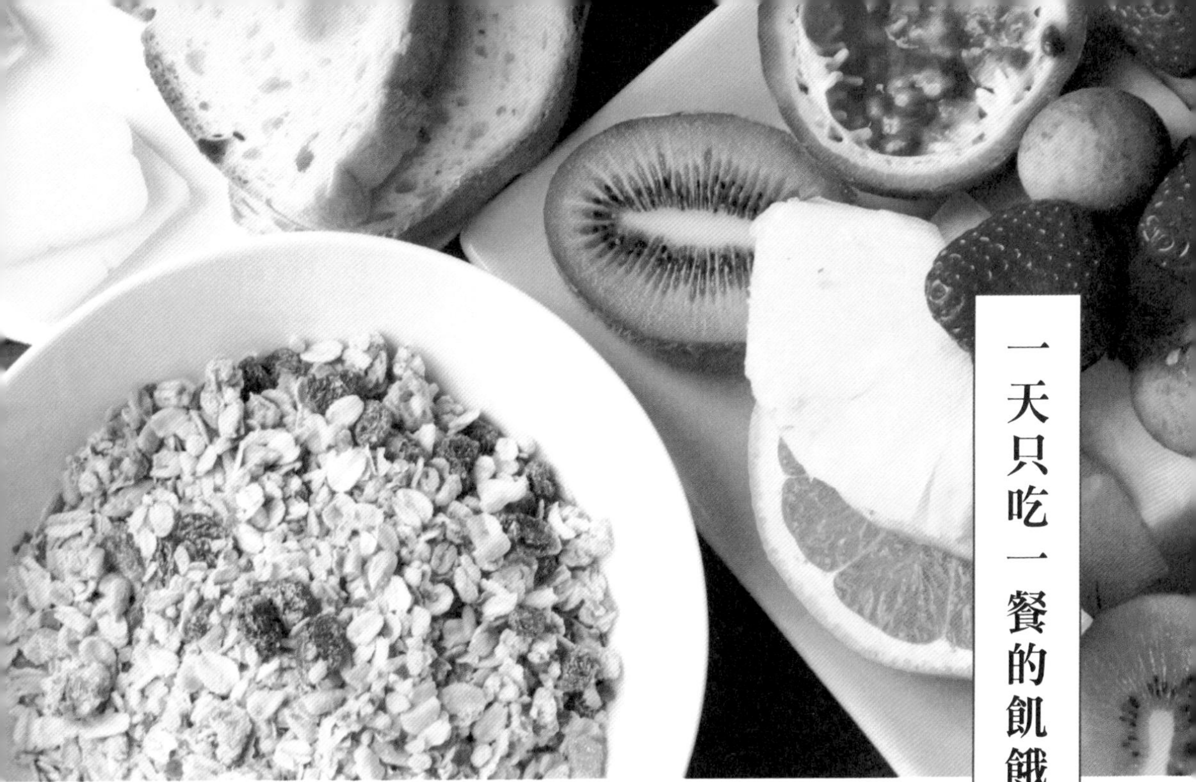

一天只吃一餐的飢餓減重法有效嗎？

基礎代謝率下降導致越減越肥，身體嚴重亮紅燈！

近年來減重風氣盛行，在社會一股減肥熱潮推動下，斷食療法、極低熱量飲食也日漸流行。坊間許多機構標榜以斷食或是飢餓方式來進行減重，**顧名思義，「斷食」療法基本上就是：「不吃東西！（禁食）」，而所謂的「極低熱量飲食」，則是指每天只吃小於1000卡熱量的食物**。

這些打著「您想一星期減3公斤以上嗎？」的口號，確實非常吸引人！但事實上，藉著這樣的方法來減肥，是有其危險性的！不少人因為採用斷食或者極低熱量飲食而猝死、甚至缺水嚴重休克，導致尿毒高及急性腎衰竭（尿毒症）發作。

許多減肥者以清淡飲食作為減肥手段，也就是多吃青菜，遠離脂肪與澱粉，靠著低熱量的飲食方式，達成減輕體重的目的。但是大部分人都會遇到同樣的瓶頸：「我已經吃很少了，為什麼還是胖？」其實這是因為營養不良促使身體為了節省能量消耗而降低代謝率；甚至嚴重營養不良的話，還會出現掉髮、月經失調、下肢水腫、嚴重便祕等症狀。

以極低熱量飲食來控制體重，對於減重的效果相當小。因為人在飢餓的狀況下，身體會產生自我保護作用，降低基礎代謝率，這是一種對抗飢餓的反應機制，節食者強迫自己的身體去儲存脂肪，將能量保留及儲存下來，作為應付未來不時之需的機制。

如果反覆以飲食控制（斷食、極低熱量飲食）來減肥，人體的基礎代謝率會變得越來越低，而每日的基礎代謝率幾乎佔一天當中能量消耗的三分之二，主要提供心跳、呼吸、體溫維持等等能量。這也是許多減肥者「越減越肥」的原因。僅僅靠飲食控制所減輕的體重中，有35－45%是非脂肪重量。有些人為了減重，攝取少量食物，甚至催吐、斷食的極端作法，將危害到身體的健康，並不值得鼓勵。

基礎代謝率

身體內執行不自主活動所需的能量稱為基礎代謝率（BMR），一般是指人體在清晨且極端安靜的狀況下，不受精神緊張干擾、肌肉活動、食物和環境溫度等因素影響時的能量代謝率，通常以每小時所散發的熱量為指標。

體重急速減少，對健康造成傷害

一般女性每天至少需正常攝取1000－1200卡熱量，男性每天也需要攝取1200－1400卡的熱量，才能維持一天基本熱量。**「極低熱量減肥法」，則是將每日熱量控制在400至800大卡之間**。已有醫學研究顯示（Moss,1985;Munnings,1987），倘若一個人每天攝取低於800卡的熱量，過度節食的結果，就可能引發醫學上的併發症，包括心肌萎縮、心律不整、心電圖出現不正常的節律和猝死。在採取斷食或極低熱量飲食之後，身體為了補充不足的熱量，不只會燃燒脂肪成為酮體，而且連身體內的結構性蛋白質，也會一部分轉變為葡萄糖，一部分直接燃燒成熱量而消失。此時血糖會升高，耐受度消失，超過正常值；一旦血中酮體升高，就容易有酸血症出現。由尿液排泄的含氮廢物，也會減少一半。

一般來說，體重減少，是身體可以忍受的狀態。但是急速減少體重到標準體重的一半以下，身體若不能負荷，嚴重的話，就會有致命的風險。

• 體重改變的真相

以斷食或極低熱量飲食方式，標榜一週減3公斤以上，並非事實的真相。因為減掉的體重中有一大部分只是水分，並不是脂肪！在禁食之後恢復進食，身體會逐漸將損耗的肌肉組織和水分補充回來，體重可能就會回升。

事實上，利用斷食或極低熱量飲食來減輕體重時，除了因脂肪的消耗和肌肉組織減少而減輕體重外，也會因為人體需要藉由尿液將含氮廢物和酮體排出體外，使身體產生脫水現象，因而產生體重減少的「短暫現象」。

1公斤的脂肪組織大約含有7700大卡的能量，也就是說，必須多消耗或者少吃進7700大卡的能量，才能減輕1公斤的體重。一個人一天所需的能量大約是1800大卡（以60公斤計算），若是7天不吃含有能量的東西，身體所消耗的能量約是12600大卡，換算成體重約等於1.6公斤，即使加上從尿液排出的少量酮體，減下來的體重大概不會超過2公斤。這樣的數據跟事實並不符合，千萬不要被聳動的數字給沖昏頭了。

・斷食療法、極低熱量飲食容易引發猝死

猝死的主要原因常是突發性的心律不整，引發心臟麻痺致死。而造成心律不整的原因，則是因為飲食熱量不足，以及因為飢餓，銅、鉀、鎂等元素不平衡，加上交感神經亢進、心肌細胞纖維萎縮，缺乏肝醣，以致無法代謝腎上腺素，因此一旦感覺有壓力，就容易導致心律不整的情況發生。

值得注意的是，猝死的人當中，約有20－40％的人會先出現精神狀態的異常，如幻聽、幻覺等，然後才發生猝死。因此正在進行斷食療法或者極低熱量飲食的人，一旦有精神狀態異常出現時，就應該立即中止。

・正確的少食觀念

有些人會將「斷食」跟不吃、挨餓畫上等號，事實上這想法並不完全正確。但如果將斷食或極低熱量飲食

改為「有節制地吃」，這樣的飲食之道，就不用挨餓，**只需要改變食物的攝取結構和方式，從平日的「吃飽」改成「不吃飽」，即可以讓身體更健康**。由佛教的「斷食」、道教的「辟穀」或伊斯蘭教的「齋月」經驗可知，**少吃比飽食更能長壽**。呂祖指出：「欲要長生，腹中常清；欲要不死，腸無渣滓。」也是同樣的道理。

日本研究人員近年來發現了「長壽基因」，它的正式名稱為「Sirtuin gene」，提出「身體越飢餓，越能活化生命力而變得年輕」的假設。而在所有的動物實驗中也被證實，若減少四成的食量，壽命可以延長至1.5倍。

由人類長達17萬年與飢餓、寒冷對抗的歷史來看，**我們的身體能夠耐得住飢餓，但是並不適合飽食**。人體雖然透過飲食產生熱量，但食物轉化熱量的過程中會產生導致老化的活性氧，所以熱量攝取越多，身體就必須加強消化運作，這會使得活性氧大量產生。

另外，肚子飽到動彈不得的話，也會過度消耗消化酵素。每個人一輩子都有固定的消化酵素量，它的分泌量會隨著老化而降低。而消化酵素使用過量時，會使身體無法產生具有提高自癒力、免疫力功能的代謝酵素。若是飲食中大量消耗消化酵素，會使身體虛弱、容易感冒，失去活力。因此，這也是少食好過飽食的優點之一。

三餐八分飽最健康，少食要循序漸進

一般人只要聽到「挨餓」兩個字就已經腳軟，對於節食更是興趣缺缺，生怕自己沒有體力做事。其實，想要藉由少食來控制體重的人，並不用一下子就採激進的方式來控制食慾，**可以先從「三餐八分飽」為目標做起，再循序漸進挑戰六分飽**。

剛開始減少進食量時，若感覺到飢餓難耐，不妨走去室外悠閒地散步一下，轉移注意力，或喝杯生薑紅茶或黑糖薑汁。等到胃容量慢慢縮小，變成只要吃一點點就飽了，相信只要堅持一週，就能逐漸習慣這種少食的方式。

即使實行少食飲食法，也要注意營養的均衡。不論對身體多麼有益的食物，若只攝取同一種營養素，都會導致罹患疾病。秉持少油、少鹽、少糖的原則，選擇天然無添加、避免精緻加工的食物才是最佳飲食之道。

斷食法或許短時間可以看出效果，但並不能持續地使你減輕體重。減重（體重控制）是一輩子的事，唯有持之以恆的控制飲食（少食）和多運動，才是獲得苗條身材和擁有健康的不二法門。

生薑紅茶製作法

1. 保溫瓶先沖入 100℃熱水，然後放入紅茶包，等茶湯顏色變深紅後取出茶包。（味道濃淡請自行斟酌）

2. 再放入 5 片生薑片或適量生薑泥，然後拴緊保溫瓶，靜待 10 分鐘後即可飲用。另外，也可以加入黑糖或蜂蜜，止飢效果會更明顯。

黑糖薑汁製作法

1. 保溫瓶先放入黑糖粉（塊），沖入 100℃熱水。味道濃淡請自行斟酌。

2. 再放入 5 片生薑片，然後拴緊保溫瓶，靜待 10 分鐘後即可飲用。

＊上述兩種飲品，可以在覺得飢餓時每次喝幾口，不喝時就拴緊瓶蓋，繼續保溫。

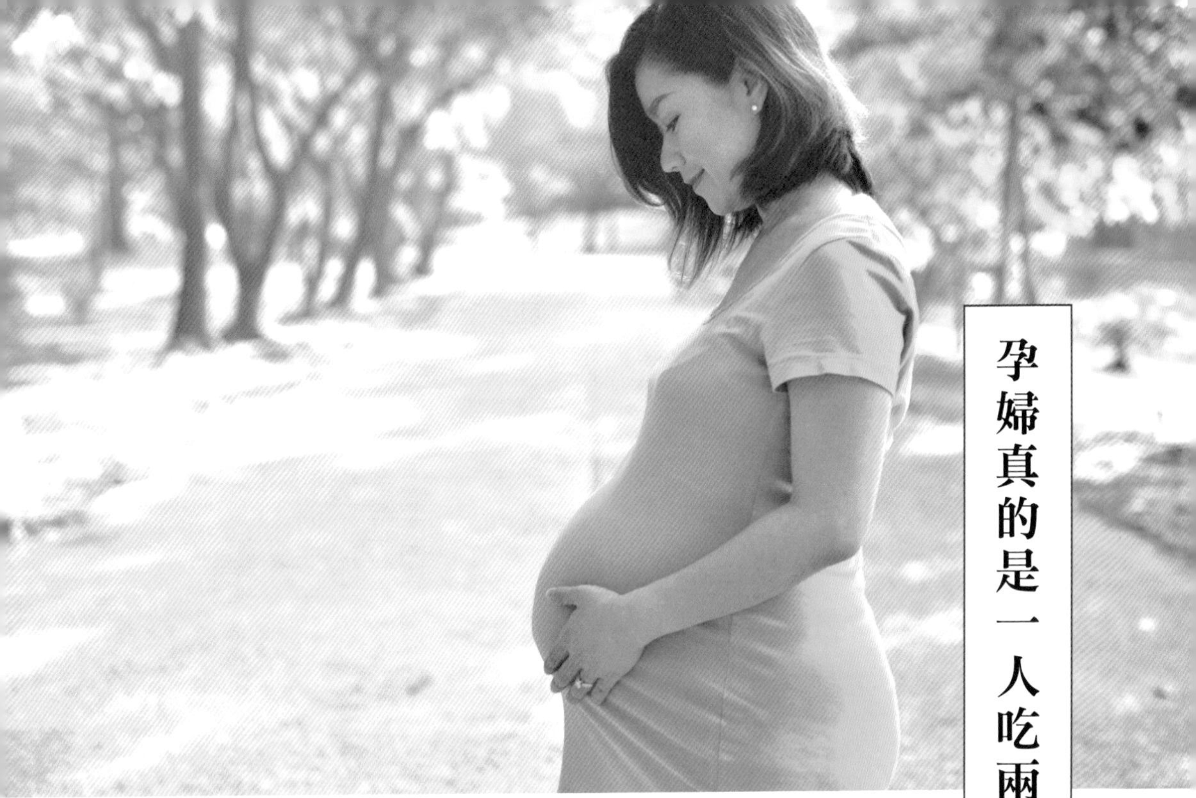

孕婦真的是一人吃兩人補？

孕期飲食注意均衡，體重應做好控制

一般人總以為婦女在懷孕時體重增加是理所當然的事，尤其國人普遍有「**一人吃兩人補**」的迷思，所以懷孕的準媽媽們在孕期時常想盡方法進補，殊不知補過頭反而會造成懷孕後期體重過重。由於飲食不節制，體重節節上升，有些人比懷孕前更增加了15－20公斤以上，不僅產後減重不易，也容易引發許多併發症，像是**妊娠糖尿病**、**高血壓**、**腰椎間盤突出**等疾病。

其實孕婦整個孕期的體重以增加**12－14公斤為標準**，比較不會增加身體上太多的負擔，在生產後也容易恢復原來的身材。孕期提供適度的營養，不僅能幫助胎兒正常發育生長，更可以避免孕婦及胎兒在健康方面過大負擔。

孕婦從懷孕初期就要做好體重的控制，因為這個階段胎兒的發育主要在五官、心臟及神經等系統方面，如果沒有做好飲食管控，造成體重上升太快，對胎兒並沒有幫助。

懷孕期間營養均衡很重要，因為子宮內的胎兒需要足夠的營養物質，這些營養物質會透過臍帶輸送給胎兒。根據近年國民健康署對孕婦所進行的調查指出，準媽媽們雖然在懷孕期過度進食，但飲食中的維生素E、鈣、鐵、葉酸及膳食纖維等營養物的平均攝取量，還是處於不足的狀況；也就是說，懷孕媽媽們的體重雖然上升不少，但普遍呈現營養失衡，這種情況就是攝取食物不均衡所造成的。

當孕婦**缺乏葉酸**，會增加自發性流產的機會，以及胎兒神經管畸形等；**缺鐵**則會導致胎兒早產及體重過低的狀況；**缺鈣**會影響孕婦血壓，進而導致子宮早期收縮而造成流產；**膳食纖維缺乏**會造成腸蠕動變緩，所以很多孕婦有便祕的問題；**缺乏維生素B12**則會導致孕婦缺鐵性貧血的困擾。

因此，從懷孕一開始就要時時注意營養均衡攝取，不能暴飲暴食或完全不忌口。謹慎飲食，才能夠充分吸收營養，也不會在產後還要辛苦地減肥。

從中醫《內經》提到的「**脾土健運，胎孕可保**」，可得知重視健脾以養胎氣，所以，懷孕期飲食控制及營養均衡是非常重要的。中醫所謂的「**脾為中土**」，表示脾胃能運化所有營養物質給胎兒，但是飲食不均衡或過度食補後，不僅胎兒吸收不到營養，反而增加自己的體重，並且影響到腸胃系統的運作。所以當孕婦在飲食上完全沒節制，不僅體重會上升太快，對自身及胎兒的健康都有影響。

根據臨床統計，台灣地區有一半的孕婦體重都超過正常標準值，懷孕期間體重增加大於15－20公斤以上的孕婦更高達85%以上，因此，臨床上來做孕前調理的病患普遍都有體重過重的現象。其實台灣民眾的平日飲食普遍營養是足夠的，產婦在孕期必須有良好的飲食習慣，攝取均衡即可，千萬不可任由體重無限制發展，才不至於產後要花更多代價，調整因體重上升所造成的疾病。

• 孕婦飲食注意事項

懷孕期間飲食上該如何攝取，以下有幾點建議提供給準媽媽們。

1、少量多餐，一天以**4餐**為主。

2、均衡攝取醣類、蛋白質、脂肪及纖維質。如怕胖的話，可在晚上**減少澱粉及醣類食物**。

3、**不吃宵夜**，盡量在**晚上6－7點用餐完畢**，晚上如感到飢餓，可在睡前1－2個小時喝一杯熱牛奶幫助睡眠。

4、孕婦一天熱量攝取最好控制在2200－2300大卡。均衡攝取食物，保持食材多樣化才能避免營養不均衡。如要預防貧血，可多吃富含鐵質的食物，如瘦肉、魚類、菠菜、大豆製品等。

5、孕期體重增加以**12－14**公斤為限。遵守「**255法則**」，即懷孕初期（1－3月）增加2－3公斤，中期（4－6月）、後期（7－10月）以增加各5公斤為限。

6、少吃**過鹹**、**過甜及過油膩**的食物：過鹹易導致水腫；過甜及過度油膩的食物會導致肥胖。

7、少吃**勾芡類食物**（如酸辣湯）及**加工類食物**（如肉圓、貢丸、黑輪等），避免造成腸胃過度負擔。

8、避免攝取高熱量但無營養價值的食物：如燒烤炸物、糖果、巧克力、可樂等。

產後注重坐月子調理，才能打造健康好體質

對於產婦來說，生產是非常耗氣血的過程，所以中醫有「**產後百節空虛**」的說法，稍有不慎就會引起疾病。《傅青主女科》一書說：「**凡病起於血氣之衰，脾胃之虛，而產後尤甚**。**必大補氣血為先，雖有他症，以末治之，斯言盡治產之大旨**。」說明了產後媽媽們的氣血是非常虛弱的，全身五臟六腑機能處於相對低下的狀態，所以才需要在產後透過坐月子的方式，幫產婦補氣養血，調補肝腎。

在中國人的觀念裡，坐月子非常重要，是女人一生中最重要的階段，透過正確的坐月子觀念，可以調整產後體質。我們常說，女人一生中有三次機會能把身體體質做全盤性調理，其中之一就是生產後的調理。

除了做好產後調理外，媽媽們最在意的還是自己的身材問題，而產後2個月至半年內，是恢復身材的黃金期。這段時間產婦體內的脂肪層還處於不穩定狀態，還未形成穩定度高的脂肪，而且皮膚彈性的修復也相對容易，所以一般來說，只要有均衡適當的飲食及適度運動，體重就能恢復產前的狀態。

尤其中醫認為「脾為氣血生化之源」，產後由於氣血大虛，使脾氣更虛，無法運化水濕，造成產婦身體出現一定程度的水腫，而且孕婦在懷孕期間由於腹部體重明顯增加，造成脂肪多集中在腹部及臀部大腿等處，加上生產後補過頭，攝取熱量過高及產後缺乏運動，更容易使體重往上飆升。

但產後減重不可倉促行事，尤其在坐月子期間，須先調補好身體，氣血調升了，體力恢復後才開始減重，**坐月子期間並不是減肥的最佳時機**。我比較建議**產後2月後才開始減重**，身體狀況穩定後，五臟六腑得到一定程度的修復，新陳代謝變好，減重自然順利。所以**產後2－6個月的黃金時期要好好把握**，

至於體重，以一**週減重不超過1公斤為限**，對身體的負擔才不致太大。

・給產婦的坐月子健康養生建議

A　運動方面

在坐月子期間，可適度做一些較和緩的運動。如果是**自然產**的婦女，**產後兩個星期**就可以做柔軟的伸展活動或伸展操；**剖腹產**的婦女，原則上在**產後3週後**才開始做伸展或平和性的活動較合適。如**產後做的是瑜伽或是有氧運動，最好在產後第2個月才開始**，剖腹產的媽媽則是建議等到剖腹傷口完全癒合後才開始運動較為適宜。

B　飲食方面

1、食補要適度：坐月子期間，為了要補充媽媽因為生產所造成的氣血大虛，因此會食用高熱量、高脂肪的補品，如麻油雞、十全大補湯等中藥熬製的補品調補身子。但媽媽婆婆們總會將坐月子飲食處理得又油又膩，反而造成產婦體質容易變燥熱，口乾舌燥、嘴巴破等情形也不時發生。所以建議使用單純中藥煎成的水藥來補氣血、強腰固腎，既可免除麻油、豬腳、米酒類等食材過多的熱量，讓身材不會過度發胖，又可達到補益的功效。

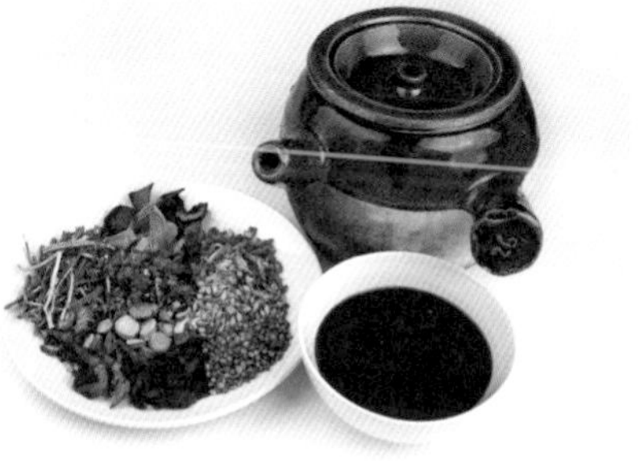

★健康美味藥膳食補料理

如果一定要食補，也可以使用一些小方法，改善食補過油過膩的副作用。

麻油雞

材料｜麻油適量、老薑適量、雞腿一隻、米酒適量

作法｜1. 先用麻油將老薑炒香。雞腿切塊炒半熟之後，加入米酒（或水酒各半），水滾後，以中小火慢煮至雞塊熟軟，最後以火在湯面燒過，即可食用。三天服用一次即可。

2. 怕油膩的人，也可待麻油雞冷卻後，再放入冰箱冷藏，之後去掉上層油脂後即可食用，就可以吃得健康又無負擔！

功效｜溫暖子宮，幫助子宮收縮。

食用時間｜最好選擇白天吃麻油雞，因為此時腸胃機能代謝較佳、吸收好，可以輕鬆「享瘦無負擔」。

加味十全大補湯

材料｜當歸 1.5 錢、炒白芍 1.5 錢、川芎 1 錢、熟地 2 錢、茯苓 1.5 錢、黨參 2 錢、甘草 1.5 錢、白朮 1.5 錢、肉桂 1 錢、黃耆 3 錢、紅棗 5 顆、杜仲 3 錢、土雞肉半斤、老薑適量、麻油 1 匙

作法｜1. 先用麻油 1 匙將老薑炒香，再放入 1500cc 水煮滾後，將材料連同雞肉一起放入鍋中燉煮。水煮滾後，改小火熬煮約 30 分鐘，待藥材香味釋出後，加入調味料即可食用。

2. 怕油膩的人，也可待十全大補湯冷卻後，放入冰箱冷藏，接著去掉上層油脂後即可食用，就可以吃得健康又無負擔！

功效｜氣血雙補，改善產後氣血大虛的體質。

食用時間｜最好選在白天喝湯，因為此時腸胃機能代謝較佳、吸收好，可以輕鬆「享瘦無負擔」。如體質已太燥熱上火，出現口乾舌燥口瘡等症狀，則可將藥材中的熟地改為生地，不要放太多老薑及酒。

2、營養要均衡：每天所攝取的蛋白質、碳水化合物及脂肪類食物要調控好；其次要適量，不要都偏食雞、豬、魚肉等高蛋白食物，而且應該葷素搭配。牛奶、豆製品、蔬菜、水果等食物都要吃。**儘量少吃甜食、油炸燒烤辣食品、動物油、內臟、肥肉**等。且必須**避吃比較寒性的食物如生菜沙拉、精力湯、冰飲等冷食**。飲食控制得宜，才不會將在孕期控制得宜的體重，在月子期間又往上拉升！

3、藥補要辨證：產後由於氣血虛弱導致脾氣虛，所以產婦多有脾虛水腫體質加上氣血虛弱的狀況，中醫在治療上會**以健脾益氣**、**除濕消腫**及**補氣養血**方向調理為主。

健脾益氣：可使用茯苓、白朮、黨參、黃耆、甘草這類的藥材。

除濕消腫：可使用澤瀉、茯苓、車前子、薏苡仁、玉米鬚這類藥材。

補氣養血：可使用當歸、熟地、炒白芍、川芎、紅棗等藥材。

4、茶飲代開水：

紅豆消水茶

作法｜1. 1000cc 水煮沸後，加入紅豆 50g，煮 10 分鐘後關掉火，蓋上鍋蓋。
2. 將紅豆悶泡約 15 分鐘後，將紅豆取出，裡面的紅豆水放溫後即可飲用。

功效｜紅豆水可通小腸、利小便、行水散血、消腫排膿、清熱解毒，治瀉痢腳氣。所以臨床上生產完的婦女如有水腫狀況，可常飲紅豆水治療下肢水腫，取其行水活血之意。

養肝通乳茶

藥材｜紅棗 5 顆、枸杞 6g、通草 3g

作法｜取 800cc 水煮沸，煮沸後加入所有藥材，再次煮沸後轉小火，5 分鐘後關火，待涼即可飲用。

功效｜可通乳養肝，補腎明目。

C 充足睡眠及休息

最重要的是讓媽媽在此期間（產後42天內）好好休息。產後氣血大虛，身體機能在此刻需要足夠的休息，但一般產後因哺乳等問題常造成產婦往往無法好好休養，雖然吃了很多補品，但體力卻無法光靠食補補回來，好好休息才能根本解決產婦生產時體力的消耗。坐月子期間很多產婦因無法充足休息，造成身體新陳代謝率下降、體重停滯、水腫加重，因此，充足的睡眠及休息才是讓體力恢復、改善水腫的最佳良方。

D 穴道按摩

平日有空可多按壓**陰陵泉穴**，幫助體內水分的代謝恢復正常狀態。按壓**水分穴**及**關元穴**可幫助產後子宮收縮加強，卵巢功能恢復正常狀態。

陰陵泉

取穴｜在脛骨之內側陷中處。以食指沿脛骨內緣向上摸至脛骨拐彎處下陷中。

功效｜此穴為脾經合水穴，可運化中焦腸胃水濕，**調整全身水液代謝，消除水腫**。

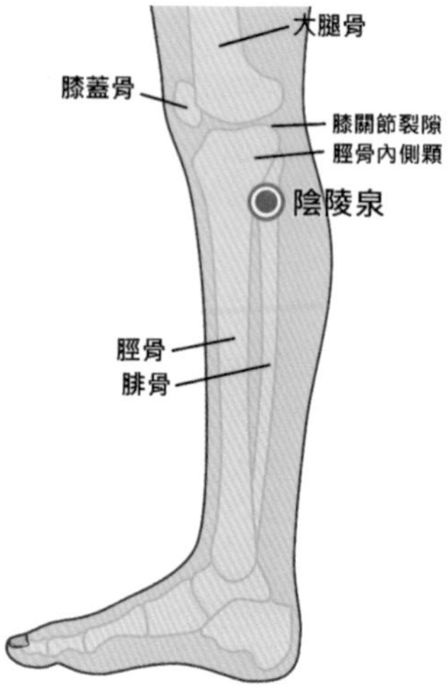

水分穴

取穴｜仰臥，在肚臍上 1 吋，約 1.5 橫指距離，屬任脈。

功效｜產婦生產完可自行按摩此穴位，促進水分代謝，是水腫特效穴。一般除了可自行用手指指腹按摩此穴位外，也可使用灸法，溫通腸胃、促進蠕動、增加新陳代謝，用以治局部性肥胖，如啤酒肚或喜歡吃冰飲等引起的局部性腹部肥胖，增加脂肪燃燒，有助於將多餘水分排出體外。

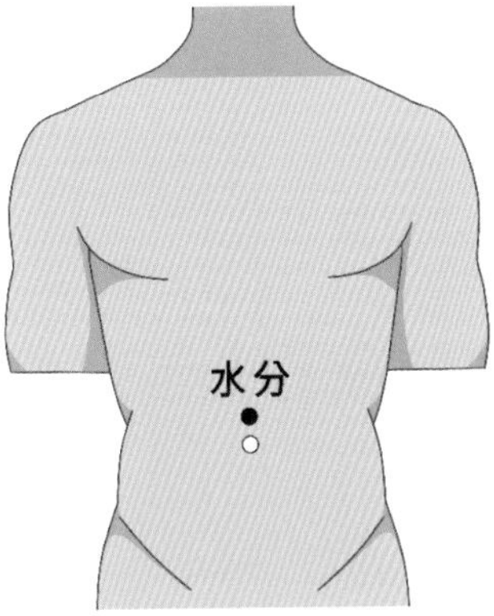

小叮嚀｜按摩時力道要輕，不可太過用力，每次約 4 － 5 分鐘為佳。

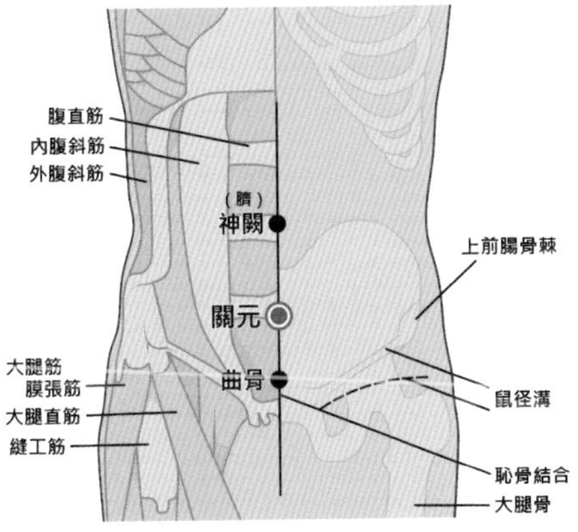

關元穴（又名丹田）

取穴｜臍下 3 吋，足三陰經與任脈之會穴，為男子藏精女子蓄血之所，此穴是元氣之關隘，故名關元。

功效｜調經暖宮，培元固本，補氣回陽，對產後腎虛及氣血虛有特別效果。可於此處施以灸法，幫助子宮收縮，排惡露，卵巢功能回復，為常用的強壯要穴。

•總結

坐月子是中國人的傳統，產後一定要好好調養身體，五臟六腑機能、卵巢功能才能回復。一旦氣血充足，新陳代謝率自然提升，對於減重及身體機能各方面較好。千萬不能在這段時間內無節制飲食，否則一旦體重上升，就要再花費更多代價減重了。

當然，適量的藥補或食補都是可以的，只是必須依據每個人體質寒熱虛實不同來調整食補的內容。所以產後只要多運動，飲食及熱量控制好，保持充足休息及睡眠，就能快速回復窈窕身材，變成人人稱羨的辣媽。

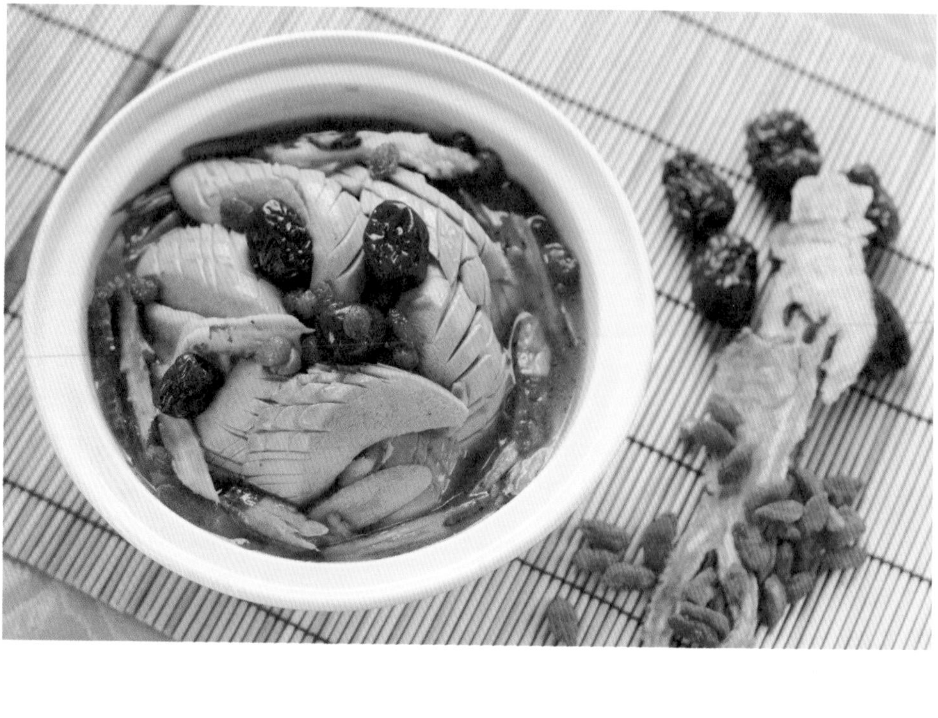

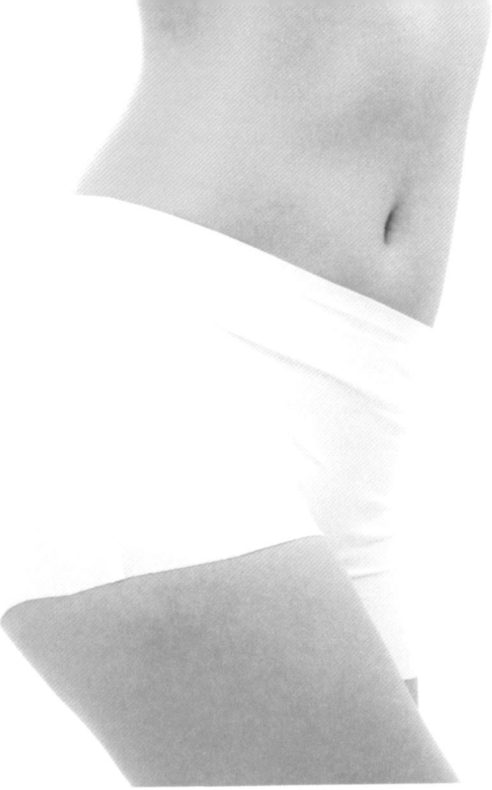

穿低腰褲會造成腹部受寒，基礎代謝率下降？

低溫是肥胖的兇手，體內濕寒則百病叢生

案例：

高三的李同學體重有70餘公斤，近兩年來更暴增了20公斤之多！她告訴我：「常常感覺腹痛、腹瀉，肚子覺得冷冷的。」就連夏天也感覺四肢冰冷，整天都覺得很疲倦。月經也不按時報到，但最令她擔心的，就是體重忽然上升，因此變得很沒自信。

問診後，我發現這多少和課業壓力大有關，李同學不僅整天補習上課，平日也不常運動，但最重要的原因，是來自李同學最喜歡穿的超低腰褲；看診當天，她同樣也穿著超低腰褲，

若隱若現地露出肚臍。

經過中醫把脈診斷，我認為她是腸胃虛寒，包括子宮卵巢也是，這是因為腹部經常暴露在外造成的腹部受涼。體溫下降的結果導致新陳代謝率低下，體內寒濕則讓水分運化功能失常。

一個人的基礎代謝率決定了熱量消耗的多寡。基礎代謝率太低的人，即使吃得不多，體重仍會上升，就像很多人常說的「**連吸空氣都會胖**」體質，但這背後其實都是有原因的。像李同學的例子，她即是因為腹部受寒，影響到五臟六腑的新陳代謝率，造成氣血循環受阻；體內各器官功能受到影響，則造成氣滯寒凝，體內廢物無法有效排除，體重增加的機率當然大增。

一般來說，18－25歲是基礎代謝率最高的時候；過了25歲之後，基礎代謝率就會開始下降。所以當我們到50歲時，基礎代謝率已經降低了25－30%，這一點不論是現代醫學與中醫角度，基本上看法都是相同的。如果在身體基礎代謝率最高的時候，體重都會直線上升，那就更不用說代謝率轉趨向下的時候，體重數字只會像坐直升機一樣一路往上飆了。

尤其夏天氣溫炎熱，許多上班族整天都待在冷氣房工作，晚上回到家也吹著冷氣睡覺，整天處在低溫的環境下，衣服穿得又少，不只是腹部容易受寒，肩背一旦受冷，婦科疾病更是難以避免。手腳整天接觸到寒氣，新陳代謝率不下降也難！

其中腹部受寒後，首先影響到我們的腸胃及子宮卵巢，所以有些女生常會覺得腹部有發冷感，伴隨著腹痛、腹瀉或是痛經現象，四肢冰冷。加上整天狂灌冰飲的結果，體溫自然下降。**身體體溫每下降**

1度，基礎代謝率會降低12%，一旦新陳代謝率低下，體重自然高居不下。

加上現代人的生活型態，冬有暖氣夏有冷氣，對四季的感覺越來越不分明。夏天該出汗的時候，因為整天吹冷氣導致汗液揮發不出來，累積在體內，皮膚毛細孔閉合功能受阻，很容易導致體內濕氣過多，造成痰濕阻滯，陽氣受損。如果又愛喝冷飲、吃很多生食，也容易造成濕氣停留在體內，新陳代謝受阻。

古有云：「**千寒易除，一濕難去。濕性黏濁，如油入面。**」只要濕邪不去，吃再多的補品、藥品都是多餘。很多疾病如糖尿病、脂肪肝、高血壓、心血管等疾病，甚至惡性腫瘤，其實都跟中醫講到的濕邪、痰濕有關。每年七、八月濕氣特別重，七、八月又稱**長夏**，和人體中的「脾」相對應。脾胃為人體消化系統，如果長夏濕氣過盛，便容易損傷脾臟，也就是消化系統會受影響。因此夏天天氣熱的時候，很多人整天待在冷氣房，喝大量冰飲，濕性體質就產生了，濕氣阻礙消化系統的運作後，體重也就難以控制。

懂得體質自我保養，體重自然不受影響

想要改善體內濕氣問題，強烈建議大家平時應戒掉喝冰飲的習慣，多喝白開水。體質是需要時間來改變的，每天吹冷氣時間也要適度控制，吹1小時就要讓自己到室外休息5－10分鐘，呼吸一下新鮮空氣。在冷氣房內也要注意保暖，建議**腸胃虛寒及婦科虛寒患者，平時可多按摩足部及手部穴道，如足三里穴及合谷穴**，有空時可用手指按壓或以刮痧棒來按壓，增加消化系統新陳代謝率。

《針灸大成》一書中說到：「**若要安，三里常不乾。**」足三里是中醫十二經絡胃經的穴道，能治療所有消化系統疾病，所以古人認為，腸胃功能調養好，身體自然健康，在足三里處使用艾灸法，可以刺激腸胃系統。

台灣地處亞熱帶氣候，平日天氣大多炎熱，艾灸法並不見得適用所有患者，所以我常常教導患者平時有空就可自行按摩這個穴道大約3－5分鐘，既不會耽誤太多時間，又能讓身體氣血充足，增加腸胃蠕動，對於體內痰濕有很好的消除功效，體重當然不易上升。

另一個穴道，是位於手大拇指、食指歧骨間凹陷處的合谷穴，它是屬於十二經絡的大腸經穴道。此兩穴常按摩可加強體內腸胃功能的提升，有效幫助體內水濕代謝。

足三里

取穴｜位於外膝眼下約 3 吋。可疏通經絡，調和氣血，治療一般常見的脾胃疾病。

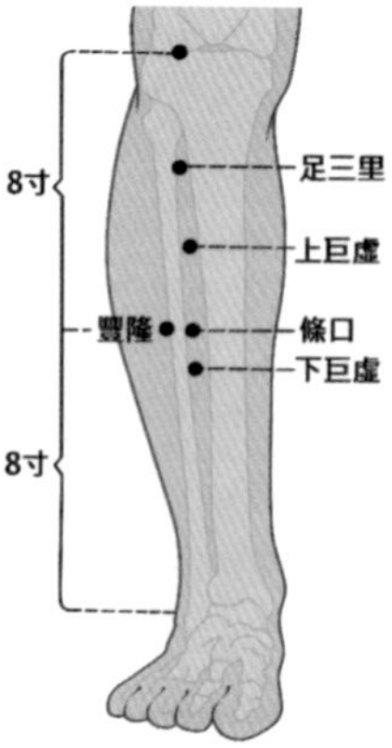

合谷穴

取穴｜位於手大拇指、食指歧骨間凹陷處。可通經活絡，通降腸胃，是增強免疫力的重要穴道。

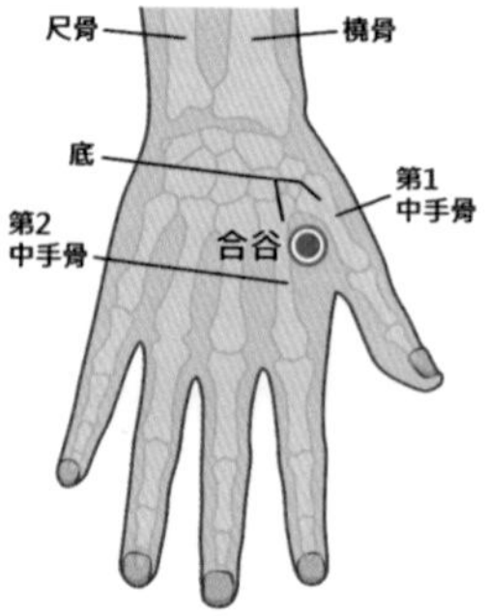

帶脈受寒，痛經連連，體重也卡卡！

案例：

張小姐是外表穿著時髦的年輕人，不管冬天、夏天，她總是喜歡穿超短熱褲或低腰褲，嶄露出姣好身材。每次月經總會出現嚴重痛經，吃了很多止痛藥後還是沒效，必須到醫院打止痛針才能緩解疼痛，甚至數次痛到昏厥送急診，造成她在工作上相當大的困擾，一個月要請假好幾天。

經問診後，才知道張小姐辦公室的冷氣口向著她，造成她的頭、背部每天總有7－8小時吹到冷氣風；而且平日喜歡穿低腰褲的關係造成腹部受寒，所以張小姐婦科方面也有許多疾病，每個月

多囊性卵巢

多囊性卵巢症的病人在做超音波檢查時，會發現兩邊卵巢長出許多小囊（內含有卵子），這些小囊大小約 2 ～ 8mm，每邊約有 10 個以上，我們稱為「多囊性卵巢」。這些小囊會分泌雄性荷爾蒙進入血液中，使女性患者出現一些症狀，如月經週期不規則、肥胖、多毛、長青春痘、禿頭等。

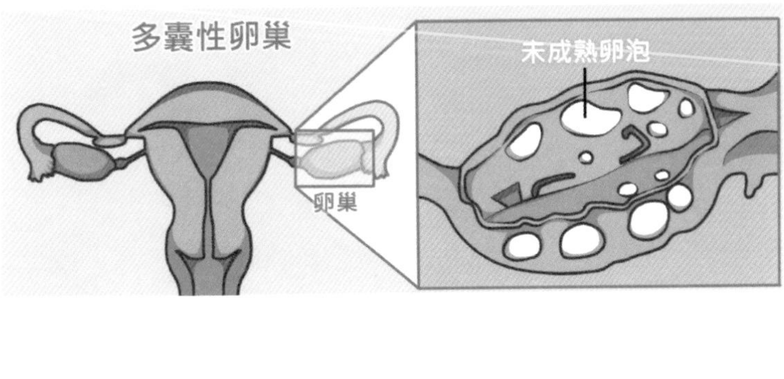

排卵期之後總有半個月會不舒服，平常容易頭痛、肩頸痠痛，白帶非常多。

西醫檢查出她有多囊性卵巢疾病，以及子宮肌瘤等問題，雖然平日食量不多，但因為腹部受寒腸胃常容易脹氣，下腹腔總覺得發冷，體重不自覺上升了10餘公斤！針對這狀況，我建議她首要注意腹部保暖，千萬不能受寒。另外也開了中醫溫經暖宮的藥物配合服用，搭配艾草薰臍治療，半年時間，才將張小姐的體質調理到不需打針、吃止痛藥的狀況。由此可見，腹部保暖是減重很重要的一個關鍵點。建議這類型的患者平日可飲用薑糖水，來溫暖腹部及子宮卵巢。

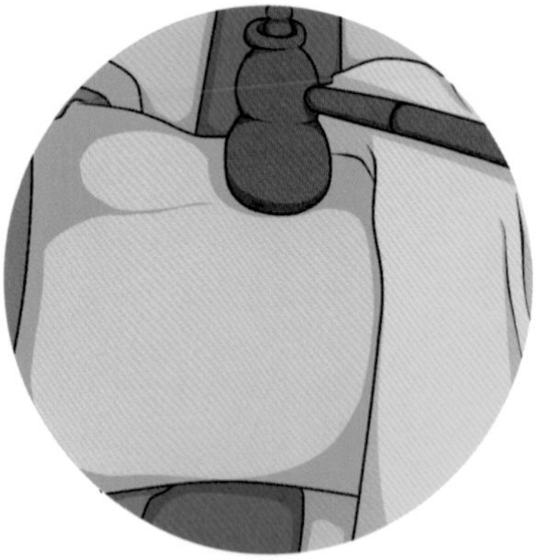

薰臍療法

薑糖水

材料｜黑糖 15g、老薑 3 片、水 500cc

作法｜將水煮沸後，放入黑糖及老薑，再煮約 5 分鐘後即可服用。

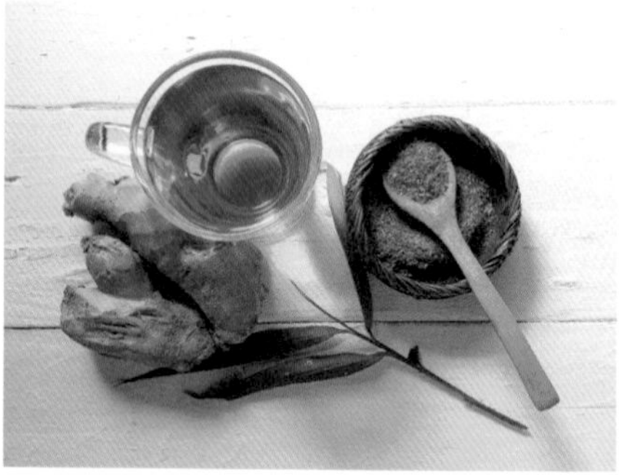

帶脈是中醫的**奇經八脈之**一，有「**約束諸脈**」的作用，也與女性的經帶功能息息相關。帶脈的位置，剛好在我們身體腰部兩側，也就是所謂的「**腰內肉**」。

人體其它的十二經脈都是上下縱行，只有帶脈例外，是環繞腹部一圈，所以「帶脈」就像是一條繩帶纏繞在腰間，人體不管哪條經絡出現問題，都可透過帶脈來進行調節及疏通。而且帶脈上的三個穴位：**帶脈**、**五樞**、**維道**，又全都與足少陽膽經交會，由此可知，帶脈疾病與**膽經**密切相關。

透過帶脈的刺激，除了對**婦科月經**及**白帶方面**有調節的功能，對於縮小腰圍也有不小的幫助。由於大小腸、膀胱泌尿系統又位於帶脈周圍，因此敲擊這附近的穴區可幫助腸道蠕動，排除宿便，並可消除水腫，增加體內水分的代謝功能。並且帶脈與膽經交會，對於消除疲勞及膽經排毒系統也有很大的幫助。

敲帶脈

晚上睡覺前，平躺在床上，用兩手掌心（手微微拱起中空）拍打帶脈（大約位於身體兩腰側的贅肉），力量不可過強，每晚大約拍 150 下即可。

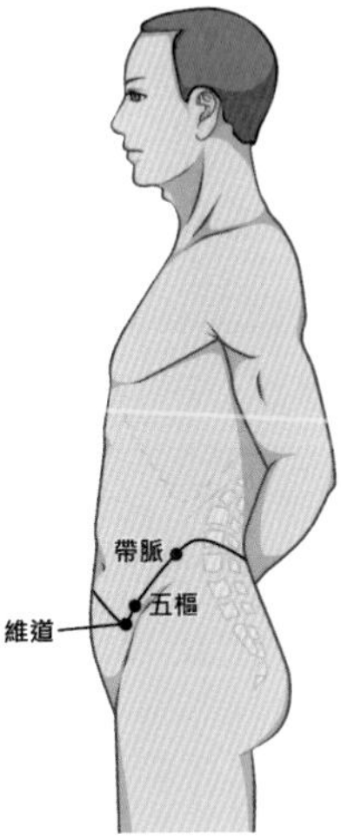

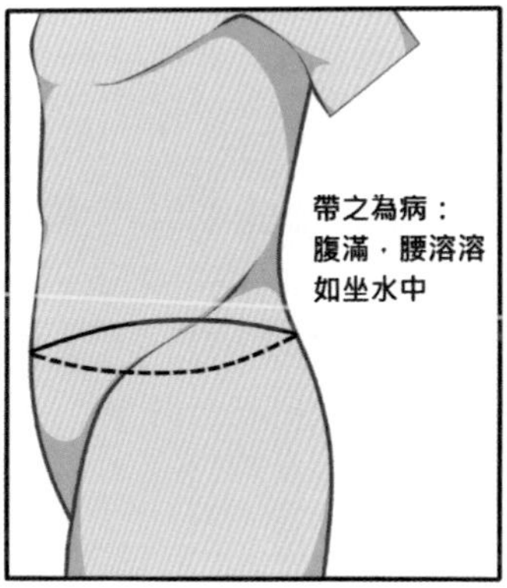

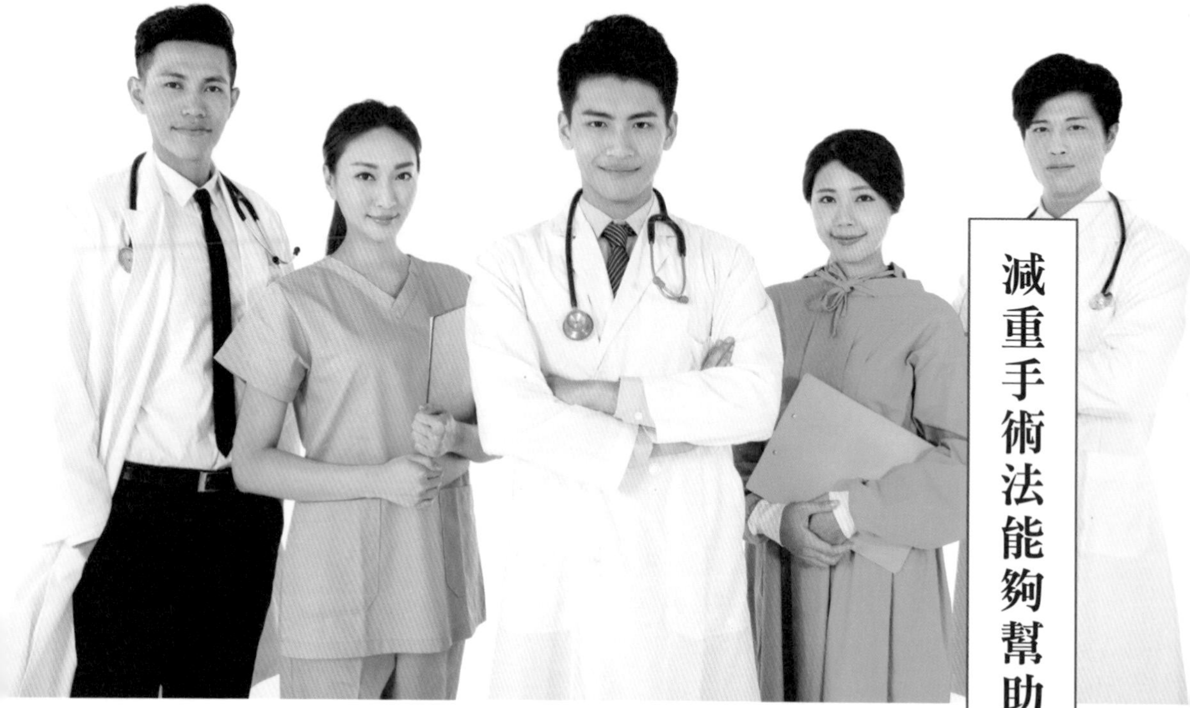

減重手術法能夠幫助快速瘦身？

減重手術因體質而異，由專業醫師評估降低風險

減重手術主要的適應症是針對所謂的**病態性肥胖（BMI大於40）**，以及**重度肥胖（BMI大於35）**合併因肥胖導致其他內科疾病的肥胖患者，或是使用內科療法嘗試減重卻失敗（國內健保規定須半年以上），年齡介於18－35歲，無其他內分泌系統疾病的患者（如甲狀腺低下等）；或是無主要精神疾病，無嗜睡或藥物濫用者，沒有主要器官功能異常，且能接受手術者所施行的減重方式。

減重方式日新月異，各種高科技儀器推陳出新，但因每個人體質不同，適用的方式也不一樣，必須由專業醫師評估可行性及風險性才行。以下介紹幾種常見的減重手術。

• 胃繞道手術

胃繞道手術，是將胃切除分隔為兩部分後，保留胃上部小部分的胃囊來重建。把小腸切斷一部分，剩下一小截的小腸接連到胃上部的小部分胃囊，因此吃下肚的食物一下子便會進到小腸，相對地減少許多營養素吸收，達到快速減重的目的。但未能吸收的食物，因缺乏胃及十二指腸小腸的吸收蠕動功能，很快就會排出體外，所以接受過胃繞道手術的病人，一般較容易出現腹瀉。

胃繞道手術的患者，也會有一些後遺症產生，多與微量營養素缺乏有關。如因鐵劑不足造成貧血，脂溶性維他命不足及維他命 B12 缺乏，造成神經病變；鈣質不足造成骨質疏鬆，須定期補充微量營養素。其他的後遺症則為胃腸道症狀，如消化性潰瘍、腸絞痛、排油、腹瀉等。

胃繞道手術

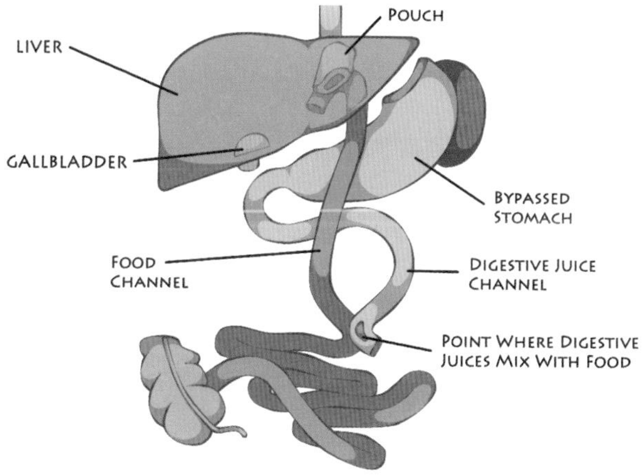

・胃縮小手術

腹腔鏡**胃縮小手術**，是以腹腔鏡手術將**胃大彎袖狀切除**，保留約150－200cc的胃容量，經由食量減少與限制，來達到減重效果；透過手術讓胃容量縮小，以達到進食減少的目的，減少胃的吸收。手術後宜少量進食，而且進食速度不能太快，盡量避免流質食物，以減少胃酸逆流的現象。

・胃束帶手術

胃束帶簡單來講，就是使用一條帶子將胃綁束起來，經由腹腔鏡手術把帶子束在胃上部，將胃分成兩個部分，產生一個「新胃」。當病人進食時，食物通過食道進入胃上半部，所以術後患者進食非常容易就有飽足感，食物攝取的總量降低，體內累積的脂肪會轉換成熱量燃燒，來達到減重的目的。

胃束帶是一種限制胃容量的手術。好處是「可逆」，不會破壞到胃組織，可回復原狀，所以一般不會有重大

胃縮小手術

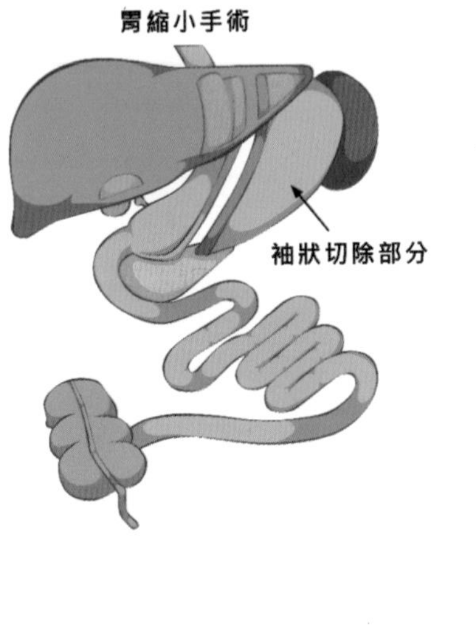

胃束帶手術

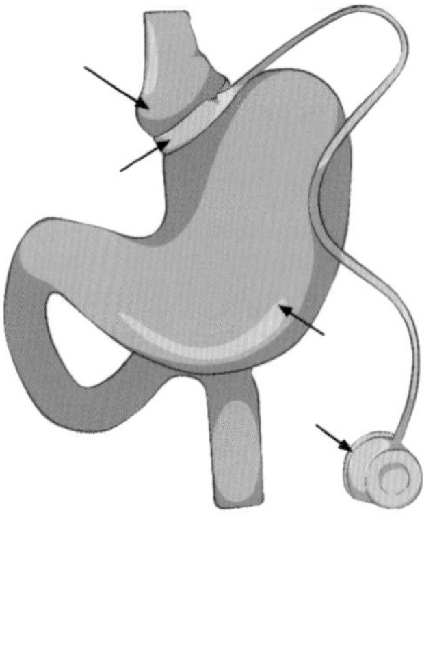

後遺症。但飲食上必須減少進食量，少量多餐，並且禁吃高熱量食物，例如：油飯、蛋糕、麵包、含糖飲料、可樂、汽水、薑母鴨、麻辣鍋等。

減少腸胃吸收達到減重目的，以不傷脾胃方式進行調理

上面談到的幾種手術方式，不外乎都是從減少腸胃吸收功能著手。但中醫觀點認為：「脾胃為後天之本」，食物進入人體後，都須由腸胃受納後才能進行吸收轉化；《黃帝內經》也提到：「**脾胃者，倉稟之官，五味出焉**。」

胃主受納水穀，所有食物進入到體內的第一道關卡就是胃，西醫透過胃繞道手術、胃縮小手術、胃束帶等方式，來減少食物量的攝取以減輕體重，與中醫透過調理腸胃機能的方式，其思考觀點都是從消化系統著手，可見消化系統與減重關係是絕對的。但是**胃縮小手術**直接切除了一部分的胃，雖然能將體重有效控制，但相對也必須付出一定的風險，而且手術是不可逆的，一旦切除了，其部分功能是永久喪失，當然也會有它必須面對的後遺症及風險。

而**胃繞道手術**，食物不會經過十二指腸及近端小腸，所以除了能減少熱量吸收，維生素也相對減少吸收，如缺鐵會引起貧血，缺鈣會造成骨質疏鬆。而且食物直接進入直腸，在飲食上也必須特別小心，飲食不可過快，稍有飽足感時即應停止，否則容易發生**傾倒症候群**，其他如碳水化合物及高熱量食物可能

也會造成噁心、嘔吐、頭暈等，所以《慎齋遺書》也有言：「**脾胃一傷，四臟皆無生氣。**」

肥胖會增加許多疾病的罹病率及死亡率，除了造成體能衰退，還會導致糖尿病、代謝症候群、高血脂、高血壓、高尿酸血症、心肌梗塞、腦中風等危險性。而且肥胖的人比一般人高出5倍的機率會導致腦中風現象；3倍以上的機率導致糖尿病、代謝症候群、膽囊疾病、血脂肪過高，所以應嚴格控制好體重才好。然而，因為每個人體質不同，必須有不同的治療方式，這一點請務必交由專業醫師來評估可行性及風險性，才能讓你瘦得健康。

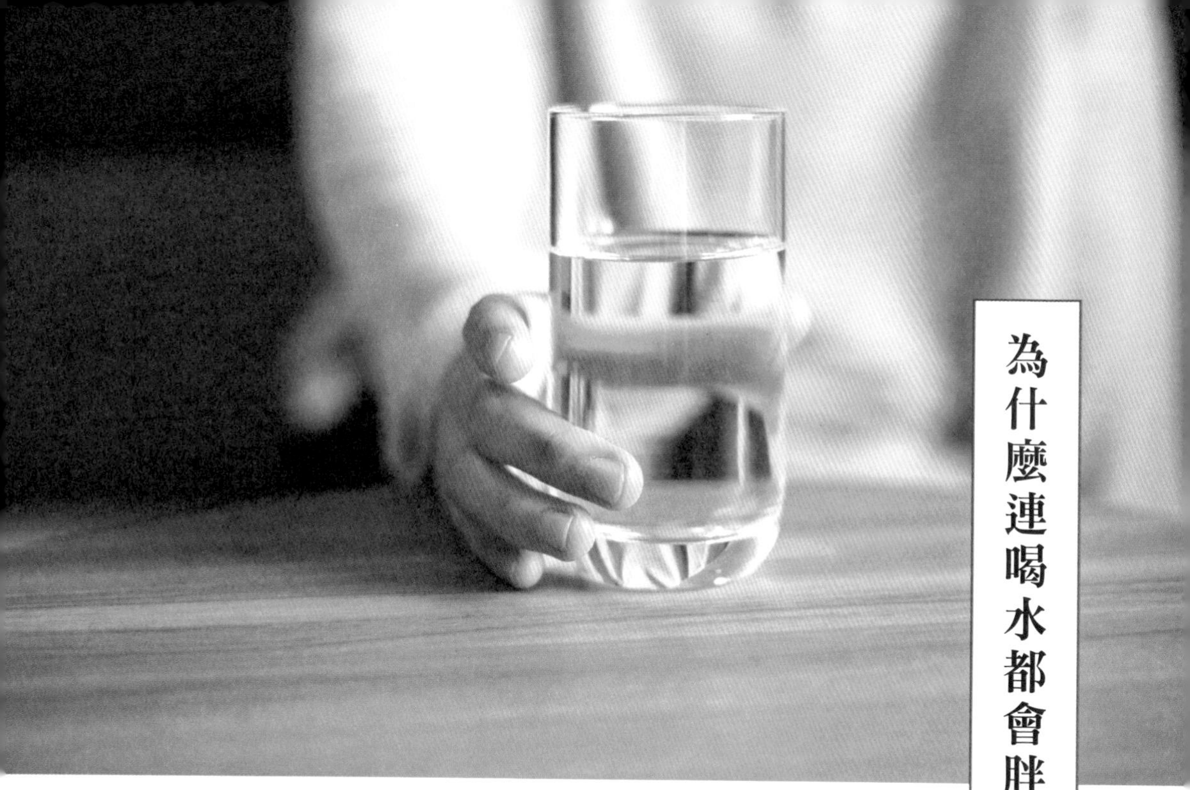

為什麼連喝水都會胖？

水喝得「多」，不如喝得「對」

「我是易胖體質，連喝水都會胖。」相信你應該聽過身邊的人這樣抱怨吧？但是……喝水真的會胖嗎？很多人因為怕胖，連水都不敢多喝，這是非常錯誤的觀念。

人體的構造中有70％是水分，水是身體的必需物質，所有體內的生化反應都需要水的作用，一旦身體缺水，就連燃燒脂肪的反應也會變慢。而且水是沒有熱量的物質，不可能因為喝水而發胖。如果你有類似的困擾，很可能是飲食中攝取過多的鈉，加上少有流汗機會，因此造成水腫型肥胖。有些人則是運動過後血糖及電解質改變，容易口渴及飢餓，不當攝取過多的水分及糖分而造成肥胖，但最終的原因，**都絕對不是因為喝水而變胖**。

水喝得「多」，不如喝得「對」。只要做到「正確喝水」，就能降低某些疾病的發生！但千萬不要一聽到燃燒脂肪的生化反應需要水分，就開始瘋狂喝水，因為在短時間大量喝水的話，喝下的水分基本上都會被快速排出體外，無法真正進入細胞代謝，甚至還會造成電解質失調。

水就像一個平衡機制，可幫助平衡體內酸鹼值。水可稀釋鈉離子濃度，若喝得不夠，身體容易偏酸性，體內若滯留過多鈉離子，可能會造成血壓偏高等症狀。而少喝水也會影響代謝功能，影響養分的攝取多寡。許多養分屬於水溶性，例如維生素 B、維生素 C，靠水才能在身體內流動。研究指出，維生素 B 的功能之一是醣分代謝，若飲水量不足，維生素 B 則無法在體內正常運作，可能會因此造成肥胖問題。另外，維他素 C 則是很好的抗氧化劑，若飲水量不足，會影響體內的抗氧化功能。而且，少喝水也容易引發泌尿道相關疾病，例如腎結石、尿道發炎等症狀，所以，正確喝水對人體實在是太重要了。

水該怎麼喝才正確？想瘦身一定要喝水？

你是否有明明喝了很多水，怎麼卻還是口乾舌燥的困擾？其原因可能在於：你大量攝取的是「飲料」，而並非是水。

有些人會認為「流質飲料」等同於「水」，但是你可能不知道，咖啡、茶、牛奶、生機果汁、養生飲品喝再多都不能代替水，大量攝取這些飲料，反而會加重流失身體的水分。

早上第一杯水，千萬別用果汁、牛奶、咖啡或奶茶取代，因為果汁、牛奶算食物，喝下去「尚未甦醒」的腸胃中，就得開始耗能去消化脂肪與糖分；至於空腹喝茶跟咖啡則容易傷胃。含有咖啡因及高量鉀或檸檬酸的果汁都有利尿作用，會帶走身體多餘的水分，這些飲料雖然可以暫時解渴，但體內水分也會流失，因此喝下的水分只能減半計算。而酒精含有利尿成分，也會把身體其他地方的水分帶走，且會使血管擴張、體溫上升，容易造成大腦跟身體缺水。因此，這些飲品，並不能取代真正的水。

• 正確喝水法

1、起床後喝水300cc

在睡眠情況下，身體仍會因為呼吸、排汗而不斷流失水分。因此，起床後喝杯白開水，不但能幫身體解渴，還能穩定血壓、刺激腸胃蠕動。哈佛大學研究發現，早上6－9點是最常引發心肌梗塞、栓塞型中風的時刻；在睡前30分鐘補充半杯水，早上起床後立刻喝水，也可達到預防血管阻塞的效果。

2、每天的總喝水量

雖然水對身體來說是不可或缺的要素，但也不是多多益善，喝太多反而會造成「水中毒」，嚴重的話還有可能致死，一般建議每天喝2000cc的水就足夠。攝入過多水分，反而可能罹患低血鈉症，導致身體浮腫和頭痛。腎臟功能差、血壓高、過度肥胖者，則應依身體狀況調整飲水量。

3、緩慢、少量、多次

要讓細胞充分吸收水分，就必須緩慢喝水，這樣還能穩定情緒、平撫壓力、抑制食慾，對自律神經的調節也有幫助。將每日的飲水量分成10次、每次200cc飲用，而不是「一次喝完2000cc」。以**緩慢、少量、多次的方式補充水分，才是正確喝水之道**。特別是進行體力活動之前先喝杯水，除了可排出體內廢物，也能預防血液過於黏稠，產生血栓。

劇烈運動後不可大口喝水，一樣要慢慢補充水分。請切記，無論是感到口渴或是運動流汗後，不要一次快速喝下大量的水，因為一次灌入太多水，腎臟會收到「進水太多」的訊號，加速排尿的速度，反而讓喝下去的水立刻流失，沒有足夠時間送到身體各處。

4、餐前半小時喝杯水

在吃飯前半小時先喝100cc的水，讓水分被充分吸收形成胃液，做好消化食物的準備。此外，進食量也會因此明顯減少，對食物的渴望也會改變。因為有足夠的水，身體會比較喜歡蛋白質，而不是令人發胖的碳水化合物。這樣不但能抑制食慾、增加飽足感，還能預防胃脹、腸炎和便祕等問題。

5、餐後兩小時再喝水

當身體乾燥或飢餓時，都是大腦能量缺乏下所產生的訊息。但是，此訊息類似且容易被混淆，所以有些人常把口渴誤認為飢餓，以吃東西取代喝水，導致肥胖。因此，飯後兩小時喝300cc的水，能夠促進飽足激素的分泌，增強腸道消化機能，也能防止身體因為缺水而產生的虛假飢餓感。

6、睡前一小時不喝水

睡前喝水會造成半夜頻尿、睡眠中斷，且睡前喝太多水容易導致隔天水腫。因此，睡前一小時應該盡量避免攝取過多的水分。容易水腫的人，則要睡前四小時避免喝水，同時應就醫檢查身體機能是否出問題。

• 正確喝水幫助瘦身

1、不能喝冰水

無論天氣再熱，也不能喝冰水，因為保持體內溫暖、血氣充足暢通，才是瘦身的根本。如果喝大量冰水，反而會抑制腸蠕動，水分不易吸收。便祕的人，早上起床可先喝一點室溫冷水，刺激胃部，使腸道更活躍。

2、燃燒脂肪，需要水分

利用身體多餘的中性脂肪（又稱甘油三酯）來燃燒產生能量，第一步即是「水解」成脂肪酸跟甘油，而這需要「水分子」才能協助達成此生化反應。所以「分解脂肪」，一定需要大量的水分。

3、水分增加飽足感

如果能在飯前半小時先喝一杯水，不僅增加飽足感，也能讓食物消化排空的速度加快。加上細嚼慢嚥，用餐後很快會產生飽足感，不會過度進食，造成身體肥胖。

喜食生冷痰濕纏身，體重自然上升

案例：

陳小姐來看診時，神情顯得相當沒自信，又有點不好意思。她的體重7－8年來經過多次減重，每每完成療程後，體重兩個月內就又回復。她自嘲是「連喝水都會胖的體質」，對此覺得懊惱，嚴重影響到她的自信心，也幾乎要放棄減重的念頭。

問診後，得知陳小姐平日喜食生冷飲食，如冰品、生菜、精力湯等，平日常覺咽中有痰、皮膚易起濕疹，頭昏沉、倦怠乏力，嗜睡食慾不振、身體四肢沉重、腸胃脹氣、白帶，其脈象沉濡弱，舌苔白膩。

我以藥方溫運脾陽，以利水濕，治療過程中，陳小姐除了精神變好，體重也每週穩定下降，身體感覺輕盈許多，當然，也因此找回自信。

不當的飲食習慣，會造成脾失健運、濕熱內蘊，水邪漬腎，造成水腫。中醫理論指出：「脾胃為後天之本」、「脾主運化」，脾胃運化功能正常，能防止水液在體內發生滯留，防止體內「痰濕」產生。尤其平日喜飲冰冷食物的人，身體易累積水氣，一旦在體內停留過久，則會產生所謂的痰濕，導致脾胃運化功能更差，所謂「脾虛生痰」，就是這個道理。**水腫的產生，就是因為脾胃不能發揮統管氣血水液的功能所導致**。腸胃是身體輸送所有養分到身體各處的第一站，一旦這個系統出現問題，則所有器官代謝就會出現問題。如果**痰濕停留四肢**則易引起四肢麻木；**留於胃**則會產生噁心嘔吐等症狀，所以很多患者的四肢麻木感跟體內痰濕有關。如果**停留在頭部**則會造成眩暈現象，嚴重的還會產生劇烈的頭暈、欲嘔、胸悶、食慾不振；輕則稍微頭暈、頭脹、頭重，所以臨床上很多**梅尼爾氏症**的患者，常常就是消化系統出現問題所造成。中醫所謂「無痰不作眩」，指的就是此症。

像案例中的陳小姐，因為平日喜冰涼飲、生食，造成脾胃功能失常，喝水後水分不易排除，形成痰濕、水腫更加嚴重，體重當然一路往上飆升。濕氣損傷到脾胃後，脂肪就容易堆積，所以常遇到患者講：「喝水都會胖！」這些都是損傷腸胃功能所導致，不僅容易水腫，連體內脂肪都變多了。通常這種類型的患者，都覺得水很難喝，因為身體運送水分及消化的功能較差，只要喝完一杯水就覺得肚子脹、不舒服。所以，如果你也有覺得喝水很痛苦的情況，很可能就是脾胃功能不佳的訊號，要多注意了！

痰濕

體內水液代謝障礙所產生的病理產物，也是身體主要致病元素之一。痰的生成，主要與中醫所講的肺脾腎有關，其中最重要的首重在脾。

飲食不節脾腎兩虛，腰重如帶五千錢

案例：

在電子業當高階主管的張小姐，因為工作需久坐一整天，午後下肢水腫非常嚴重，體重到了晚上更會有1－2公斤以上的落差。因此，下午之後她不敢喝太多水，因為飲水後身體常覺得更加沉重，體重也一路飆升，整天疲倦感重，做什麼事情都提不起勁。就連假日先生邀約戶外踏青也興趣缺缺，夫妻倆常為此不愉快。

雖然平常會讓芳療師按摩，但沒隔兩天身體症狀還是一樣，感覺沉重疲倦。經詳細問診後，得知她平日上班經常喝冰飲，一天平均2杯以上，而且沒有喝開水的習慣。加上重口味的外食餐飲，攝取鈉含量太多，水分無法排出，導致臉蛋與身材日漸浮腫。長久下來脾腎功能受損，體內濕氣也越來越重，造成白帶很多，舌苔也非常厚膩，這些都是體內水液代謝失調所致。

不僅如此，身體檢查後，張小姐發現身體子宮肌瘤2－3顆，經期也不順，結婚5－6年了，與先生一直無法順利懷孕。西醫檢查後指數判別都正常，認為無法受孕應是兩人體質互相排斥所致。但是經過把脈後，我發現她除了腸胃寒濕過重外，子宮卵巢功能也相對低下。不過這並不代表西醫檢查指數就一定會異常，很多來看不孕的患者，其實在做過相關檢查後往往查不出原因。我開處方以調整胃腸及提升子宮卵巢功能的中藥讓她服用，並叮嚀她千萬不要再喝冰涼飲及吃太寒性食物，飲食要以清淡為原則，經過了半年調理，她終於順利懷孕，體重也減重10餘公斤。

張小姐是標準的虛胖水腫體質，也就是脾腎兩虛的人。這類人經常四肢冰冷、腰痠、頭暈、疲勞倦怠、白帶、月經量時多時少、月經失調、性慾減退，有不孕等症狀。

尤其腎氣虛的人容易因內分泌功能減弱，腎上腺皮質激素分泌減少，導致基礎代謝率降低，造成熱量的消耗減少。加上她平日飲食不忌口且沒有運動習慣，當然容易發胖。

至於她常常覺得身體沉重，每走一步路就好像阿姆斯壯到月球太空漫步般舉步維艱，就像中醫書上所講的：「**腰重如帶五千錢。」乃是由於喜喝冰飲造成腹部帶脈受寒的症狀**（請見P. 61）。

簡單食療、茶飲、按摩穴位，可收瘦身功效

體內濕氣重的患者，在飲食上可多食一些去除體內濕氣的食物，如冬瓜、紅豆、薏仁、玉米鬚、木瓜、茯苓等食材，利水消腫、化脂袪濕。

•食療

冬瓜　冬瓜一片，連皮加水少許，蒸爛取汁不加鹽服用，可利尿去濕。水腫較嚴重者，可加紅豆同煮，喝湯吃冬瓜即可。

紅豆　可煮紅豆粥食用，利小便，消水腫。

薏仁 可以在四神湯、八寶粥裡加入薏仁。薏仁可以促進血液和水分新陳代謝，有利尿、消水腫作用。四神湯裡的茯苓，也有促進利尿、消腫的效果。

玉米鬚 主水腫。玉米鬚60公克，洗淨加水煎服，每日一劑可利尿消腫、清肝利膽。

木瓜 有消水腫、治腳氣功能。

★要注意的是，有些食物（例如薏仁）不適合體質虛冷的人，最好請醫師辨證後再食用。

•茶飲

化脂輕盈茶

藥材｜山楂 2 錢、冬瓜子 2 錢、洛神花 2 錢、荷葉 3 錢

煮法｜上述四種藥材用過濾包包好，加上 700cc 的水，用大火煮沸之後，轉中小火再滾 10 分鐘，即可熄火，取藥汁待溫飲用。

功效｜可以排除多餘脂肪、淨化腸胃、祛濕消腫。

生薑紅棗茶

藥材｜生薑 3 片、去籽紅棗 5 顆、白朮 5 錢

煮法｜藥材加 500cc 熱水，燜泡 5 分鐘後飲用。

功效｜生薑益脾活血，紅棗、白朮能補氣健脾，改善水腫。

豐隆穴

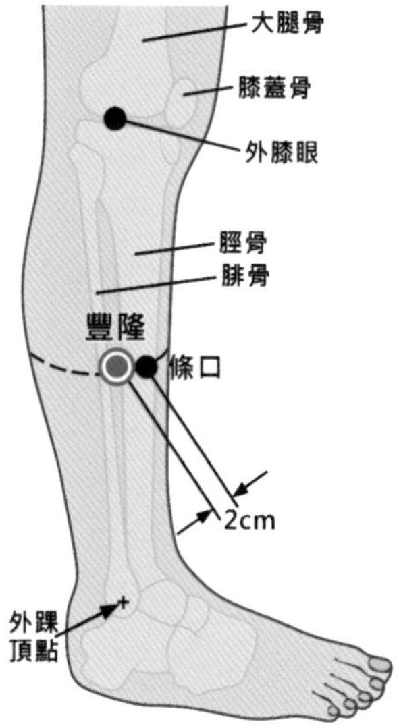

它是足陽明胃經的穴道，別走足太陰脾經。脾胃為生痰之源，平日多揉按此穴道，就能去除脾胃濕氣，通調脾胃氣血，痰濕水腫自然容易運化，體重也能輕鬆下降。

取穴｜外膝眼與外踝尖的中點，脛骨往外兩指寬的地方。

功效｜去痰化濕氣、調胃氣、補益脾氣。

方式｜指腹向下，按摩穴位至痠麻腫痛，休息 5 － 10 秒，再重複按壓。每天按壓 5 － 10 分鐘。

足三里

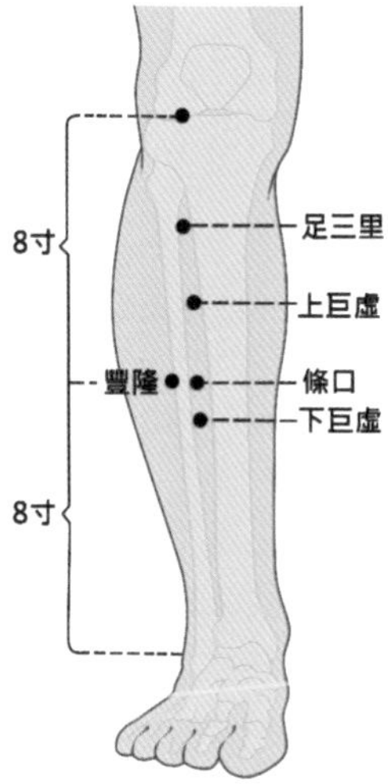

走足陽明胃經。中醫認為脾胃為「後天之本，氣血生化之源」；調理足三里，可使得脾胃健、氣血和，促進營養吸收、增強體質、預防疾病，對全身系統都具有強壯作用，是全身強壯保健的要穴。

取穴｜小腿外側，膝蓋下方約 3 吋處。

功效｜健脾胃、補中益氣、清熱化濕。改善胃痛、嘔吐、腹脹、腸鳴、消化不良、腳氣、水腫等症。

方式｜指腹向下，按摩穴位至痠麻腫痛，休息 5 － 10 秒，再重複按壓。每天按壓 5 － 10 分鐘。

承山穴

是足太陽膀胱經的重要穴位。當工作到下午，覺得下肢水腫腫脹，可經常自行按摩承山穴，促進血液循環，幫助下肢淋巴循環回流加強、減少靜脈曲張，水腫自然消失。

取穴｜膝蓋後面正下方，即委中穴與腳後跟的中點。當伸直小腿或足跟上提時，腓腸肌肌腹下出現的尖角凹陷處即是。

功效｜可有效去除體內濕氣，改善下肢水腫。

方式｜指腹向下，按摩穴位至痠麻腫痛，休息 5 － 10 秒，再重複按壓。每天按壓 5 － 10 分鐘。

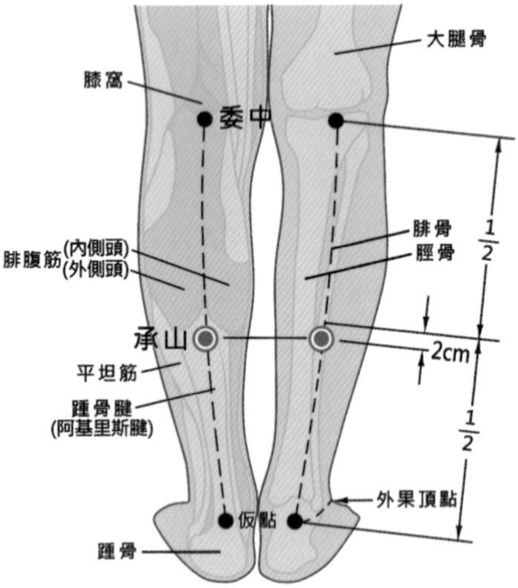

2

調整最佳體質

輕鬆瘦不復胖

在戒除了錯誤的瘦身觀念後，接下來，便要從飲食、生活各方面來著手調整為最佳體質。只要奠定好基礎，提高基礎代謝能力，就算你睡覺、吃東西，也一樣能燃燒熱量，輕鬆瘦身。

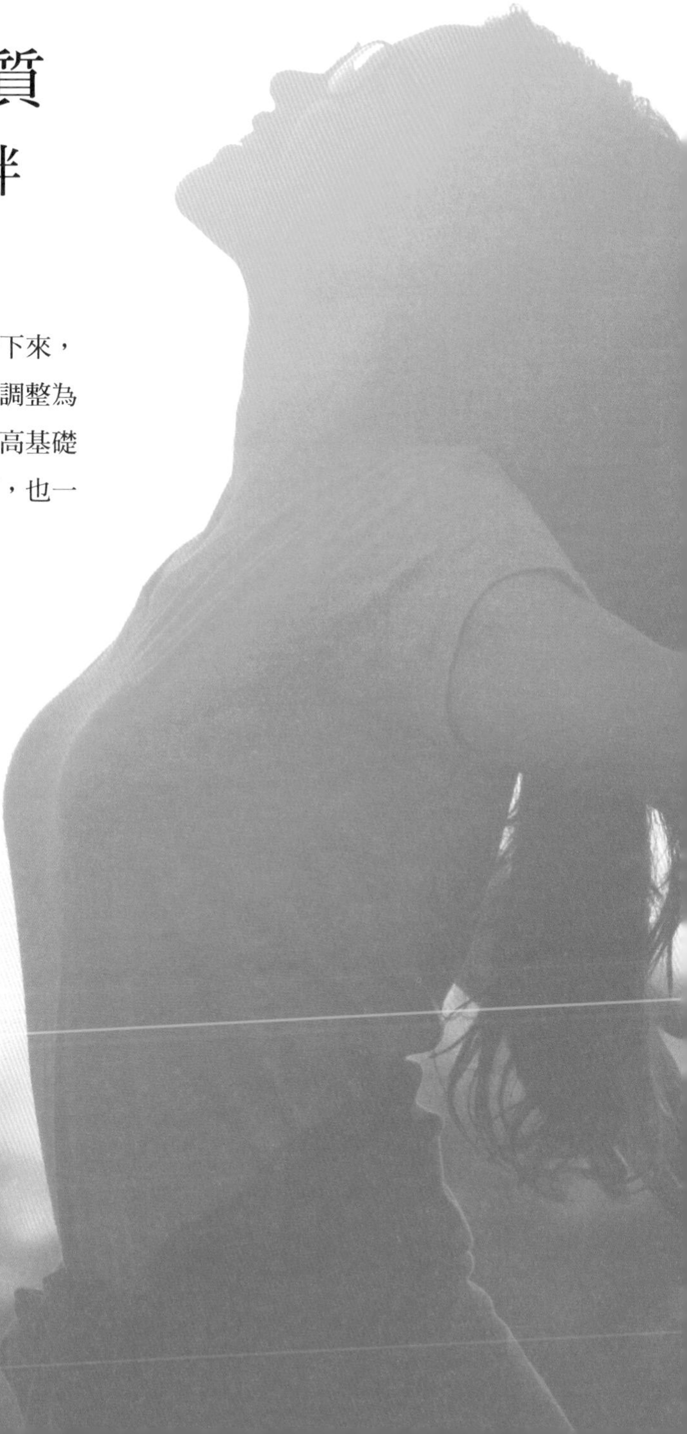

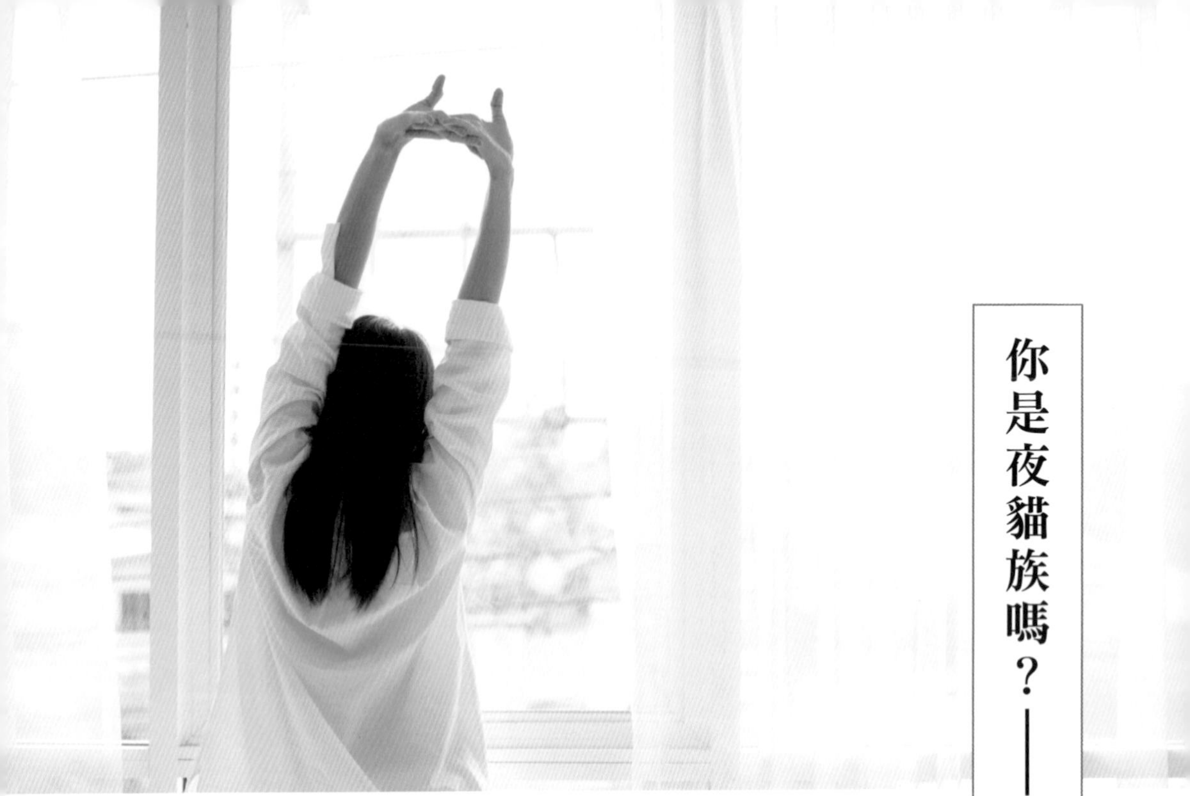

你是夜貓族嗎？——睡眠充足才能養肝瘦身

充足的睡眠，會讓你愈睡愈瘦

• 一、夜貓一族問題多

現代社會多數人因為工作或學業等各種生活壓力，經常熬夜晚睡、日夜作息顛倒，造成長期睡眠不足，干擾了生理時鐘，身體健康警訊也跟著亮起紅燈。

晚睡這看似沒什麼大不了的事，其實會對身體造成潛在性的傷害，輕則時常感覺疲勞、體重上升，重則會引發內分泌、代謝失調等疾病。而壓力、失眠和內分泌失調，正是許多人肥胖的真正元凶，它會讓人暴飲暴食、越來越胖，由此可見，**睡眠充足**

真的非常重要！奉勸大家，千萬別成為夜貓一族才好。

•二、生理失衡體重增

根據美國肥胖期刊，西北大學醫學院所做的研究指出，經常熬夜晚睡的人，比起作息規律且定時就寢者，吃下的食物卡路里會更多。研究發現，生理時鐘會讓人在晚上變得特別飢餓，導致許多人在晚上大吃特吃，而且更鍾愛吃一些高熱量食物，例如漢堡、炸雞、薯條、飲料等，導致體重過重、肥胖，嚴重影響身體健康。

人體的每日生活作息，應該要順應天時，日出而作、日落而息，維持這樣的養生之道，才能夠健康長壽。而正常的飲食生理時鐘，也同樣應該在熱量燃燒速度快的白天進食，才能用以供給一天活動能量。熱量燃燒相對慢的晚上，所吃下的食物熱量則會被儲存，以備不時之需。然而，**人體的新陳代謝會隨著時間慢慢下降**，因此，當我們在夜間大吃大喝，**身體攝取了無法消耗的過多能量就會被囤積**，體重因此跟著直線上升。加上夜間能買到的宵夜多半都是高油脂、高熱量的便利食物，吃下肚想不胖也難。

尤其夜貓族通常容易淺眠且睡眠不足，身體在慢性疲勞的情況下，基礎代謝率更是逐日下降，造成肥胖的最大主因，所以想減肥，千萬別在晚上吃東西。

•三、飲食控制很重要

「**想減肥，千萬別在晚上吃東西！**」這句話雖然是真理，但要徹底執行實在不是一件容易的事。但不得不再次提醒大家，人體夜晚的吸收能力比較強，所以必須注意不要攝取過多會提高血糖值的碳水化合物，同時也不要攝取過多醣類和熱量，以免形成體脂肪。**建議在晚餐時間多吃蛋白質，少吃碳水化合物。**

餓著肚子睡覺，是消除、防止肥胖的重要步驟，其實只要一星期就可以習慣了。睡前有點小餓時，可以喝溫暖身體的無咖啡因香草茶或白開水，有效幫助減緩飢餓。倘若真的沒辦法忍受飢餓之苦，那就必須找到相應之道。

1、控制卡路里

成年女性每天需攝取約1500卡左右的熱量，男性則是2000卡左右，而以減重為目標的人，則要將此標準都下修一些。以女性為例，一日三餐攝取卡路里為1500卡，所以一餐平均為500卡。晚上代謝率低時，攝取的熱量一定要低於500卡，甚至低於300卡。睡前若真的很想吃東西，食物熱量建議都要控制在100卡以內，例如紫菜湯、水煮蛋、芭樂、蘋果等都是不錯的選擇。

2、控制食材

三大營養素依據其消耗時間快慢，分別是蛋白質、脂質、醣類（碳水化合物）。所以，夜間飲食有以下幾個原則：

第一：要選擇低醣飲食，不碰高醣類食物，例如白飯、馬鈴薯、麵類、吐司、麵包、飲料等，絕對都是禁忌食物。

第二：選擇低脂飲食。脂肪類可些微攝取但須注意，畢竟高脂類食物較易引起代謝疾病，如高血壓、糖尿病、心血管疾病、肥胖等症。所以食材不可煎、炸、燒烤，且加工食品如洋芋片等零食也是禁忌食品。若真要食用，建議可吃芝麻、黑豆等堅果類食品。

第三：適度攝取蛋白質和纖維質食物可幫助燃燒脂肪，例如蔬菜、水果、豆類、雞肉、魚肉等是不錯的選擇。

3、控制時間

入睡前3小時以內絕對不可進食，適度的空腹感可減少脂肪囤積，也可幫助睡眠。若怕會有嚴重的飢餓感，可以把午餐進食時間稍微延後1－2個小時，減少晚餐進食量，減緩身體的不適感。

晚上8點之後，身體開始進入吸收時段，並且進入休息模式。因此，晚上8點過後攝取高熱量食物，會增加肥胖風險，尤其是經常熬夜、睡眠不足的人，在這個時段裡飲食，身體容易把食物中攝取的熱量轉化成體脂肪，讓人肥胖。

●四、睡眠充足才能有效治本

人體就像是一台不斷運行的精密儀器，適度的待機休息，才能走更長遠的路。人只要睡眠充足，才有動力幫助身體代謝物質、抵抗壓力，進而挑戰各種極限。《黃帝內經》有云：「**起居有常，飲食有節，不妄而作**。」人的生活作息應該要與天地運行配合，就算世代因為科技而改變，但日出而作、日落而息，仍是千古不變的定律。一旦進入睡眠時間，人體的代謝率會下降10－15%。睡眠時間愈長，身體以較低代謝率運轉的時間就愈長。然而睡得太少也會影響基礎代謝，因為睡眠時間是人體器官休息、排毒的時間，沒有讓身體適當休息，代謝能力自然會下降。充足的睡眠可以刺激在夜間進行的瘦體素（leptin）及成長激素（ＨＧＨ）分泌，若是熬夜或作息顛倒，都會使體內瘦體素及成長激素分泌減少。

瘦體素（leptin）

是脂肪細胞所分泌的飽食訊號，它會刺激腦部的飽食中樞，有抑制食慾的效果，還能增加能量的消耗。但是，**只要連續兩天睡眠不足，睡眠少於四小時，瘦體素就會大量降低18％**，而**促進食慾的飢餓素（Grehlin）反而會提高**，讓我們開始想要吃高脂肪、高糖分的食物，例如炸雞、洋芋片、蛋糕甜食等等。換言之，只要**減少睡眠，飢餓感就會大幅提昇，讓人一天多增加３５０到５００大卡**的攝取量。

成長激素（HGH）

主要作用是促進骨骼及肌肉生長、增加體力、改善皮膚光澤和肌理，改善免疫系統功能，同時亦可加速體內脂肪的燃燒。ＨＧＨ只在夜間睡眠時分泌，尤其是**入睡90分鐘以後分泌量最旺盛**。良好睡眠可以促進分泌燃燒體脂肪的成長激素，而且會源源不絕地製造出。不過，它也並非任何時間睡覺都可以。**晚上10點至凌晨2點之間，才是分泌這種「限時」荷爾蒙的黃金時間，只要好好睡一覺，就可獲得瘦身效果**。有充足的睡眠，在對的時間睡覺，基礎代謝就會大量燃燒體脂肪，轉化為熱量。這時候的基礎代謝能量消耗量約占一天總消耗熱量的60－70％，遠高過工作或運動所消耗熱量的20－30％！換言之，只要能提高基礎代謝的能力，就算身體不怎麼動，也能輕鬆燃燒脂肪，變得容易瘦下來。

飢餓素（Grehlin）

胃部在飢餓時所分泌，幫助提升食慾的荷爾蒙。它會跟大腦說何時需要進食、何時要停止燃燒熱量，或者將熱量以脂肪的形式儲存起來。睡眠不足的人，體內會存在過多的飢餓素，讓身體誤以為飢餓需要攝取更多熱量，並且讓身體以為能量不足，停止燃燒身體內的熱量。

• 五、中醫保健不可少

《黃帝內經》認為肥胖的病機主要是因為痰、濕、瘀、熱、**肝氣鬱結**。而養肝重在睡眠，故熬夜對肝臟的影響最大。

以中醫角度來說，肝主疏泄，調暢氣機，負責臟腑氣血的運行。現代人很容易出現的情緒失調症狀，與肝氣鬱結有很大的關係。失眠容易讓人過於疲累，無力應付職場與生活的需求；壓力會讓人情緒失控，久了肝鬱化火；精神情緒的失調，長期壓抑會使人抑鬱發怒，五臟陰陽失衡。這種種的現象，都會使身體因為氣血瘀滯，讓肥胖更甚。

當我們失眠或睡不安穩，無法經由睡眠獲得足夠的能量時，自律神經就會促使身體分泌「促進食慾」的飢餓素，讓我們透過「吃」來修補能量，而且容易吃個不停，最後變得暴飲暴食。而內分泌失調則會引發人體代謝功能變得異常緩慢，當吃進去的還來不及代謝，只好通通轉化為脂肪儲存在體內。

「人臥血歸於肝」這句話，說的便是丑時為養肝血的最佳時刻，而且必須在熟睡狀態才能造血、解毒。丑時是凌晨1點到3點的時候，是肝經值班的時間。肝經主生發，肝臟解毒、造血，就是在這個時候進行。一天當中，太極生命鐘的陰極，按照陰陽消長的規律，這個時候陰氣是最重的。而陰是主睡眠的，因此，最好的夜晚作息時間，應該是**23點到凌晨1點的子時就寢，凌晨1點到3點的丑時處於熟睡狀態，才能讓肝臟進行造血、解毒的工作**。

由此可知，**養肝重在睡眠，良好品質的睡眠對瘦身、對人體健康尤其重要**。現代人日夜顛倒的生活習慣，對肝臟損害尤其嚴重。熬夜的人大多雙目赤紅，這即是肝火上升的症狀。長期如此，必然傷肝。

另外，現代醫學研究也有證實，睡眠時進入肝臟的血流量，是站立時的7倍。流經肝臟血流量的增加，有利於增強肝細胞的功能，提高解毒能力，並加快蛋白質、氨基酸、糖、脂肪、維生素等營養物質的代謝，從而維持機體內環境的穩定，增強抵禦疾病的能力。對於想要瘦身減重的人而言，更是有良好的成效。因此，**若想要瘦身，就先從改掉日夜顛倒的作息開始吧！**

案例：

有一位初診患者求診時表示，她長年累月都在減重，但效果都不理想，納悶原因究竟為何。為她脈診之後，發現她有肝鬱、肝火上逆的現象。加上她面色萎黃帶青，經問診後，進一步了解她有經前乳房脹痛、便祕的問題，這些都是因為她工作忙碌、壓力大，導致長期熬夜晚睡的生活習慣，使得她基礎代謝下降，如此一來，減重當然不太可能成功。

於是我請她從調整作息開始。先有充足睡眠後，再輔以適量運動、保持情緒平和，並以疏肝解鬱的處方為主，調理三個月後，果然她的體重就明顯下降了。

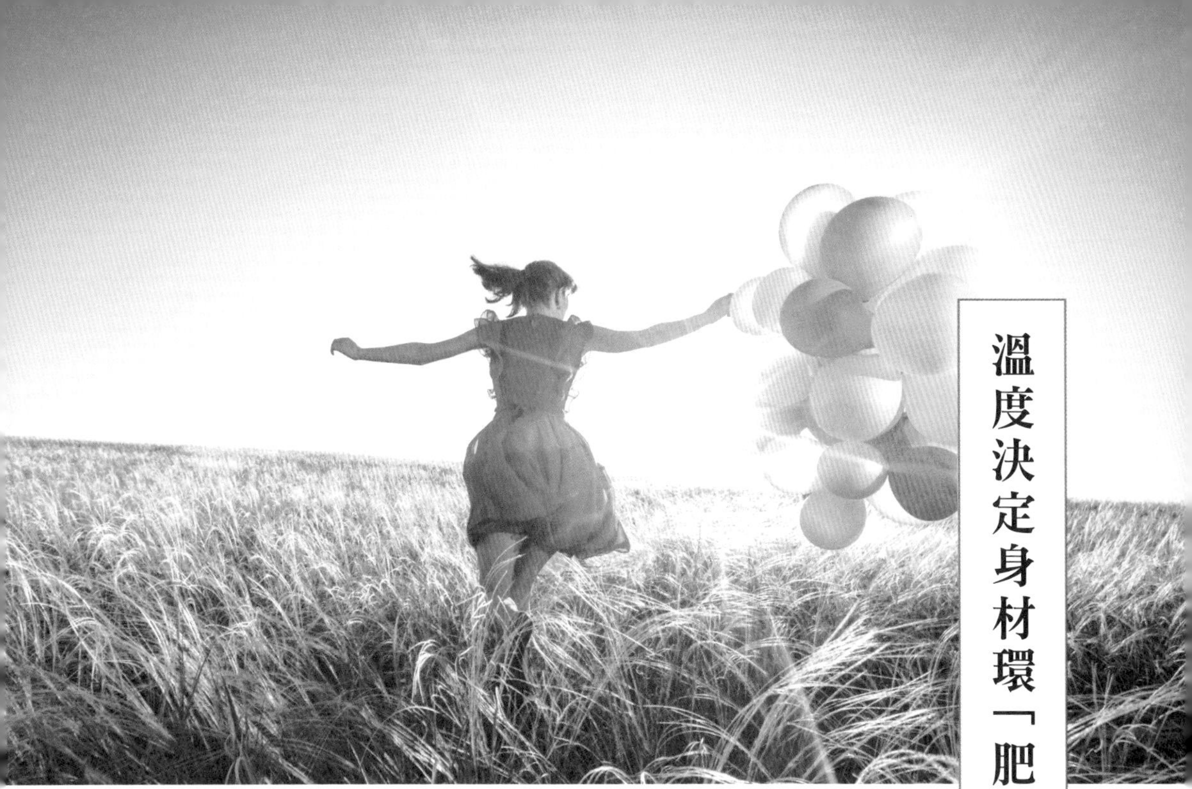

溫度決定身材環「肥」燕「瘦」

體溫範圍為35—41度，過低或過高會危害健康

人體的體溫由腦部深處的下視丘系統調控。幾百萬年來，恆溫動物保持恆溫，能夠促進身體活性、保持體內化學反應在最佳狀態，於是，我們發現人體最適宜運作的溫度是在37度左右。

人的體溫如果低至34度，就會喪失意識；低於25度時即會因心跳停止而死亡。反之，當人體體溫高於42度時，多數細胞會受損；高於45度時，則會有生命危險。不論人的體溫高於或低於正常值，都說明了人體健康會隨著溫度發生變化，所以，人類的體溫必須維持在35—41度這個狹窄的範圍裡。

• 腎為一身之陽，溫暖照耀全身

幾千年來，中醫治病、防病的根本，都是以**補足血液**、**疏通經絡**為原則，**人的健康絕對離不開兩大要素：充足的氣血和暢通的經絡**。人體的氣由「**先天之精氣**」、「**水穀之精華**」和吸入的自然界「**清氣**」所組成。**氣的主要功能是推動**、**溫煦**、**防禦和固攝**，也就是具有推動血液、津液生成和運行，以及維持臟腑組織的各種生理活動。中醫常說的「氣為血之母，氣為血之帥」，**這個氣就是熱量**，**就是溫度**，因此，中醫說的氣與溫度的作用，有異曲同工之妙。

「先天之精氣」實際上代表著「先天之本」的腎，**腎為一身之陽**，就像人體內的一團火，溫煦、照耀著全身。《黃帝內經》有云：「陽氣者，若天與日，失其所，則折壽而不彰。」意即**人體若沒有了陽氣**，**就喪失新陳代謝的活力**，**不能供給全身熱能**，這樣生命也就要停止了。

當腎氣虛、腎陽不足的時候，體溫就會降低。中醫的腎和生長、發育以及水分代謝等有緊密關聯，**腎主水**，**腎氣虛**、**腎陽不足**，**直接後果就是血液凝滯**，**運行速度變慢**，**接著使得體內的水分代謝異常**，**導致濕氣堆積在體內**。身體內寒濕重，同樣也會降低體溫，影響血液循環，因此，祛除寒濕的目的就是在確保腎火不衰。

人體溫度

人是一種恆溫動物，正常人的體溫約為 37 度。人體主要透過大腦中樞神經（下視丘）維持內部動態平衡的結果。但是，人體體溫的正常值不是一成不變的，不同的人體部位，會隨著不同的季節變化、生命階段，而有不同的正常標準值。

腎就是人的根，如同大樹的根一樣。而幫「根」不斷補充營養、添加燃料，讓腎火不滅的，就是被稱為「後天之本」的胃。

● 腸胃運化功能失常，人就會浮腫肥胖

中醫認為血的生成基礎是「水穀精微」，也就是飲食的精華物質。其由營養與津液所構成，經過臟腑的作用化生為血，腎藏精，精生髓，髓化血，血之源頭在腎，並以精髓為化生根本，在脾、胃、腎等臟腑功能下生成。從中醫的觀點來看，只要脾胃運化功能失常，脾氣佈散水分及食物營養精華的功能減弱，就會造成「水濕」病理產物，停留在體內，使人浮腫肥胖。

輕鬆飲食補腎陽，讓體溫上升

多吃溫暖的陽性食物，就可以幫助血液流動順暢，使寒冷的肢體放鬆，消除疲勞。身體受到寒氣，體溫下降，最容易傷到腎陽（脾胃），一旦腎陽受傷，人就會老化得很快，容易筋骨痠痛、臉色蒼白晦暗。所以，除了要做好適當的保暖之外，也可以吃些補氣、溫陽的藥膳。利用行氣活血的藥，幫身體把阻滯的地方打通。

身體裡有氣也有血，一旦氣受到阻礙、停滯不動，或是有瘀血阻擋血液循環，就很難讓熱量跟營養輸送到全身。以下介紹幾種補氣祛濕的飲品、湯品給大家。

●一、生薑溫中散寒

生薑紅茶

材料｜紅茶、生薑泥、黑糖或蜂蜜

作法｜將所有材料放入保溫瓶，再沖入 100℃熱水，即可飲用。

黑糖薑汁

材料｜黑糖粉（塊）、生薑片

作法｜將所有材料放入保溫瓶，再沖入 100℃熱水，即可飲用。

生薑蜂蜜檸檬水

材料｜生薑泥、蜂蜜、檸檬汁

作法｜將生薑泥、蜂蜜放入保溫瓶，再沖入 100℃熱水，即可飲用。檸檬汁可依個人口味斟酌份量調入。

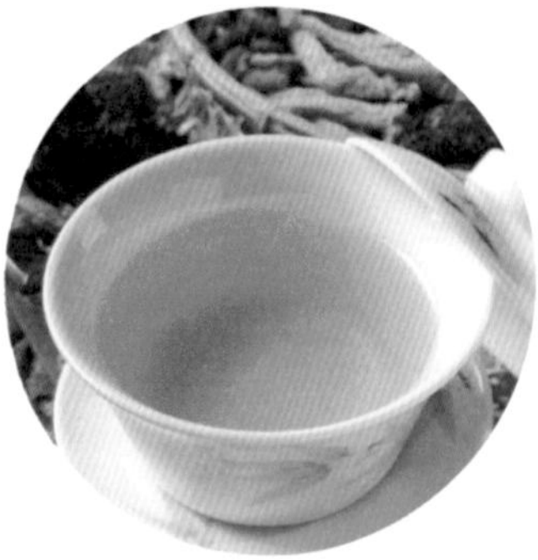

芝麻肉桂黑豆漿

材料｜肉桂粉 1 錢、胡桃 8 錢、黑芝麻 8 錢、黑豆漿（或豆漿）350cc、黑糖適量

作法｜將所有材料加入黑豆漿中，攪拌均勻即可飲用。

補腎茶

材料｜菟絲子 3.5 錢、山藥 3.5 錢、杜仲 3.5 錢、白芍 3.5 錢、香附 1.5 錢

作法｜將所有藥材加入 1000cc 水，煮滾至 800cc 即可飲用。

桂枝生薑羊肉湯

材料｜肉桂 3.5 錢、生薑 8 錢、羊肉 500g、當歸 1 片、麻油 1 匙、米酒 1 匙、鹽、糖少許

作法｜將所有材料放入鍋中，加入八分滿的水，煮滾後即可食用。

山藥排骨湯

材料｜山藥 300g、排骨 450g、川芎 8 錢、熟地 8 錢、枸杞子 4 錢、生薑片 3.5 錢

作法｜先用熱水將排骨汆燙，排骨喜歡吃軟爛一些的人，可先用熱水煮久一點，再將所有材料放入鍋中，加入八分滿的水，煮滾後即可食用。

溫度影響基礎代謝力，決定身體胖或瘦

健康人體的平均體溫是36.8度（約37度），但是現代人的飲食作息改變，有越來越多人的體溫已平均降到35度左右。然而，低於健康體溫1度，基礎代謝力就會降低12－13％；一旦你出現體溫變低、容易疲勞等症狀，這些都是身體通知你基礎代謝力降低的警訊，也就是——你要開始發胖了！

低體溫的人隨時都有可能變胖，而直接影響人體溫度的因素，與飲食、外界環境溫度及身體運動有很大相關。

•1、飲食

造成低體溫的最大原因，是飲食生活混亂。身體雖然主要是以碳水化合物等醣分來製造能量產生熱量，但產生熱量時也還需要維生素、礦物質的幫助。因此，以蔬菜為主的食材等可使身體降溫，也可幫助身體發熱，是因為食材可分涼性、中性和溫性，如果正確攝取溫性、中性蔬菜，就能使身體製造熱能，讓體溫上升，增加基礎代謝力。相反地，若**攝取過多涼性食材，則會使身體熱量不足、活力不足，變成低體溫體質**。

選擇以節食方式來減少熱量的攝取或囤積，唯一的優點就是在剛開始就能看到成效。節食初期，隨著熱量的減少，體重容易下降，但其缺點是：第一：最早減掉的是身體的水分，接著是肌肉，最後才是脂肪。第二：隨著熱量的減少，代謝率也隨之下降。因為在挨餓的狀態下，身體會自然地轉換成——「節

能模式」運作，這是上天賜予的自我保護機制。因此減重的人常常會減到某個程度就再也減不下去了，更糟的是，若是毅力不足、恢復先前的飲食習慣，體重很快就會上升，而且增加的大部分都是脂肪。由上可知，短期內水分容易排出體外，但是也很容易再吸收回體內，這就是容易復胖的原因。

長期來看，**節食的時候，肌肉比脂肪先減少；當恢復先前的飲食習慣時，脂肪卻比肌肉先增加**。結果，消耗熱量能力最高的肌肉越來越少；難減的脂肪越來越多，想要減重就越來越難。

適量的蛋白質有助於減重，它比起其他養分，是更難被消化的營養物質。因為：⑴人體需要更多的熱量處理它，⑵易有飽足感，由於蛋白質消化需要較多的時間，待在腸胃的時間較長，從而幫助減肥者攝取較少的澱粉。⑶為肌肉的主要成份，而肌肉才是代謝的主力，充分蛋白質和維持一定的運動同樣重要，能讓肌肉不萎縮。

另外，我們也可在平常的食物中，略加含有辣椒素的酌料，例如生薑、胡椒、辣椒等辛辣的調味料。因為內含的辣椒素可以刺激交感神經，使身體釋放更多的荷爾蒙，如腎上腺素等，藉此加速新陳代謝，促進體內脂肪消耗及燃燒熱量效率。而且愛吃辣椒的人食慾比較低，這是因為吃辛辣食品容易使人感到飽足。除此之外也可添加醋，來達到減鹽的效果，降低血液中的膽固醇，抑制血糖上升。

● 2、外界環境的溫度

太熱、太冷的環境都有助於增加基礎代謝力，如泡熱水澡、做瑜伽，寒冷天氣到戶外運動等。

人體體溫上升1度，新陳代謝會提高12－13％，所以常泡熱水澡，對體溫升高也有幫助。最好的水溫應控制在40度左右，水位不宜超過心臟的位置，泡到感覺溫熱出汗即可。泡澡後別忘了補充水分，避免身體因為出汗造成身體脫水。

外界氣溫寒冷時，我們的身體會顫抖，這是藉著肌肉收縮，燃燒肌肉中肝醣以產生熱能，提高代謝的緣故。但是燃燒醣分會造成低血糖，使人體感到飢餓，反而忍不住想吃東西，因此也要注意身體的耐受程度。

● 3、身體的運動

運動可以消耗熱量、增加肌肉，提高基礎代謝力。而運動又可大致分為「有氧運動」和「無氧運動」。其要訣在「有效的運動」會使心跳急速加快，激烈運動則沒有助益。（請見P.33）

快走

是最容易施行的有氧運動，建議每天快走10－15分鐘。快走時可擺動手臂、步伐加大，抬頭挺胸向前走，但氣喘吁吁時就要停下來，不可過度勉強。心臟是停止細胞分裂的器官，人一生的心跳數早已決定，加上心臟細胞一旦受傷無法修補，因此太激烈的運動會加速身體氧化，導致身體各項功能衰弱。

單腳站立和蹲站

是簡單有效的無氧運動，可以鍛鍊臀部和大腿的肌力。腳被稱為人體的「第二顆心臟」，身體透過心臟將血液送到全身，然後利用腿部的肌肉收縮，讓舊的血液重新回到心臟。因此，平常多做簡單的站、蹲運動，就能讓身體變得更健康。

運動除了在當下可以燃燒卡路里，還會出現「續燃效應」。也就是運動後仍然會持續燃燒熱量達1－2天。運動後1小時內避免進食，燃燒卡路里效果更佳。若想增加肌肉量，運動後30分鐘內可喝一杯無糖豆漿，提供肌肉組織養分。身體的肌肉比例越高，基礎代謝率就越快，若是脂肪比例越高，基礎代謝率就越慢。

體溫低1度，基礎代謝率下降12％

食物經由人體攝取後會產生熱能，讓身體體溫維持在36.8－37度之間。體溫若能維持在恆定的狀態下，就可使身體機能運作順暢、新陳代謝加速，連帶也會使攝取進體內的食物完全被消化吸收，不會囤積成過多的脂肪。

其實身體的新陳代謝率和體溫息息相關。**身體體溫每下降1度，基礎代謝率會降低12％**。舉例來說，正常體溫36度和37度的人吃同樣的東西，就會「多胖12％」。反之，體溫升高，代謝率也會提高。即使吃同樣的東西，也能夠擁有易瘦不易胖的體質！

所以，體溫下降並不會提升我們的代謝，反而會造成基礎代謝率下降。況且我們的腸胃系統在早上7－11點是經絡循行的階段，這個時候更應該多吃溫熱性食物，讓體內陽氣上升。體內熱能上升，新陳代謝率自然就會上升，體重才能瘦得健康，回復到易瘦體質。

攝取寒性食物會改變我們的體質（尤其一大早），變得又濕又冷，氣血循環因受寒而停滯，相對影響到全身器官的運作及排毒系統。長期日積月累，五臟六腑就會產生病變。所以從現在起，不要為了想要減重變美，早上空腹就來一杯精力湯，尤其是女性朋友，不僅會影響到腸胃問題，還會有一堆惱人的婦科疾病產生。建議你如果一定要食用精力湯，時間最好選在飯後或午餐後，才不會對身體產生太大影響。但還是必須根據每個人體質判別食物均衡，才能瘦得健康又美麗。

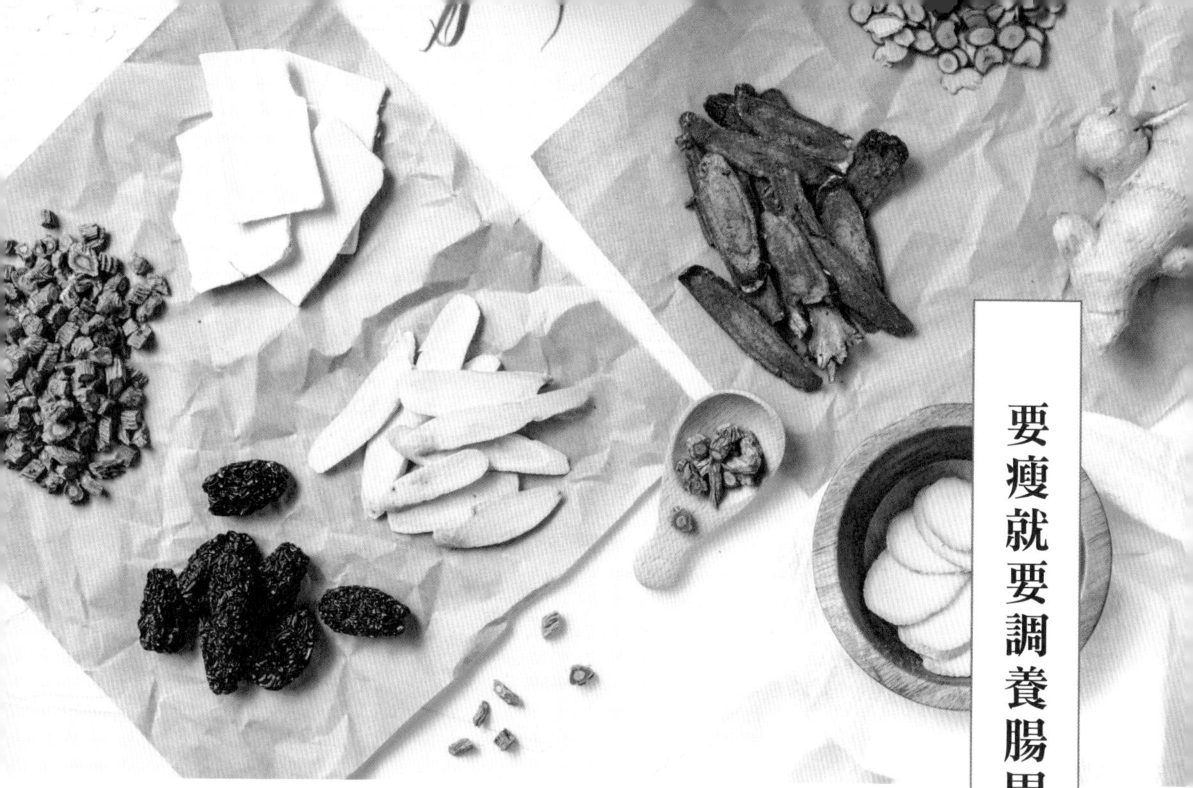

要瘦就要調養腸胃

腸胃系統出問題，連帶影響其他器官

所有的食物進到脾胃後，經過脾胃的轉化過程，才能將吃進的營養物質輸送到身體其他器官。中醫常言：「**內傷脾胃，百病由生**」，以中醫**脾胃等於整個消化系統**的概念而言，提到脾就離不開胃，講到胃就離不開脾，脾與胃一陰一陽，互為表裡，所以中醫指的脾胃，是包含了整體的消化與吸收功能。

中醫《內經》也提到：「**脾胃者，倉廩之官，五味出焉**。」將脾胃比喻為**主管糧食的指揮官**，負責把吃進肚子的食物消化吸收化為養分，輸送到身體各個器官臟腑及其他組織，所以，我們從出生後所有的生命活動，都需要靠後天的脾胃消化系統來幫忙。而在中醫問診中常可聽見「先天不足的有賴後天調養」，這裡指的「**後天**」，其實就是脾胃的消化功能。

現代人由於生活型態改變，吃到飽的飲食方式讓食量很難節制，加上吃的時間不正常，食物屬性寒熱溫涼沒那麼講究，一下燒烤炸辣，一下冰飲冰品下肚，長期下來，後天脾胃就很容易出現問題。

脾胃在中醫的五行中屬土，與其他臟腑關係密切。而中醫有所謂的五行相生相剋原理，腸胃系統一旦出現疾病症狀，很容易就會影響其他肝心肺腎等臟腑，進而出現病變的現象。所以中醫古籍講到：「**脾胃一傷，四臟皆無生氣。**」可見整個脾胃消化系統對身體有多麼重要。

飲食不節制，小心變成小腹婆

案例：

陳小姐在百貨公司上班，三餐吃飯時間總是不固定，忙起來的時候，有時喝杯飲料就當作是一餐。雖然平日食量不多，但體重半年來卻上升了6、7公斤，最近一個月甚至還發現有胃酸過多的現象，咽喉部常有灼熱感，並且常覺得有痰卡卡的。嚴重的時候，半夜還會咳嗽胸痛。診斷後，我告訴她這是典型的「胃食道逆流」症狀，需要從脾胃系統開始著手進行調理。

「**胃主受納**」，食物進入到胃裡，透過胃的蠕動及消化酶作用，將胃裡的食物變成食糜，然後才由脾接手進行消化吸收工作，將食物的營養精微成分輸送到其他器官。這個消化過程，中醫稱為「**腐熟水穀**」。

胃部除了受納腐熟水穀之外，還有就是「胃主降濁」，也就是說胃還必須負責將腐熟後的食糜，往下傳導到小腸大腸，中醫稱之為「**胃主通降**」、「**以降為和**」。然而，一旦胃部功能失調，就會出現腸胃脹氣、胃痛；嚴重時胃氣上逆，就會有胃酸逆流、噁心、打嗝、咽中有痰、咳嗽這些症狀。這些症狀與**胃失和降**、**胃火過旺**有關。

現在的上班族因工作壓力大，平日上班常常飲食不正常，等到進食時，不是吃太飽就是趕時間吃太快，所以胃功能長期下來就受損了。一旦消化系統受損，體內水分及脂肪代謝失調，肥胖當然隨之而來，因此，這一類患者多餘的脂肪，多半都會集中在**腰腹部**。

• 胃功能正常的飲食建議

1、飲食8分飽

想要減重，就必須徹底改變飲食，養成只吃8分飽的習慣。每餐只吃8分飽，

中醫常見治療胃火藥材

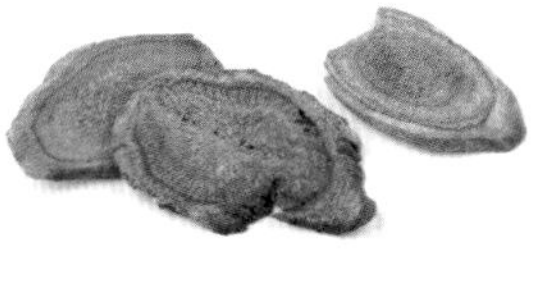

黃連、蒲公英、黃芩、大黃、白茅根、石膏、知母、蘆根

剛開始1－2週為適應期，請一定要堅持下去。8分飽的飲食有助於提升人體免疫力，也可避免吃太飽影響消化系統運行，造成多餘熱量轉變為脂肪，新陳代謝跟著下降。

進食時，本來吃一碗飯的份量，可改成6－7分滿，多加一點蔬菜或魚肉來搭配。尤其是胃火旺的患者，由於胃酸分泌過多，容易產生飢餓感，建議飲食採少量多餐，才不會一次進食過多食物，造成胃功能更損傷，飢餓感及胃嘈雜感更重，食慾更大，造成惡性循環。因此，胃火旺盛的體質一餐份量以6－7分飽最佳。

2、避免太甜、太油、刺激性食物

油炸燒烤類（炸雞、薯條、鹽酥雞、烤香腸）、甜食（蛋糕、麵包、可樂）、糯米類食物、勾芡類食物、麻辣鍋、肥肉、菸、酒等食物盡量避免攝取，以降低胃功能破壞機率。

3、飲食忌狼吞虎嚥

飲食宜慢食，充分咀嚼食物，延長進食時間，才不致吃下過量的食物。食物充分咀嚼後吃進肚子裡，能快速被腸胃吸收，血糖上升，通知腦部食慾中樞已經吃飽的訊息，所以，無形中食慾就會跟著下降，進食量不至於過多，有助於減肥。

4、進食後避免馬上久坐

進食後可以散步一下，增加腸胃蠕動功能。很多上班族吃飽後馬上坐下休息，或者趴下午睡，因此很高比例的上班族都有小腹凸出的現象，因為多餘的脂肪集中在腹部，讓人變成大肚男或小腹婆。

5、不可吃宵夜

睡前4－5小時應該要進食完畢。很多人為了減重，把晚餐視作減重的禁忌，所以選擇不進食。但偏偏接近睡前或是半夜常餓得睡不著，最後還是抵不過飢餓感起來吃消夜。此時身體因為補償作用，飢餓感會讓人吃下更多的東西，又得花更多時間來燃燒所吃進食物的多餘熱量，反而比正常吃晚餐更容易肥胖。

因此，想要健康瘦身，強烈建議大家一定要三餐正常進食。早、午餐飲食一定要均衡攝取，尤其是產生熱量來源的澱粉不能偏廢。晚餐則不要太晚進食，少食澱粉，以蔬菜魚肉為主，身體自然健康，體重也能輕鬆地維持一定標準。

但若胃食道逆流的患者晚餐吃飽後，睡前仍會有飢餓感，建議可以稍微喝一點脫脂牛奶或吃一顆白煮蛋（去蛋黃）或兩片瘦肉，可有效緩解胃火旺造成的飢餓感。等到胃功能稍微回復後，還是須改掉睡前進食的情況，讓腸胃真正處於休息的狀態。

胃食道逆流

症狀：胃酸逆流、胸口灼熱、食道異物感、吞嚥困難、打嗝、胸痛、夜眠咳嗽、氣喘等

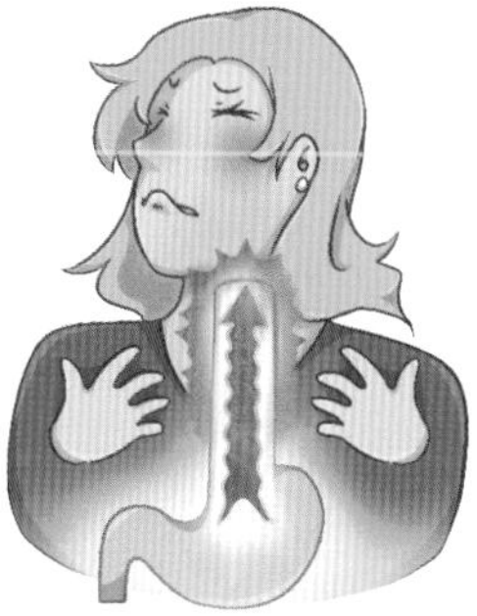

脾失健運痰濁生，肥胖血壓一起來

中醫治療疾病常用「**扶正祛邪**」四字來解釋。這裡的「正」雖與先天有關，但仍須靠後天脾胃的運化，才能將養分輸送到身體各個器官組織及臟腑，來維持身體的機能。古人講：「**內傷脾胃，百病由生**」、「**有胃氣則生，無胃氣則死**」，所以很多身體的疾病與脾胃系統息息相關；很多患者體質的肥胖，往往都是脾胃系統出了問題，因此，只要將脾胃調好了，體重自然輕鬆瘦下來。

現代人經常吃一些肥甘厚膩的食物，或是工作壓力大、思慮過度，這些都會傷及脾胃，造成脾的運化功能失常，體內水分代謝出現異常後轉化為**痰濁**。而痰濁的問題也會引發很多慢性病如**肥胖**、**高血壓**、**高血脂**、**糖尿病**等，這些都與脾胃息息相關。尤其高血脂症是導致心腦血管疾病的主因，非常危險又容易被忽略，因此有人將其稱之為「無聲的殺手」。這是因為發病時患者本身不易察覺，所以只要稍不注意就會惹「脂」上身。

現代人常見的通病就是肥胖，體內痰濁情況相對也比較嚴重，平時經常感覺頭暈脹痛、全身沉重無力、胸悶胸脹、早上起床噁心想吐、睡眠品質差、咽中有異物感。這些，源頭全都來自脾胃系統失衡所導致。

很多需做減重治療的患者，其肥胖原因很大一部分都與**消化系統**脫離不了關係。而肥胖族群中，大部分都伴有輕度以上的脂肪肝或血脂過高的現象。**痰濁**為身體的病理產物，脾胃系統受損傷後，人體會產生多餘的水分無法排出體外，所以剛開始停留在體內只是**水濕**，但停留久後就會變成**痰飲**，這些痰飲的病理產物，就會影響到身體各器官的運作，不能不審慎看待。

案例：

陳太太體重80幾公斤，平日好吃甜食，常以麵包、蛋糕搭配一杯甜飲品當作一餐。飲食沒有節制的情況下，體重從婚前的50餘公斤，短短兩年竟胖了20幾公斤！有次到醫院身體檢查後，才發現原來沒有的疾病也悄悄上身！不但有中度脂肪肝、高膽固醇，三酸甘油脂過高、血糖也超標，這些都與她的飲食習慣脫離不了關係。

針對這樣的情況，我告誡陳太太必須先從飲食開始調整。戒掉一些高膽固醇、高油脂、高鹽度的食物，才能將痰濁去除。待消化系統功能調整好了，身體機能自然就能恢復，新陳代謝率提升，惱人的體重自然跟著下降。

中醫去濕消腫藥物

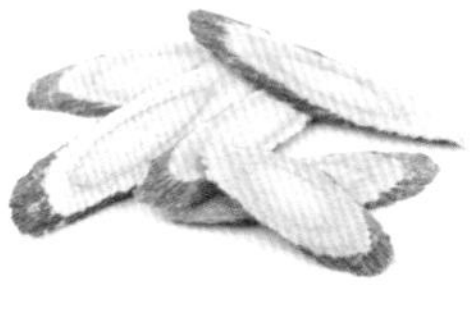

藥材｜茯苓、澤瀉、白朮、蒼朮、玉米鬚、車前子、生薑、防己、黃耆

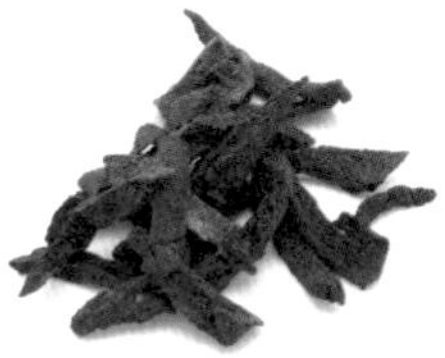

中醫去濁化痰藥物

藥材｜陳皮、半夏、蘇子、萊服子、茯苓、白芥子、川貝母、浙貝母、竹茹

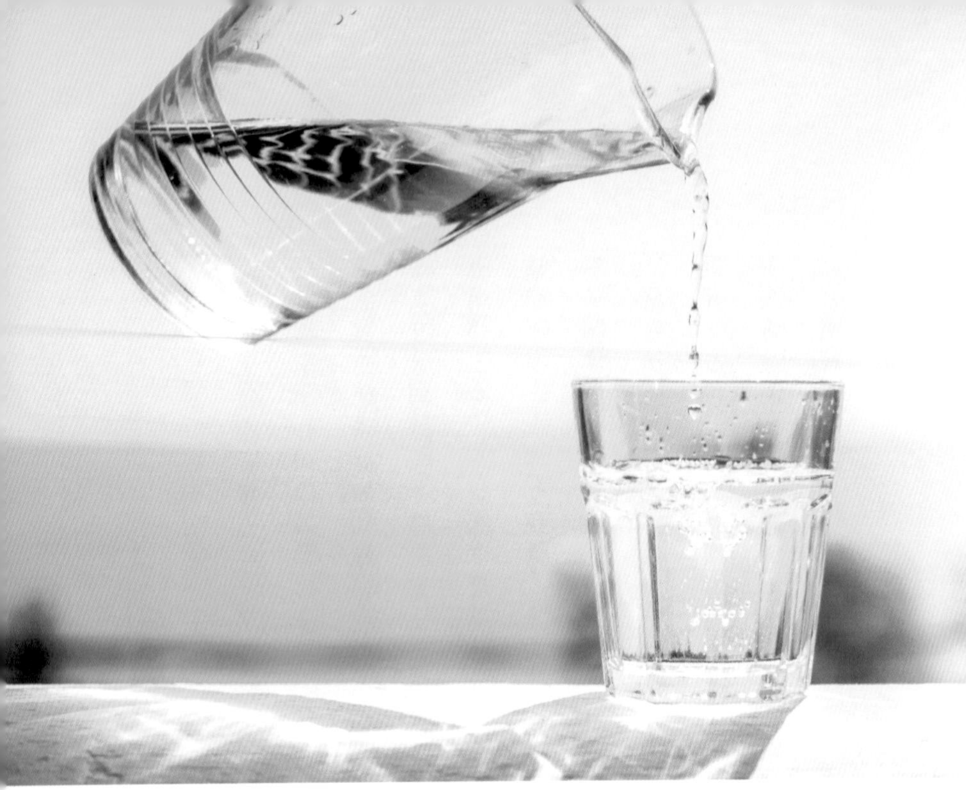

四季減重法——夏季減重、冬季養瘦

順應季節特性，減重變得事半功倍

「天人合一」為中醫養生的基本觀念，也就是人的生活應該順應自然環境。一年四季的變化為春溫、夏熱、秋燥、冬涼，生物與之相應的生長規律則是春生、夏長、秋收、冬藏。四季養生，就是順應**四季變化來調和身心，維持體內陰陽平和**。

講到減重瘦身，雖然應該是全年無休，沒有冬夏之分的一門功課，但是我們仍然可以順應季節的特性，讓減重瘦身變得事半功倍。

夏季是減重最好的時機

夏季是一年之中減重最好的時機。因為四季中，夏季是消耗能量最多的季節，遠高出其他三季。夏季天氣炎熱，出汗多、睡眠少、食慾減退、人體代謝加快，此時的能量消耗大，自然會瘦得快一些。

但偏偏因為害怕炎炎夏季的烈日高溫，不少人整日都會躲在空調房裡，加上大啖冷飲冰品，損傷自身的陽氣，造成寒自體內生的體寒現象。人體正常體溫是36.5度，研究指出，人體體溫每下降1度，免疫力就會下降37%，基礎代謝也會下降12%，體質和各臟腑功能會受影響，也會造成寒凝血瘀、氣血不活，容易導致各類疾病，肥胖隨之而來。

•夏天加強減重的方式

1、多喝水

多喝水能加快身體的新陳代謝，排除毒素，有效解決皮膚乾燥等問題。補充足夠的水分，能讓身體迅速補充流失的水分。通常每個人需要喝多少水量，會根據日常活動量、環境甚至天氣而有所改變，但正常人每天所需水分大約為1500－2000cc左右。合理的攝取方式是，喝水每次以100cc至150cc為宜，間隔時間為20至30分鐘。

2、多運動但是少劇烈運動

不要以為多運動就是最好的減肥方法。夏天，在中醫的角度來說是陽氣最盛的季節，而運動又是帶來陽氣的行為；夏天的高溫再加上運動，短時間雖然能讓你瘦下來，但身體吸收過多的陽氣會出現身體不適，例如中暑。夏日氣溫高，暑熱邪盛，人體心火較旺，中醫認為，按五行規律，夏天心火旺而肺金、腎水虛衰，要注意補養肺腎之陰，所以要防出汗太過，耗傷津氣。

因此夏季運動時間和運動選擇最為重要，絕對不能在上午10到下午4點之間進行劇烈運動。可多加強日常的小鍛鍊，例如選擇走樓梯少搭電梯，或者倒杯水舒緩久坐筋骨，傍晚可以打打羽毛球，跳繩跑步。

3、少吃生冷冰涼飲食

濕邪是夏天的一大邪氣，加上夏日脾胃功能低下，很多人常覺胃口不好，常想吃冷食、冰飲，但反而會讓脾失健運、痰濕內生，新陳代謝變差。同時，中醫認為「腐熟水穀」，食物需在適宜溫度下，才容易被消化，若過食生冷，胃裡溫度低，則食物消化不易，營養吸收差，整個臟腑功能失調，肥胖等疾病也接踵而至。

冬季是養瘦最好的時機

老實說，若以「預防勝於治療」的觀點來看，從冬季就開始瘦身其實是最好的。而冬季也的確是瘦身最好的季節，因為人在寒冷運動中所消耗的熱量，比在溫暖環境中要高很多。人體的基礎代謝占每日能量消耗的2／3，體溫維持在36.5度就是由基礎代謝控制的。在寒冬中，人體熱量產生加劇，基礎代謝提高，是去除脂肪的好季節。但很多人過了一個冬天，不但沒瘦反而卻還更胖是為什麼呢？那是因為冬天「容易餓」跟「睡得多」，所以**「少吃多動」就是冬季養瘦的不二法門！**

•冬天加強養瘦的方式

1、一日固定三餐

冬季氣溫下降，人的胃腸供血量增多，消化吸收功能增強，因此特別容易感到飢餓，一不小心吃進過多熱量就會發胖。但如果能在這幾個月裡控制住體重，就能大大降低發胖機率。

不過，飢寒交迫的感覺相信大家都受不了，所以冬天請固定三餐時間，餐和餐之間不吃任何有熱量的東西，避免吃進不必要的熱量。有人認為省去一餐能減少熱量的攝入，這個觀點是錯誤的，因為用餐時間間隔過長，大腦會積蓄能量，下一餐反而會吃得比正常食量多，脂肪也會因此大量累積。

2、多做有氧運動

所謂的有氧運動是指在運動過程中，通過呼吸所得到的氧氣，能夠連續不斷地供給運動的肌肉，在酶的作用下代謝糖和脂肪，以提供能量。

但冬天很多人懶得到戶外運動，因此可以改做室內運動，像是原地踏步、或者站著工作也可以。醫學研究發現，只要增加站立時間，身上燃燒脂肪的酵素就會開始活動。另外，多爬樓梯也是不錯的運動，因為爬樓梯10分鐘可以消耗200卡熱量。

3、多喝熱開水

熱開水有暖身效果，可以使身體產生一定熱量，有利發汗。而且開水不但沒有熱量，身體還必須消耗許多熱量來代謝水分，因此，在減重期間水分還可以加速新陳代謝，將體內的廢物排出體外。

冬天雖然流汗少，但仍須注意補充水分。冬天的喝水量建議為1500－2000CC。多喝開水可以充飢，喝飽了，就不會想要吃零食，所以在肚子餓、想吃東西時多喝水，克制食慾的效果最佳。《黃帝內經》有云：「春夏養陽，秋冬養陰。」冬天是陰長陽消之際，所以順應天時，冬天應該補陰，而水為陰中的至陰，故多喝水最養陰。

4、泡熱水澡

當身體暖和時，食慾自然會降低。另外，身體浸泡在熱水裡，讓不易出汗的冬季多出汗，多餘的脂肪也會隨汗水排出。建議一週泡2－3次熱水澡，每次15－20分鐘。一旦末梢循環變好，身體就不會一直想要儲存熱量。

5、多曬太陽

和夏季相反，冬天最好選擇溫度高、有陽光的時間進行運動。多曬太陽可以喚醒身體機能，減少脂肪開始囤積的機會。

一年四季中，「春生、夏長、秋收、冬藏」，指的是冬天要養「藏」；冬天要藏陽、要少耗損陽氣，要避寒就溫，不要過度勞累，因為冬天的陽氣最寶貴。另外，冬天日照短而弱，太陽很快就偏西；加上天氣寒冷，易耗損人體陽氣，所以冬天必須重視養陽，才能維持人體的陰陽平衡。

太陽是陽氣的主要來源，是大自然最無私的恩賜，因此，冬天曬太陽最好的時間是上午10－11點及下午1點左右。陽虛的人要多曬太陽，陽不虛的人也要適量曬太陽。

6、睡個好覺

睡眠時間太多或太少都不好，身體的內分泌會因為睡眠過多或過少而改變，例如成長激素和瘦體素分泌不足，讓人的新陳代謝變差。而優質睡眠可以幫忙控制失去理智的食慾，所以請盡量在晚上11點前就寢，並將睡眠時間控制在6－8小時之間，睡個好品質的覺吧！

睡覺也是養陽氣、生「正氣」的好方式。有些動物冬天進入冬眠，雖然人類還要工作生活，但多一點睡眠還是可以做到的。多睡覺，才能有助恢復精力、體力，從而養陽。

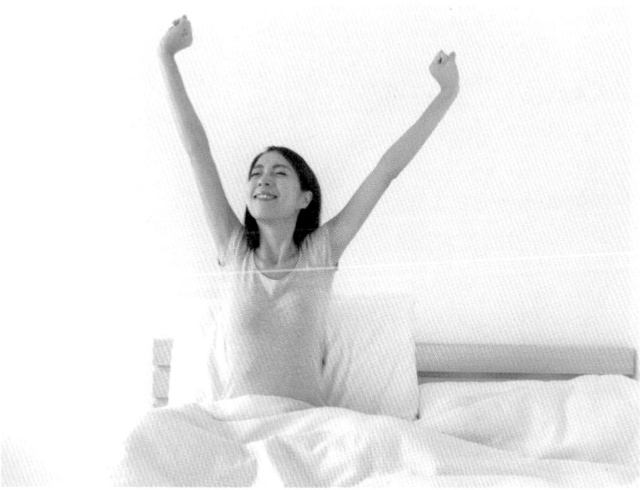

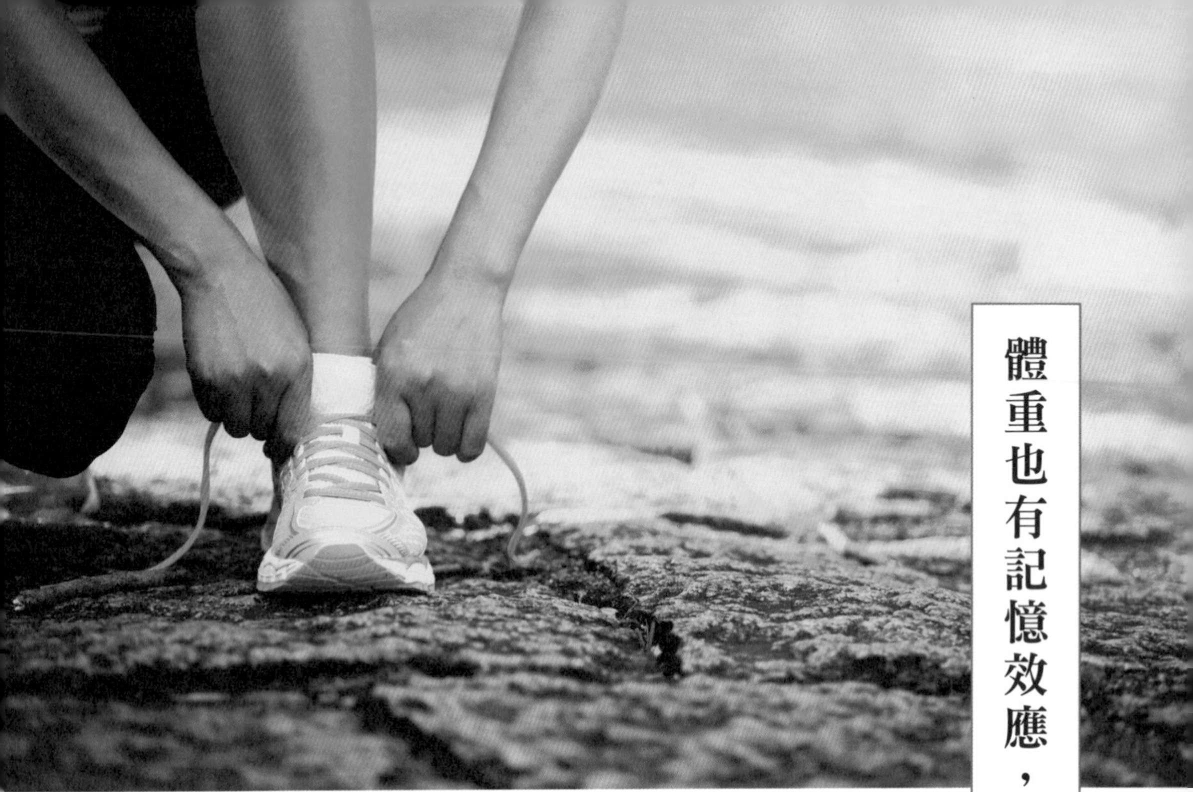

體重也有記憶效應，告別減重停滯期

頑固脂肪 bye bye，了解原因體重順利減輕

相信減肥的人都有過這樣的經驗，減重前幾週體重一路像溜滑梯一樣直線下降，身型曲線也順利地變苗條，每週看著越來越少的體重，總是有說不出的小小滿足感。但是到了某個階段後，體重數字開始停滯不前，再怎麼加重運動或控制飲食，體重就是**「頑固地」一動也不動；或者好不容易減掉0.5公斤，隔週立刻回復0.7公斤**，令人心情盪到谷底。

這種體重停滯的現象，就是所謂的「**減重停滯期**」，脂肪層在此階段相對頑固。但有時可能是錯誤認知，並非真正的停滯期，例如太晚進食或食物熱量調控不對，或是生理上必定會遇到的「經前水腫」，導致體重增加等短暫停滯現象，減重者必須耐心地去了解自己體重停滯的狀況及原因，檢視原因後才能加以突破，讓體重再順利往下掉到自己理想的目標。

假性停滯的主要原因

減重期間服西藥	如感冒服用西醫的止痛消炎藥或類固醇藥物，會增加肝腎負擔，造成水腫狀況，所以體重會明顯增加。
晚餐習慣晚吃	一般建議睡前 4 － 5 小時不要再進食，因為腸胃系統晚上需要有足夠時間休息。晚上腸胃蠕動會比白天差，所以晚吃的人體重上常有明顯的停滯或上升。因此，假如 11 點就寢睡覺的人，最好在晚上 6 － 7 點就要用餐完畢。
晚睡或熬夜	熬夜會造成內分泌系統失常，導致體重停滯不前、月經失調、水分代謝異常。
經前的水腫	經前一週因黃體素及雌激素作用，造成身體容易水腫，此為正常現象，待經期過後體重會自然回復。
工作壓力大	工作壓力過大會導致內分泌失調，造成月經異常、睡眠品質差，體重也容易停滯降不下來。

・造成體重停滯的原因

當遇到了停滯期，也可以從下列原因著手檢視。

1、低估每天攝取的熱量

很多人剛開始減重的前2－3週配合度非常高，對食物選擇小心翼翼，每一餐都按照醫師建議的飲食禁忌表控制，甚至連食物的分量及熱量都計算得相當精準。但是，隨著時間一久，體重逐漸下降後，對食物的警覺性就不如剛開始時控制得那麼好，偶爾不忌口或吃一些禁忌食物。如果體重沒上升，更會開始找藉口「多少吃一點」，一旦有了這樣的觀念，可能就是導致體重停滯的原因。

很多人習慣從超商、量販店或是書籍提供的參考標示卡路里去挑選食物，卻不知道上面標示的熱量與食物實際卡路里相差甚多，所以吃進肚子裡的食物往往攝取了過多熱量，體重當然會在減重期遇到停滯。

2、高估每天消耗的熱量

自行從網路上預估的運動消耗熱量，或者運動器材上的數值來計算當次運動所消耗掉的熱量，並不一定準確，有時甚至會高估，造成吃進體內的熱量多過身體當日消耗的總熱量，體重自然容易遇上停滯期。所以，減重最基本的概念就是每天消耗的總熱量，一定要大過於當日所攝取的總熱量。

3、運動所產生的假象停滯

很多人平日沒有運動習慣，減重後才開始運動。這類型的人，運動到一定程度後，體脂肪會開始往下掉，但肌肉量相對會慢慢上升，體內脂肪與肌肉組織開始產生變化。脂肪的平均相對重量，遠低於肌肉厚實後增加的平均相對重量，少一分脂肪與多一分肌肉，所相差的重量有數倍之多，因此，運動後所產生的停滯效應是很明顯的。但運動會讓身材看起來消瘦許多，體重卻不變，甚至是輕微上升，這是因為肌肉結實、水分變多的緣故。

肌肉與脂肪的比例，會隨著飲食、運動與年齡有所改變。因此，想要勻稱的身形不能只注意體重，更要注意脂肪與肌肉的比例，以及脂肪囤積的部位。當然，局部的減脂瘦身以埋線效果最好，所以要擁有好身型及標準體重，首先要注意體脂率（體脂肪百分比），以及脂肪是否適當地分布在身體局部。

減重不光是減體重，身型雕塑及體脂肪率的維持也是必須注意的環節。當然，肌肉能增加體內熱量的消耗，包括睡覺時肌肉都能夠幫助身體消耗多餘熱量（超過身體總消耗量25％），可見肌肉組織對燃燒脂肪的幫助有多大。反之，如果都不運動的人，肌肉組織不發達，體脂比例相對也會高出許多。

• 體重記憶效應

體重下降後所停滯的公斤數，也必是體重上升時所停滯的同一體重，排除掉所謂假性的停滯期，這個體重稱之為「**體重記憶效應**」。

脂肪與肌肉比重

脂肪體積是肌肉的 2 倍大，也就是說脂肪與肌肉在相同的重量下，脂肪組織會比肌肉組織體積大上2倍，因此脂肪比例偏高的人，身材看起來會比較臃腫。

其實我們的身體體重是有記憶的，體重上升或下降時，往往會停在某一個數值，一方面代表此一體重停滯時，脂肪層在此階段相對頑固，一方面也是身體的一個保護機制。減重過程體重應該如階梯曲線般，每下降幾公斤停滯一下，等到身體的代謝率平穩後，體重便會再往下降。所以體重應該是有如樓梯般一階一階下降，而不是像溜滑梯一樣直接一溜到底，那樣對身體反而是危險的。

找出體重停滯原因，確切實行改善計畫

體重在減重過程中出現停滯期其實是很正常的。但必須有正確的方法，耐心持之以恆，利用運動或調整飲食來突破停滯期，或是針對造成假性停滯的原因，加以改善。停滯期容易讓人有想放棄的念頭，一旦放棄一段時間後，體重又會回復原來的狀態，減重又得從頭再來，非常辛苦。所以，當遇到停滯期時，最好能適度修正減重計畫，朝增加基礎代謝率方向努力，就可以早日突破

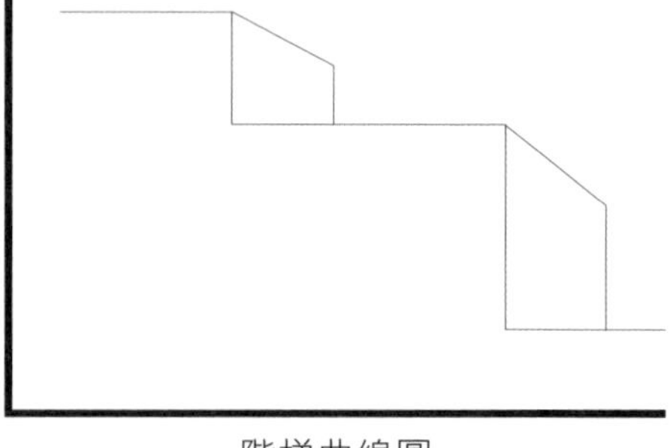

階梯曲線圖

卡關狀態，往順利減重邁進。以下是**飲食與運動上的建議**。

• 正確飲食

1、做好每日飲食日記

必須了解自己每天到底吃了什麼食物，三餐須詳細記錄，才能及時發現自己在飲食上的控制是否出了問題。

2、早餐一定要吃

一般不吃早餐的人，反而會在晚餐食慾大增，當然容易遇到停滯期。早上7－9點氣血流注於胃經，此時進食最容易幫助身體消化，再多的熱量體內都可以吸收，吃得多也不易肥胖。而胃經是多氣多血的經脈，對我們一天營養來源，體力、精力供輸非常重要。早餐要吃才能有充沛活力應付一天的工作，不吃早餐腸胃系統會受損，可能還會引發很多問題。

3、早午餐須攝取適量澱粉

早午餐一定要吃澱粉。澱粉為身體熱量來源，燃燒脂肪須有足夠的熱量才能讓體重順利下降。完全不吃澱粉的人，減肥期間反而容易產生飢餓感，減肥效果很難長期維持，也容易造成停滯現象。適量吃米飯並不會引起肥胖，還可幫助消化、促進代謝、降低膽固醇，較不易罹患心血管疾病及肥胖症。

4、注意容易忽略的潛在飲食

減重時，很多人容易忽略食物的屬性，例如甜度太高的水果及寒性水果。吃甜度太高的水果就等於吃多餘的糖，容易轉化為脂肪儲存在身體裡，造成體重停滯。水果雖然富含纖維素，幾乎不含脂肪和蛋白質，但也不可毫無節制地食用，否則會轉化為脂肪，造成體重不降反升。

另外，加工類食品也屬於高熱量族群，很多減重者表示晚餐吃得極少或者甚至不吃，但體重還是常遇到停滯期，這是因為一些滷味如貢丸、甜不辣、燕餃、蝦餃等食品熱量高所導致，因此，在食物的挑選上非常重要。一般體重是不會無時無刻都處於停滯狀態的。

•正確運動

1、有氧運動須規律

很多上班族非常忙碌，要每天花2小時運動對他們而言非常困難，對此，可選擇簡單又不麻煩的運動，才能持之以恆，達到瘦身的目的。

恐怖的加工貢丸！

一顆貢丸的脂肪含量占總熱量的70－75%，而一般營養建議中，均衡飲食應該是碳水化合物、蛋白質和脂肪分別占總熱量的50－60%、15－20%和25－30%。所以吃下5－6顆貢丸，相當於一碗飯的熱量，鹽分則是一般新鮮五花肉的4－5倍，非常可怕！

建議以全身性、能有效增加心肺功能的有氧運動為主，例如快走、瑜伽、跑步等，一週3次，一次持續運動30分鐘，增加身體燃燒脂肪的速度及身體含氧量。氧氣是燃燒脂肪的重要元素，所以減重一定要有氧效果才會好。

2、運動後進食是大忌

運動後1－2小時是身體吸收最佳的時刻，很多人在這時候吃東西，會把運動所消耗掉的熱量全部補回來。尤其是晚上運動的人，因晚上腸胃代謝本來就比較低下，吃完東西接著又要休息，造成吃進的食物變成了囤積的脂肪，所以很多處於停滯期的人，加強運動後體重卻不動如山，就是因為在錯誤時間進食的緣故。

3、肌力運動是重點

以一般正常成年人70公斤為例，休息時，腦及骨骼肌耗氧量非常接近，而人的腦部重量平均有1公斤多，但骨骼肌卻占身體體重的一半以上。運動時，腦部耗氧量幾乎沒有變化，反而是骨骼肌耗氧量卻可增加100－120倍，高達全身耗氧量8成以上。

所以，如果能提高體內肌肉量，對消耗人體熱量是很好的方式。最有效率的運動，其實是有氧運動加上肌力運動，因為肌力運動可以鍛鍊肌肉組織，達到燃燒脂肪的效果，而且不會讓你體重減下來後，感覺肌肉鬆軟。更重要的是，在停滯期如果能透過運動重新調整減重方式，也能讓體重輕鬆衝破停滯期。

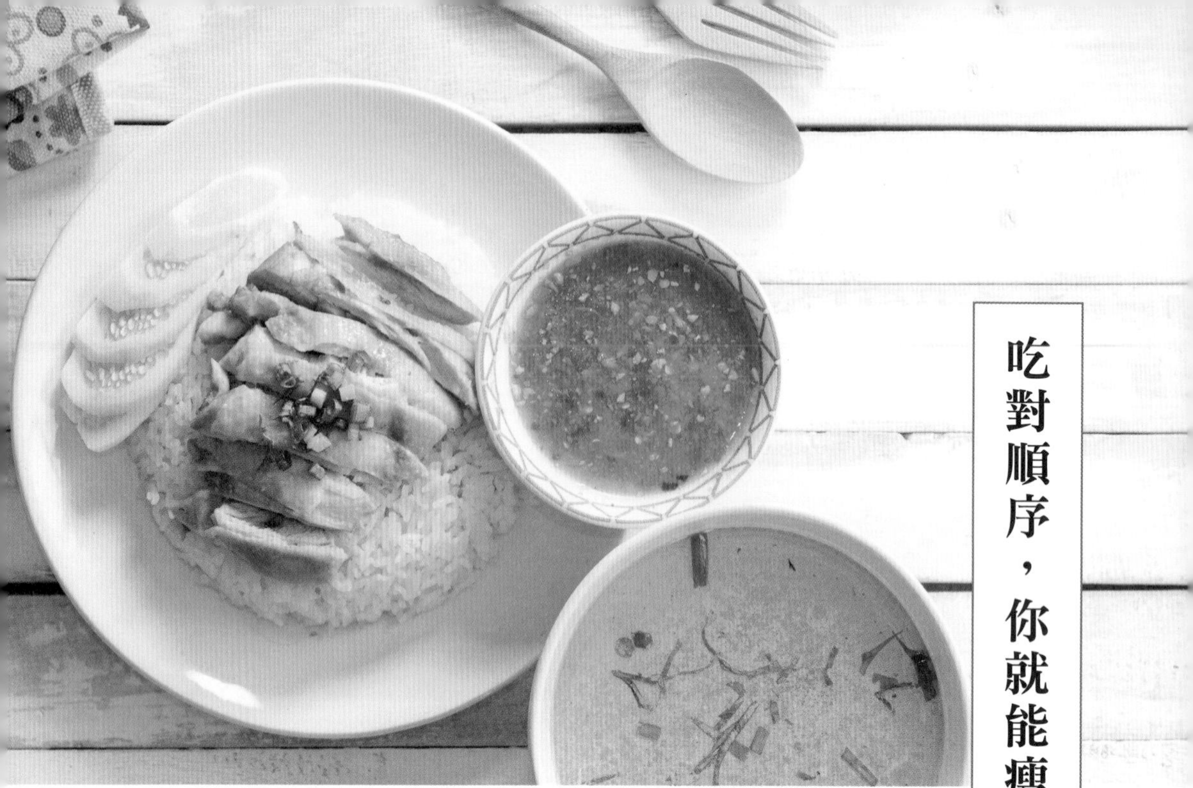

吃對順序，你就能瘦得健康

錯誤的進食方式，使人容易肥胖

飲食到底該按什麼順序吃才合理？可能大多數人的回答都是：「先吃飯菜，再喝湯，最後才吃甜點和水果。」但其實，這種飲食順序並不符合養生原則。

固然，所有的「胖」都與「吃」有關，但會造成肥胖的原因，很多時候其實是在吃的步驟上出了問題。因為，會造成身體肥胖的主要原因，並不是吃得太多，而是食物在身體內停留太久的緣故。

原則上，食物在胃腸裡逗留的時間越久，越容易造成肥胖的體型；食物進入體內，能夠很快的被消化代謝掉，就不會形成身體的負擔，也就不會引發脂肪的堆積，自然不會發胖。

坊間有許多不同的飲食法，無論哪種方式，也都有令人理解後恍然大悟的理論，但是，那並不代表是百分之百適合自己身體的飲食法。每個人的身體狀態都不同，而且身體每天都在變化，光靠單一理論，並不能涵蓋所有身體狀態的差異。不過，只要讓自己的身體條件跟飲食法理論的條件相同，要獲得健康也不是不可能。

•錯誤1 先吃飯菜再吃水果

先吃大量精緻的米飯，一方面容易攝入過多的熱量；另一方面，米飯吃下去後血糖很容易快速上升，並刺激體內胰島素的分泌；胰島素快速分泌則容易讓體內的脂肪堆積。

許多水果的共同特點是富含各種營養物質，主要成份是果糖，無需通過胃消化，直接進入小腸後就被吸收。而米飯、麵食、肉食等含澱粉及蛋白質成份的食物，則需要在胃裡停留一段時間，因此，如果進餐時先吃飯、菜，再吃水果，消化慢的澱粉、蛋白質會阻塞消化快的水果，所有的食物一起攪和在胃裡，水果在體內37度的高溫下，會產生發酵反應，甚至腐敗、產生毒素，出現脹氣、便祕等症狀，替消化道帶來不良影響。

另外，含鞣酸成份多的水果如柿子、石榴、檸檬、葡萄、柚子等，不宜與龍蝦、魷魚、藻類等富含蛋白質及礦物質的食物一起吃，應間隔2－3小時後再享用。如果一起吃的話，水果中的鞣酸不僅會降低其蛋白質的營養價值，還容易和鈣、鐵結合成為不易消化的物質，刺激胃腸，引起噁心、嘔吐、腹痛。

●錯誤2 飯後吃甜點

其最大的害處是會中斷、阻礙體內的消化過程。吃過油膩的東西後再吃甜點，人體脂肪組織會吸收多餘的葡萄糖，最直接的後果就是使人體肥胖。而且胃裡的食物被細菌分解成酒精及醋一類的物質，會產生胃氣並導致一些腸胃疾病。

甜點是健康及瘦身的敵人，但幾乎沒有人可以抵擋得了甜點、零食的誘惑，因為甜食能促使大腦分泌血清素，使人放鬆愉悅。然而甜點中的精緻砂糖能被快速分解，使血糖急速上升，活化身體脂肪的合成，以致肥胖。身體代謝砂糖會消耗許多維生素及礦物質，攝取過量還會讓營養失衡，造成疲倦、情緒不穩。加上一些糕點如餅乾、月餅、蛋黃酥、鳳梨酥等，除了熱量驚人之外（月餅熱量高達850大卡），為了增加酥脆口感，在烘焙時使用酥油，裡面的反式脂肪酸還會增加心血管疾病的罹患率。

●錯誤3 飯後喝湯

飯後喝湯會沖淡食物消化所需的胃酸，阻礙正常消化過程，所以這樣的順序是一種有損健康的吃法。再一方面，吃飽飯後再喝湯容易導致熱量過多、營養過剩，造成肥胖；而且最後喝下的湯，會把原來已被消化液混合得很好的食糜稀釋，也會沖淡食物消化所需的胃酸，影響食物的消化吸收。

有胃食道逆流的患者，更不能在吃飽飯後才喝湯，以免湯進入胃中，造成食物體積變大。特別是發酵的食物如饅頭、麵包吐司等，更容易吸水膨脹，把胃脹大，導致胃酸逆流問題更嚴重。

有些人喜愛以湯或開水泡飯，由於湯泡飯飽含水分，鬆軟易吞，導致人們往往懶於咀嚼。但是食物要經咀嚼，刺激消化液的分泌才會好消化，未經咀嚼、沒有糊化成粥狀的米飯直接進入胃中，舌頭上的味覺神經沒有得到充分刺激，胃和胰臟產生的消化液不多，甚至還被湯品沖淡，囫圇吞棗的後果，就容易讓胃的消化增加負擔，時間一久容易導致胃病發作。

想瘦得健康，應合理調整進食順序

如果每一餐我們都讓血糖上升的速度變緩慢，不但能減少高血糖的總量，也能降低胰島素的快速分泌，不讓脂肪太快地堆積。所以，「進食順序」是想要健康瘦身的人，應該要注意的飲食細節。

•順序1 先喝湯

我們每日的飲食離不開飯、菜、湯和水果，而有句話說「**飯前喝湯，勝似藥方**」。吃飯前先喝點湯，就會減輕「空胃時」突然受到的嚴重刺激，對胃有保護作用。如同運動前做些暖身動作一樣，能將整個消化系統動員起來，使消化腺分泌足夠的消化液來消化食物，也更有利於對食物營養的吸收利用。

吃飯前先喝幾口湯，等於給消化道加了「潤滑劑」，使食物能順利下咽，防止乾硬食物刺激消化道粘膜，進而有益於胃腸對食物的消化和吸收。若飯前不喝湯，吃飯時也不進湯水，則飯後會因胃液的大量分泌，使體液喪失過多而產生口渴。這時才喝水，反而會沖淡胃液，影響食物的吸收和消化。所以，養成飯前和吃飯時進點湯水的習慣，還可以減少食道炎、胃炎等的發生。

飯前喝湯可使胃內食物充分貼近胃壁，容易產生飽腹感，從而抑制攝食中樞，降低人的食慾。加上有研究顯示，在餐前喝一碗湯，可以讓人少吸收100－190千卡的熱量。因此想要瘦身，確實應該在飯前喝湯，這樣可以放慢吃飯的速度，不至於吃得過多。

不過，因為湯汁能在小腸中均勻分散，營養物質很容易被消化吸收，所以要防止喝湯長胖，應選擇喝清湯類，儘量少用高脂肪、高熱量的食物煮湯，或者，最好在燉湯的過程中將多餘的油脂去除。如果延長吃飯的時間，就能充分享受食物的味道，並提前產生吃飽的感覺，喝湯也是如此。

雖說飯前喝湯有益健康，但並不是喝得多就一定好。要因人而異，也要掌握喝湯時間。一般中、晚餐前以半碗湯為宜，而早餐前可喝多一些，因一夜睡眠後，人體水分損失較多。喝湯時間以飯前20分鐘左右為佳，吃飯時也可緩慢少量喝湯。

•順序2 吃蔬菜

想健康瘦身，一**定要把握一個原則：熱量低的食物要先吃**，例如蔬菜、水果等高纖維食物。只要事先補充食物酵素與膳食纖維，就可幫助腸胃易消化食物。

蔬果中含有許多維生素、礦物質及纖維素，除了有益身體健康，其中蔬菜更可以防止吃進來的營養素被快速吸收，對於延緩血糖上升非常有幫助。因此，要養成良好的飲食習慣，每一餐都要均衡攝取各色蔬果，特別注意的是，蔬菜的烹煮應儘量用水煮、清炒，不要添加太多油或是太多肉拌炒。

• 順序3 吃魚、肉、蛋等蛋白質食物

先喝湯、吃蔬菜，此時胃已經快要半飽了，可以吃些高蛋白質食物，補充每日的蛋白質所需。這些食物最好不要用高溫油炸、煎的方式烹調，因為這樣不僅熱量會增加，而且還容易產生致癌物。建議以蒸、燉、滷的方式烹調這些高蛋白質食物。

當高蛋白質食物進入胃部以後，人體就會開始分泌胃酸。在消化了蛋白質以後，再吃碳水化合物主食會比較好。吃完蛋白質食物後再攝取碳水化合物，就能防止血中的能量如洪水般襲來，進而發揮穩定人體吸收營養素的功能。依這個順序攝取蛋白質與碳水化合物，其實也可防止「糖化」現象，避免長期下來可能造成皺紋或黑斑等老化問題。所以，只要記住一個重點，就是「盡可能先吃蛋白質食物」。

糖化現象

所謂「糖化」，就是多餘的糖分附著於蛋白質上的現象。指的是我們體內的蛋白質，與飲食中所攝取的糖分結合，所產生的生理反應。而身體糖分代謝後多餘的葡萄糖，與蛋白質結合而產出促進老化的物質AGE（糖化終產物），就是疾病和細胞老化的元凶。

・順序4 吃米飯

最後吃米飯，可以延緩血糖上升。而且，此時應該稍有飽足感，飢餓感較少，就不會不小心攝取過多的高澱粉食物，如此不但能均衡飲食，也能減少熱量攝入。當然，如果能把白米飯換成五穀飯或糙米飯，對於體重的控制更有幫助。

想要健康瘦身，澱粉的攝取不能省略，因為會影響血糖的平衡，身體更容易產生飢餓感，但如果已經吃飽，就不要勉強吃光飯量。即使不吃米飯或麵包，我們還是能從蔬菜或水果中攝取到必需的碳水化合物。

・順序5 水果怎麼吃

究竟應該在空腹時吃水果，還是等到飯後才食用？其實最正確的答案是：看個人狀況而定。如果是有胃部疾病的人，或本身對寒性食物、偏酸食物較為敏感，空腹吃水果可能會造成胃部不適。部分水果的確會刺激胃酸分泌或造成胃部不適，像是橘子、柳丁、葡萄柚、白柚、番茄、柿子或芭樂等，因此有胃酸逆流問題或是胃黏膜比較薄、胃部有潰瘍疾病的人，就有必要避免空腹吃水果。

不過，若是飯後血糖高的糖尿病患者，特別是飯後血糖值高於 180mg/dl 的人，還有想要瘦身者，就不宜在飯後馬上吃水果。因為水果屬單醣類食物，而且很多水果的甜度很高，屬於血糖生成指數較高的食物，若是空腹吃水果，很容易使血糖上升，刺激胰島素的分泌，並不利於瘦身。

水果是極易被吸收，並不需要在胃內停留的食物，如果在餐後才吃，在胃中停留的時間過長，反而容易造成腹脹、腹瀉或便祕等症，導致消化功能紊亂。因此，水果比較適合在餐與餐之間，被當成點心吃。而選項則建議多選擇甜度低的水果，如番茄、芭樂、蘋果等，以便穩定血糖，也可取代高熱量的零食，避免吃入過多的食物。

醫生小叮嚀

總結前面所述，正常的進食順序應該為：先喝湯、再吃蔬菜、高蛋白質食物、米飯（碳水化合物），水果則因人而異，但較適合在餐與餐之間。

坦白說，不是每種方式都完美無缺、適合每個人，因為人類的身體並不是精密的機械，若以百分之百制式化的方式攝取食物，反而會讓身體的健康狀態失衡。

進食順序的規則，只需要在有辦法遵守的狀況下執行，要是沒辦法配合的話，就按照平時的方式進食即可，這樣的隨興方式反而對人體健康有益。只要記得稍稍調整進食順序，體重就會慢慢下降；在允許的狀態下，吃東西按照正確順序，你也能瘦得健康。

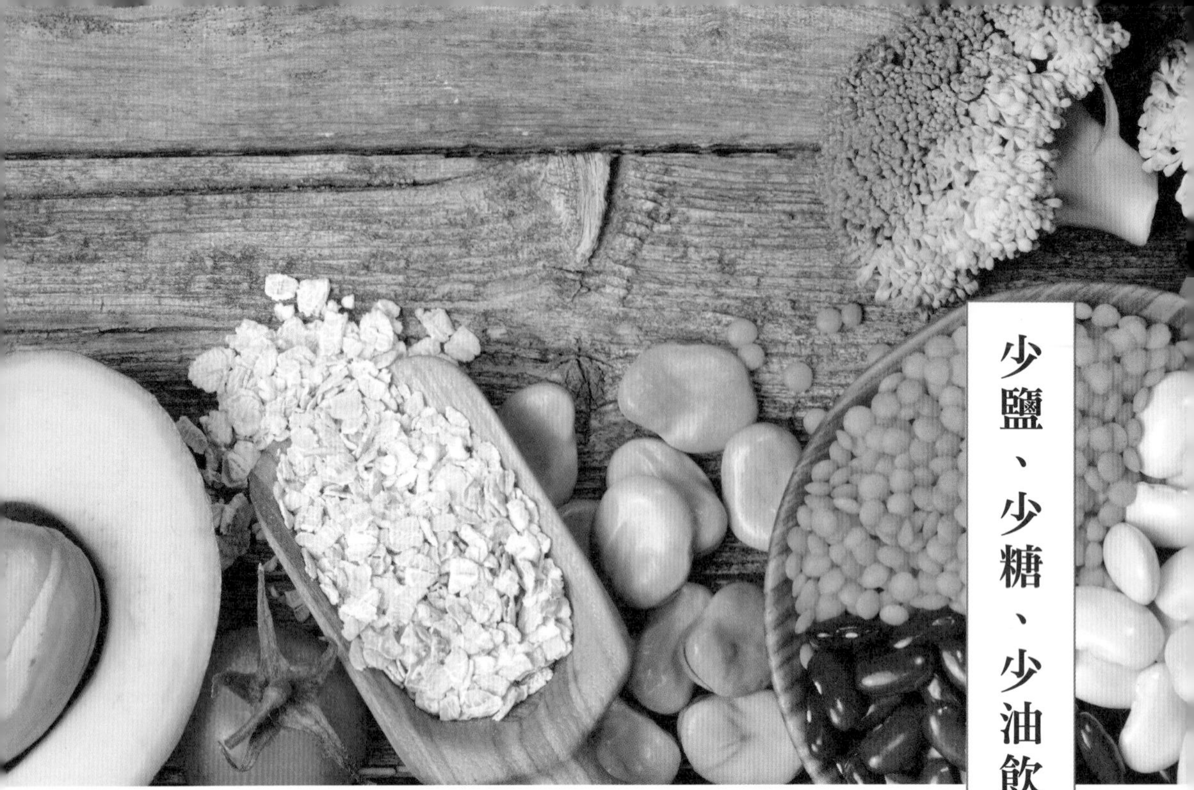

少鹽、少糖、少油飲食排毒法

正確飲食，遠離代謝症候群

高鹽、高糖、高油的飲食習慣，加上長期缺乏運動，讓台灣已經成為全球代謝症候群發生率第二高的國家，僅次於印度，高於美國等先進國家。所謂代謝症候群，就是集合了高血壓、高血糖、高血脂、肥胖等症狀，因此，**預防代謝症候群的飲食原則，應該要採取：少鹽、少糖、少油**。並且體重過重的人，一定要立即進行減重。

• 少鹽飲食原則

調味品中少了鹽，就會讓人覺得飲食無味，但若攝取過多，則容易誘發疾病，影響健康。飲食中若是吃了太多鹽，也就是攝取太多的鈉，首先會增加高血壓、動脈硬化、心臟病及中風的可能性；其次，鹽能破壞胃粘膜，引起胃炎、胃癌的發生；再者導致缺鈣、骨質疏鬆，甚至骨折。鹽分攝取過多，身體為了降低體內濃度，就會增加水分和食量，且鹽分會讓膽汁、胃酸等消化液分泌旺盛，促進食慾，所以也會讓人變得水腫或肥胖。

科學研究，人體真正所需每日食鹽攝取量3克就足夠，世界衛生組織則建議每天6克。但是這6克指的不僅是食鹽，還包括味精、醬油等含鹽調料，以及食品中的鹽量，兒童則應控制在4克以下。如果是慢性腎臟病患者，鹽分應控制在每天5克，水腫嚴重者應做到每天2－3克或無鹽飲食。

特別提醒，只要是加工過的食物（醃製品、調味料等）都會額外添加鈉，還要注意食物中的「隱形鹽」，包括白吐司、蔬果汁、運動飲料三種。兩片白吐司含鈉超過600mg，一瓶600ml的運動飲料可能含有250mg鈉，有些蔬果汁為了添加風味，在加工過程中也會加鹽，一瓶可能含160mg。除此之外，還有許多隱形鹽食物，不得不小心。

多吃含鉀的食物則可幫助代謝鈉。大部分的蔬菜水果都含有鉀，

代謝症候群五項重要指標

（1）腰圍：男性腰圍≧ 90 公分、女性腰圍≧ 80 公分

（2）血壓：收縮壓≧ 130mmHg/ 舒張壓≧ 85mmHg

（3）空腹血糖濃度≧ 110mg/dl

（4）三酸甘油脂值≧ 150mg/dl

（5）高密度脂蛋白膽固醇值：男性 <40mg/dl、女性 <50mg/dl

以上五項指標中，只要有其中三項，即可認定為患有代謝症候群。

但吃水果要小心糖分過高。海藻、菇類鉀含量比蔬菜豐富，能更有效率將鹽分排出體外。總之，多吃天然食品才能避免鈉攝取量過高。

《黃帝內經》曰：「**鹹入腎，鹹走血，血病無多食鹹。**」、「**鹹養腎，過鹹傷腎。**」指的是鹹味藥物或食物最容易作用於腎；鹹味適度可以養腎，過鹹則傷腎。中醫講「腎主骨生髓」，人身的骨骼都與腎的功能相關，因此過鹹的食物會損壞骨頭。中醫認為「**鹹能令人脈塞**」，血行不利，脈道瘀阻，會導致高血壓、冠心病、動脈硬化等病發生。腎為臟腑之本、十二經之根、生命之源，具有激發促進各臟腑功能的作用。所以如果腎的生理功能失常，會使得各臟腑功能低下，終致痰瘀蓄積體內而造成肥胖。因此，鹽的攝取應做好控制為宜。

• 少糖飲食原則

少糖的「糖」並不是「醣」的錯別字，雖然兩者本質相近，但其實不一樣。糖指的是「具有甜味的醣類」，像是蔗糖、麥芽糖、葡萄糖等。至於廣義的醣分，指的是大自然中各種的碳水化合物，包括澱粉、纖維素以及一些多醣類。它是一種人體必需要的養分，具有很多不同的功能，其中最主要的是可以被拿來當作能源。1公克醣類可產生4大卡的熱量，醣類中的葡萄糖是神經細胞能量的唯一來源，尤其腦細胞特別不可缺少，否則會影響其正常功能。

碳水化合物影響血糖變化很大，攝入過多、尤其是精製過的碳水化合物，熱量很高卻沒有雜質中所含的維生素、礦物質等營養素，將會轉化成油脂，造成血脂、血糖的雙重負擔。所以吃了甜食，血糖值大約會上升至 140mg/dl 以上，約莫等同吸了四根香菸，會傷害血管內側的細胞。其不僅是動脈硬化、腦中風、心臟病的原因，還會增加內臟脂肪、使血液中的膽固醇數值上升，也是減重的最大敵人。

中醫認為，甘屬土味，與脾相配。在人體的臟腑中，脾的作用主要是運化水穀精微。即人體在攝入五穀飲食之後，通過胃的腐熟，變化成為水穀精微，再由脾將水穀精微輸送到全身。《黃帝內經》：「甘味入脾」，也就是說脾主甘味，因此脾氣虛、脾經弱時，適當吃點甘味食物，可補益脾胃。中醫所說的甘味食物，不僅是指食物的口感有點甜，更主要的是它具有補益脾胃的作用。

但是，甜食吃過量會造成胃火上升、中焦痞滿、氣機壅滯、有礙消化，且甜食是比較滋膩的東西，會讓胃腸不好的人胃脹、胃酸逆流，造成胃腸慢性炎症。因此應該注意的是，食用甘味要適可而止，過猶不及。《內經》認為：「甘走肉，多食甘則痰溢，皮膚粟起。」意思是說，甘味有滋養肌肉的作用，但是過度進食甘味，不但起不到滋養的作用，反而會化生為痰飲，痰飲積聚於皮下，形成痰核，於是就有皮膚粟起的感覺。

痰飲是造成肥胖的主要原因之一，脾的運化功能失常，體內水分代謝出現異常後轉化為痰濁，而痰濁的問題也會引發很多慢性病如肥胖、高血壓、高血脂、糖尿病等，和前面幾篇強調的「**內傷脾胃，百病由生**」、「**脾胃一傷，四臟皆無生氣**」相互呼應。

適量的糖有益健康，但過量攝取，尤其是蔗糖、單糖，會導致血糖和三酸甘油脂升高，容易造成肥胖，引發糖尿病、高血壓、心臟病、高血脂、齲齒、骨質疏鬆及膽結石。目前飲食建議碳水化合物應為總熱量的45～65%，且須減少精緻糖類的攝取，避免吃含人工添加糖的食物和飲料，例如餅乾、果醬、糖果、蛋糕、甜點、碳酸飲料等。飲料盡量喝白開水與淡茶，少喝市售的含糖飲料。但這並不代表我們減重時不要吃碳水化合物，其實只要遠離精緻糖、精緻澱粉類食物，就會有一定的成效。

最後，不得不提醒大家水果中的高度糖分。水果中的含糖量其實並不亞於甜食（蛋糕、餅乾、小點心），而且還很好吸收，不小心攝取過量，就會轉化為脂肪。所以體脂肪偏高的人，請減少食用水果！

• 少油飲食原則

人一天所需的油脂應占總熱量的20－35％，尤其中年以後，肝臟和胰臟的功能變差，容易造成脂肪消化不良，脂肪攝取更要減量。

脂肪主要從奶、蛋、肉或是炒菜用油中獲取。想要有效控制血脂，最重要的就是「低飽和脂肪酸」與「高不飽和脂肪酸」的飲食。豬油凝固的樣子，就是飽和脂肪酸在血液中的模樣，攝取過多脂肪，將會造成血液濃稠與阻塞。其主要攝取來源如肥肉、豬油、奶油等，目前建議一天所攝取的飽和脂肪酸，應該控制在低於總熱量的7％左右。

不飽和脂肪酸包括了油酸、亞麻油酸及次亞麻油酸，皆屬於人體必需脂肪酸，可從大部分的植物油脂中獲得。其中含有不氧化油酸的橄欖油，具有強效

精緻食物

精緻就是去除雜質部分，製造提高純度的產品。白米就是糙米精製後的產物，白麵包是用精製過的小麥製成，黑砂糖精製後即為白砂糖。

氧化作用的維生素E，能減少血液中的膽固醇，有清血功效，又以尚未精製的初榨橄欖油尤佳。

反式脂肪酸會使植物油像奶油般凝結：人造奶油、起酥油都含有這種物質，它在血管內也容易凝固，進而增加動脈硬化的風險。市面上一些點心、巧克力等零食與速食通常都會使用，所以請務必注意。

大量攝取脂肪，容易導致肥胖，而肥胖是老化的極大元凶。並且脂肪中的飽和脂肪和反式脂肪更會提高血液中的壞膽固醇，增加心血管疾病風險，血液黏稠度增加、血流緩慢、血脂沉著、管壁增厚、管腔狹窄、彈性降低、易形成血栓，易患動脈硬化、腦梗塞等病。過多的脂肪沉積於肝，會形成脂肪肝、肝硬化；膽固醇沉積，會形成慢性膽囊炎、膽石症；脂肪沉積於皮下，會阻塞毛囊，發生炎變；脂肪積於頭皮，會使毛囊萎縮、髮根營養不良而致脫髮。

要減少脂肪攝取，應少吃豬、牛、羊等高脂肪肉類，利用相似的低脂食物替代高脂食物，例如低脂鮮奶取代高脂鮮奶。另外，看得到的脂肪也不要吃，將裹粉炸的食物去掉外層，也能減少脂肪量。糕餅點心多是高油、高糖、高熱量食物，要節制食用。

飲食順序應先吃蔬菜再吃肉，並減少肉的食用量。烹調方式最好採取對營養素破壞最少的方式蒸、煮、燙，取代油炸、煎、烤。多選擇含不飽和脂肪酸較多的油脂，例如橄欖油、酪梨和花生等食物為主的飲食。

中醫所指的肥甘厚膩之品，不但香味濃郁且熱量很高，包括動物油脂和油炸炙烤類食物。油脂性滑而潤，有通腑的作用，故有利於便祕患者。但因其味厚膩滯，有損脾胃消化功能，凡胃病、腹瀉、黃疸、感冒及久病脾虛者均不宜食用。《黃帝內經・素問》中說：「膏粱之變，足生大疔。」就是指常吃口味重、油脂多、油膩的食物會導致濕熱內蘊，易患疔瘡之類的疾病。「魚生火、肉生痰」，濕熱是指人體內的濕與熱同時存在的現象，內濕常是因為臟腑正常功能失調所致。消化不良、暴飲暴食、飲食太過油膩、口味過重，都會加重臟腑負擔，位於中焦脾胃肝膽最易受損，特別是脾最易受濕困，脾不能正常運化致使「水濕內停」，也會造成肥胖。

清淡飲食，健康享瘦無負擔

過多的「鹽、糖、油」會讓老化加速，也是肥胖及百病之源。唐代養生大醫家孫思邈曾說：「每學淡食，不欲脯肉盈盆、五味雜陳。」即日常飲食應以清淡為主，少吃肥甘厚膩、酸鹹過重的菜餚。

「淡有滋養氣血、通利血脈之功」、「淡味寧神，可清氣醒腦」、「淡味健脾通腑，利於消化」……所以，清淡飲食是健康減重的第一要件。當然，生活也不用每天都過得戰戰兢兢，蛋糕甜食、炸雞速食，偶爾吃一次也無妨，因為身體有自然的排毒功能，前提是不要破壞自體免疫系統功能，才能擁有健康享瘦的人生。

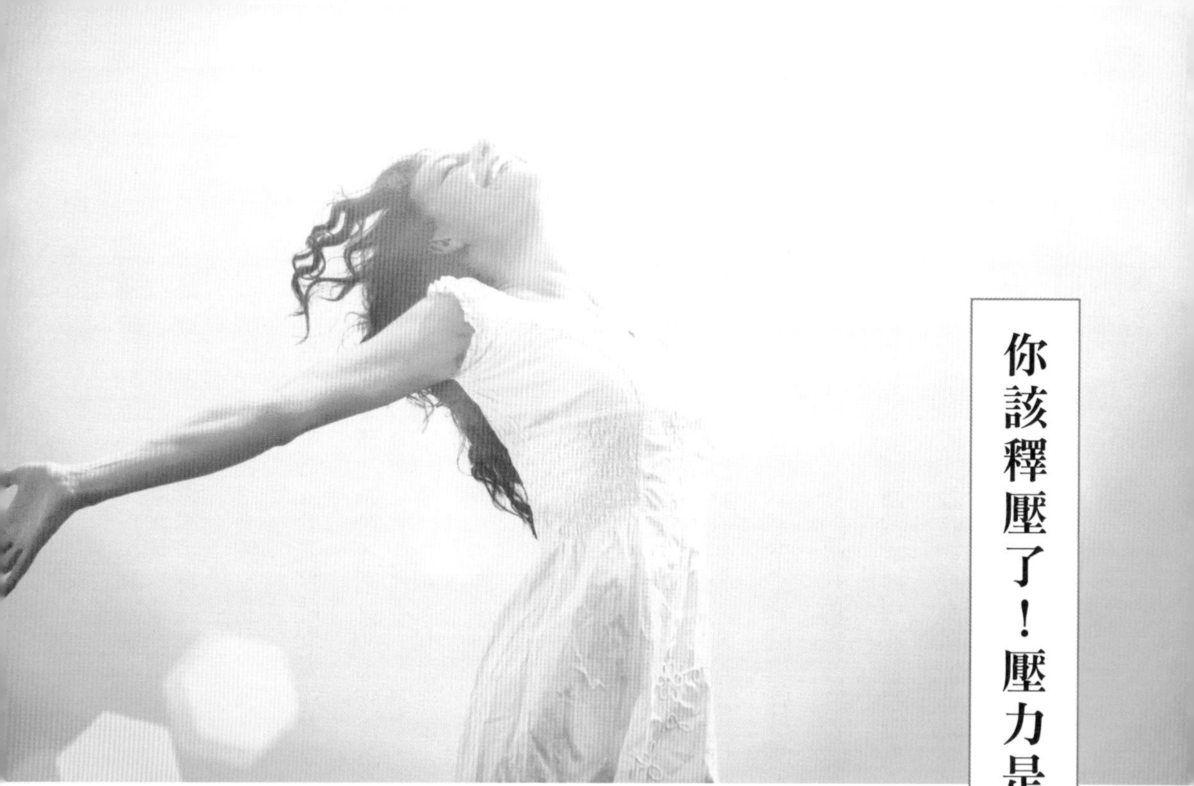

你該釋壓了！壓力是影響減重的兇手

自律神經失調，導致肥胖與各種疾病

案例：

在會計事務所上班的朱小姐，每天都需要整理一堆財務報表，工作壓力超大，導致睡眠品質差，情緒上也容易失控，經常想要罵人發脾氣。到醫院做了詳細檢查後，醫師告知其罹患了自律神經失調症候群，因此朱小姐前來診所求診，希望藉由中醫調理。

現今社會各行各業普遍競爭激烈，連學生都得面對升學壓力，以致於不少人在無法對抗壓力的情況下，出現自律神經失調的症狀。其實當人體面對極大壓力無法自行排解時，自律神經系統就會失調，同時影響了身體所有臟腑機能及內分泌系統，並且伴隨著許多症狀，如整天情緒緊張、明明很累晚上卻睡不著、煩躁易怒或胸悶心悸等，這些都是與壓力息息相關的自律神經失調症狀。

自律神經主要由交感神經和副交感神經兩大系統操控，但是平時自律神經透過非潛意識的反射動作來進行，不是我們的意識可以控制。**交感神經**會讓我們處在亢奮的狀態，好讓我們應付壓力；**副交感神經**則讓我們處在放鬆的狀態，可以讓細胞休息獲得養分。所以，當壓力來時，交感

自律神經失調症狀

・典型的症狀

胸悶、心悸、呼吸急促、情緒易怒、頭痛、頭暈、腸胃道不適、胃痛、噁心、四肢多汗、月經失調、肩頸肌肉緊繃、耳鳴、無法入睡、眠淺易醒、短期內體重迅速上升、暴飲暴食

・與自律神經失調密切相關疾病

高血壓、糖尿病、氣喘、胃潰瘍、異位性皮膚炎、甲狀腺機能亢進、腸躁症

自律神經人體分布圖

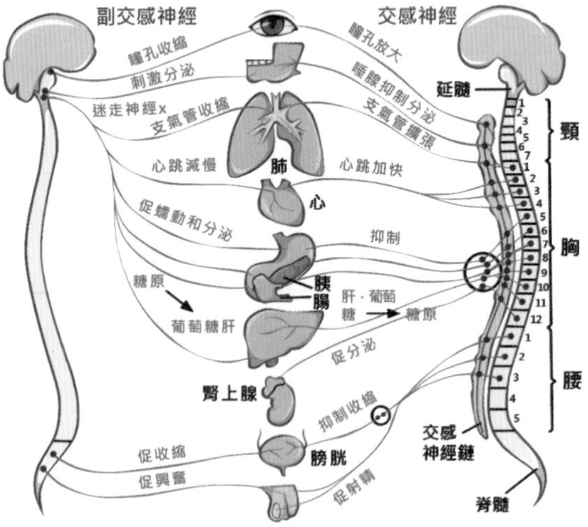

自主神經系統

這一系統包括交感和副交感神經系統兩類。
兩者的一個共同特點是都有神經節，交感神經系統的神經節大多前後相連而成一交感神經鏈，位於脊髓附近；副交感神經系統的神經節則分散於靶器官附近。

神經會興奮、心跳加快、血壓上升、氣血循環加快，新陳代謝率提升。可是，當壓力大到自己無法排解時，自律神經就會出現失調的狀況。例如很多人都有過的經驗，累過頭時明明想睡卻反而無法入睡；平時沒事，碰到考試時卻會因壓力緊張而不斷腹瀉腹痛，這些症狀其實都是因自律神經失調所產生的症狀。

中醫認為，很多疾病的產生除了先天體質及外在環境變化（**外感六淫：風、寒、暑、濕、燥、火**）外，內在心理上（**內傷七情：怒、喜、憂、思、悲、恐、驚**）其實也占了很大因素。當我們遇到短暫壓力時，交感神經系統興奮，因此腎上腺就會分泌**腎上腺素**及**正腎上腺素**，讓我們的血壓上升、心跳加快、全身肌肉緊繃、腸胃道蠕動變慢，產生打或跑的反應，以應付外來的壓力。但是，一旦長期處於這種壓力，身體進入慢性壓力的狀態下，這時候內分泌系統就會增加分泌**體內壓力荷爾蒙——可體松**（所謂的**類固醇**），來協助身體處理龐大的壓力。

這種壓力荷爾蒙會不斷告訴大腦儲存脂肪以備不時之需，而這些囤積的脂肪特別會存在於**內臟周圍**。所以長期處在慢性壓力下的人，常會有厚厚一層的**腰圍脂肪**。其實很多減重的人常常會有：「壓力大吃得少，體重為什麼不降反升？」的疑慮，其實就是因為自律神經失調的原因。

體內過多可體松帶來的副作用

內臟型肥胖、心血管疾病、高血壓、動脈硬化、心肌梗塞、大量掉髮、免疫力下降、睡眠品質差、易疲倦、記憶力下降、骨質疏鬆症

自律神經失調與肝的關係

其實自律神經失調的症狀及病因，與中醫理論上所講的肝關係最為密切。中醫所講到的肝是廣義的肝，包含了**整個內分泌系統及自律神經系統方面**。「**肝主疏泄條達**」，一身氣血運行，有賴肝的運行正常。肝通過**調節全身氣機**，能維持或調節氣在全身的運行順暢度。所以中醫講到肝病，不僅僅是肝臟的問題，很多情況下與自律神經系統中出現的症狀也相當類似。一旦遇到壓力無法排解，肝調節全身臟腑功能也會受影響。

中醫認為「**氣行則血行**」，血液正常運行需透過疏泄條達功能，調暢全身氣機，推動血液循行，達到排毒的作用。如果肝的疏泄功能失常，就會造成所謂的「**氣滯則血停**」，透過身體產生的毒素或代謝物，就會積存在身體無法排出。身體毒素一多，則會造成身體新陳代謝率相對低下，進而影響到體重直線上升。所以適時的宣洩壓力，不讓自己長期處於壓力鍋的狀態下，身體脂肪才不會越積越多，心情也受到影響。

雖然，自律神經失調在西醫角度上常被認為與精神情志有關，把它歸類在身心科方面來治療，所以西醫常會給予鎮定劑或放鬆情緒方面的藥物，來幫助患者緩解。但中醫治病講求**辨證論治**，認為自律神經失調多半是與內傷七情「**怒**、**喜**、**憂**、**思**、**悲**、**恐**、**驚**」有關，在長期壓力或是情緒變化過大的情況下，身體臟腑會受到情志變動所影響，如**怒傷肝**、**喜傷心**、**憂思傷脾**、**悲傷肺**、**驚恐傷腎**等。壓力尤其與肝更為息息相關，壓力一大情緒自然受影響，所以才有**怒傷肝**的說法。而且臟腑間會交互影響，一臟有病，則其他臟腑接著受影響，連帶會造成其他病症產生。

中醫裡的肝又具有**調節水液代謝**的作用，叫作「**氣行則水行**」。肝氣運行有賴腸胃系統保持正常運作，肝的氣機一旦鬱住了，會影響到腸胃系統在身體裡產生的多餘水分，無法透過正常管道排出，蓄積在體內。濕氣不化，日久會形成痰濕，造成「**氣滯水停**」，形成中醫肝鬱痰濕的體質，這也是體重一直上升的原因。這時，通常則會用「**理氣以行水**」的治法來化水氣、行痰濕。

蛋糕炸雞樣樣來，都是壓力惹的禍

案例：

張小姐一走進診間看診，情緒即顯得相當不耐煩，臉頰及頸部長滿又紅又腫的痘痘，兩眼血絲明顯偏多，臉部泛著油光。我看她氣喘呼呼的模樣，便請她坐下後將生氣的原因告訴我。原來是從掛號到看診已等了1個多小時，讓她非常不耐煩。安撫完她的情緒後幫她把脈，發現張小姐脈象弦帶數，問診後她告知我月經週期很不規律，經前兩乳房脹痛，生氣時脹得更嚴重。

原來張小姐擔任的是業務性質工作，業績壓力很大，晚上躺在床上後一、兩個鐘頭睡不著是家常便飯。這讓她更煩躁易怒，加上煩躁時就想吃東西，而且喜歡吃重口味的食物，因此體重才短短一年就上升了10餘公斤。西醫診斷為自律神經失調後，經朋友介紹來就診。這是典型的肝火上炎、胃火旺盛體質，經過半年治療後，張小姐的身體恢復了正常，體重也回復到以前的標準。

當我們長期面臨壓力的時候，會刺激身體分泌可體松，進而透過飢餓素來間接刺激大腦發出進食的訊號。所以很多人在感受到壓力時，會透過吃東西來對抗壓力，特別是**高熱量食物（高糖、高鹽及高脂肪）**，因為重口味食物會讓人感覺壓力頓時減輕，吃了後心情變得愉快。雖然理智上知道這些油炸類、燒烤類食物（炸雞腿、鹽酥雞、烤香腸）、高糖分食物（蛋糕、布丁、珍珠奶茶）在減重時應該要避開，但就是無法忍住不吃。無形中，身體累積了更多的熱量，當然大量的脂肪也就囤積在內臟裡了。

另一方面，肝的經脈走身體兩側，乳頭屬厥陰**肝經經絡**的循行，所以肝氣鬱結後乃至肝火上炎，就會造成兩脅脹痛或是乳頭脹痛。臨床上常見患者情緒緊張或壓力大時，人就煩躁易怒想罵人，這其實都是壓力大造成肝氣鬱結所致。

《黃帝內經》中提到：「**食氣入胃，全賴肝木之氣以調之**。」當身體一直長期處於壓力下造成肝疏泄功能異常，進而影響到腸胃功能，當壓力一來時，為了抒壓反而會吃進更多的食物來紓解。尤其是甜食及重口味食物，會造成胃火旺盛，食慾大增。中醫有道：「**胃熱則消穀**。」胃火越大，食量就越大，所以過多的熱量就會囤積在身體裡。因此，壓力是許多疾病產生的根源，如何有效釋放壓力，則變成了維持身體平衡很重要的課題。

簡單方法釋壓，可改善自律神經失調不肥胖

自律神經失調多由壓力引起，所以有幾點方式對釋放壓力有良好的幫助，提供大家參考。

•腹式呼吸，放鬆緊繃肌肉

全身放鬆，背部靠椅背上。慢慢地吸氣，直到吸飽氣腹部膨脹後，再緩緩吐氣，將氣全部吐光。如此反覆練習，自然會覺得身心舒緩，心率及情緒相對穩定許多，可有效釋放壓力，紓緩鎮定交感神經。

•有氧運動333，提升心肺活量

自律神經系統失調的人因精神情緒壓力大，心肺功能大都不足，心跳和呼吸頻率會變得相對不穩定，全身肌肉繃緊，還常夾有心氣虛的現象。有氧運動能讓心肺功能有效提升，自律神經系統穩定，也可有效釋放壓力。建議每週進行2－3次規律的有氧運動（跑步、有氧體操、韻律舞、游泳、打球）增加心肺活量，每次30分鐘以上。運動上一般建議333法則，每週3次、每次30分鐘、心跳達到每分鐘130下。

•穴道按摩，調節壓力

每次可於穴道上以大拇指指腹，或以按摩棒按揉約3—35分鐘。按壓時穴位會產生痠脹感，此為正常現象。

•簡單茶飲，舒緩緊繃神經

穴道按摩

取穴｜太衝穴、陰陵泉、肝俞、曲泉

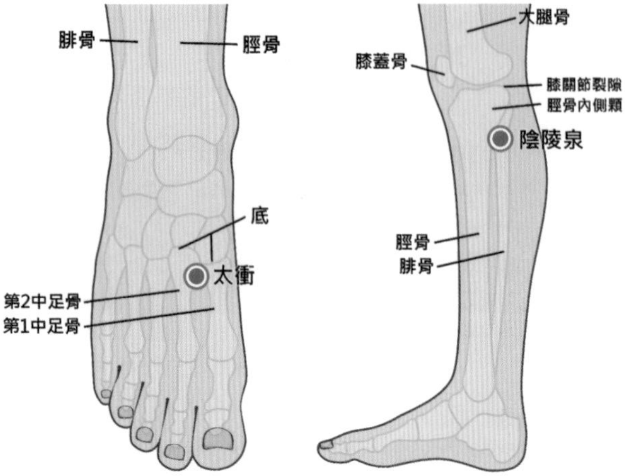

疏肝消脂茶

藥材｜柴胡5g、玫瑰花5g、山楂10g、洛神花5g、甘草3g、大黃1.5g、薄荷1.5g

作法｜以上藥材放入紗布袋封口。先以700cc水煮沸後放入藥材，轉小火後再煮10分鐘，待稍冷卻後即可服用。

功效｜可疏肝利膽，解除疲勞，安定情緒，緩解壓力，清除血脂肪。適合經常睡不好、熬夜、工作壓力大的族群。

● 充足的睡眠

熬夜晚睡是造成自律神經失調一個很重要的原因。現代人由於生活不規律，工作壓力大，加上飲食上的不節制，造成很多疾病產生，包含自律神經系統失調，這些其實都與睡眠習習相關。中醫認為肝主疏泄，能調暢全身氣機，一旦肝失疏泄就會造成氣血失調，進而影響其他臟腑，產生疲勞，所以養肝格外重要。熬夜的人體重也會明顯增加，因為充足的睡眠才能養肝，身體新陳代謝率才能有效提升，壓力獲得解緩，體重不致上升。

中醫針對壓力型肥胖的治療原則

壓力型肥胖者，壓力荷爾蒙（可體松）會不斷告訴大腦儲存脂肪以備不時之需，所以食量變大，嗜吃高熱量食物，造成體內過多的痰濁血瘀等病理產物過度堆積；這些囤積的脂肪特別會在內臟周圍、腰臀部及上半身。

因此，在治療上首先要去除體內多餘的痰濕水分。藥材上應選擇可去痰化濁消脂的藥物進行治療。由於這類壓力型患者平日喜歡吃重口味食物，所以藥物選擇上會以疏肝解鬱、清除胃火、安定情緒的藥物來加以治療。不過中醫會視患者體質變化，來辨別證型，才能開立適合的藥物來治療。

【幫助去痰化濁消脂的中藥材】

．陳皮、瓜蔞、萊服子、半夏、浙貝母、紫蘇子、白芥子、赤芍、紅花、三七、山楂、丹參

【幫助疏肝解鬱、清胃瀉火及寧心安神的中藥材】

．柴胡、薄荷、虎杖、決明子、玫瑰、黃連、蒲公英、黃芩、蓮子芯、麥冬、荷葉、大黃、百合、酸棗仁、茯神、夜交藤、合歡皮

•壓力型肥胖者的飲食建議

1、飲食宜少量多餐

胃火過旺的患者由於胃酸分泌過多，容易感到飢餓，建議飲食採少量多餐，才不會一次進食過多食物，造成胃功能更損傷，飢餓感及胃嘈雜感更重，食慾更大。一餐份量以6－7分飽為佳。

2、多攝取新鮮蔬果及水分以預防便祕

壓力型的體質容易有便祕的狀況產生，足夠的蔬果可有效緩解便祕狀況。但必須選擇甜度不太甜的水果，避免食入過量糖分影響體重。

3、多吃養肝降胃火的食物

百合、藕節、菊花、苦瓜、蘆筍、番茄、冬瓜、荸薺、柚子、白蘿蔔、綠豆、葡萄柚等，都是屬於養肝降胃火食物，建議可多食用。

4、不宜食用太刺激性及燥熱性食物

咖哩、胡椒、辣椒、烤油炸類食物，咖啡、酒、龍眼、荔枝、榴槤、燒酒雞、薑母鴨等刺激及高熱量、高油脂食物，都應盡量避免食用。

• 紓緩壓力的藥浴

藥浴

藥材｜玫瑰花 1 兩、薄荷 5 錢、葡萄柚皮 1 兩、薰衣草 5 錢、洋甘菊 5 錢、荷葉 5 錢

作法｜

（1）將葡萄柚皮、荷葉、薄荷葉、薰衣草、洋甘菊等放入棉布袋中綁緊。

（2）將浴缸先滿熱水後，投入裝滿藥材的棉布袋浸泡約 10 分鐘。

（3）藥材味道散發出來後，再放入適量冷水，最後放入玫瑰花瓣即可。

功效｜消除緊張、舒緩壓力、消除疲勞、改善失眠症狀、促進循環、加速排毒、消除水腫。

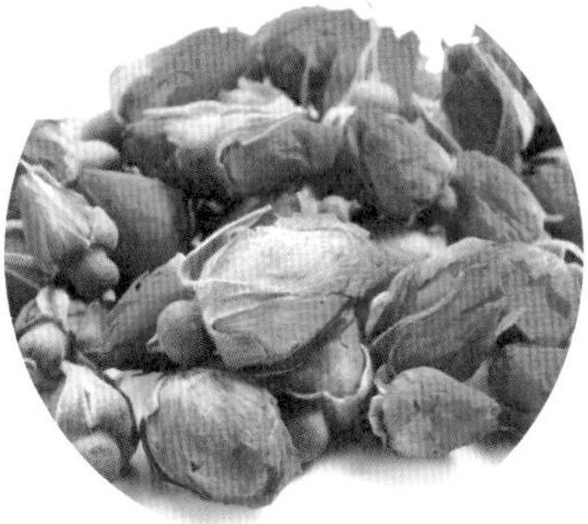

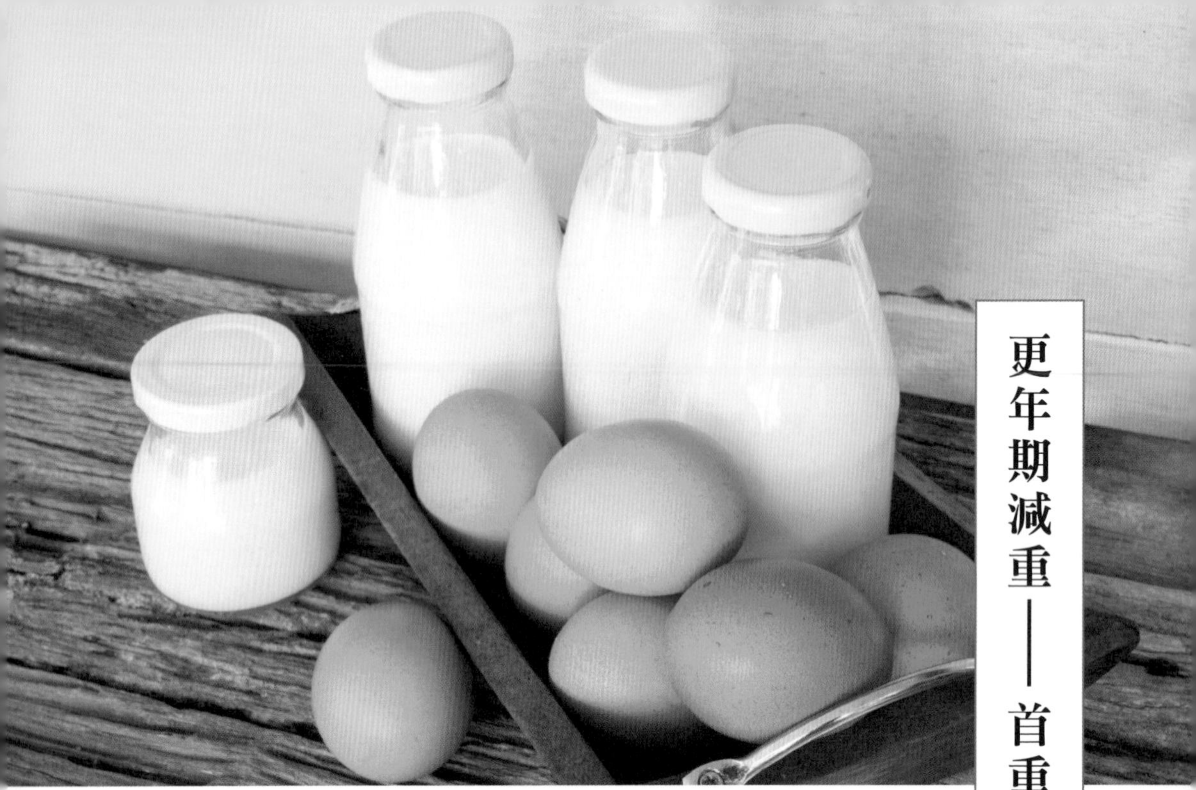

更年期減重——首重調補肝腎

荷爾蒙缺乏、新陳代謝低下，慢性疾病易誘發

案例：

劉小姐今年49歲，近來常出現潮熱盜汗、煩躁易怒、晚上睡覺眠淺、易醒不易入睡、眼睛乾澀等症狀，體重也在一、兩年內不知不覺上升了10餘公斤。患者就診時情緒特別煩躁，經期也相當不規律，經西醫診斷為荷爾蒙缺乏造成的更年期症狀。另外，血液檢查報告也呈現膽固醇過高、三酸甘油脂過高、肝指數偏高的現象。西醫開荷爾蒙類藥物給予治療，但由於劉小姐乳房有纖維囊腫病史，不敢服用西醫所

開的荷爾蒙類藥物，透過朋友介紹前來就診。

經過把脈及詳細看診後，判斷其屬於肝腎陰虛火旺的證型。這類患者臨床上非常多，荷爾蒙的缺乏造成身體機能快速衰退，新陳代謝率下降，不僅造成很多更年期症狀產生，體重也跟著直線上升了，需從肝腎方面著手調理。

更年期是指婦女卵巢功能逐漸衰退，到最後停止月經的一個過渡時期，年齡約介於45歲至55歲之間。臨床上常見症狀為月經週期不穩定、潮熱汗出、煩躁易怒、憂鬱、疲倦、失眠、頭痛等不舒服的症狀。導致更年期病症的原因，主要還是卵巢功能退化、雌性荷爾蒙下降。但中醫則認為其與腎氣漸衰、天癸將竭、陰陽平衡失調有關。

中醫《內經》有言：「**女子七七，任脈虛，太衝脈衰少，天癸竭，地道不通，故形壞而無子。**」其中天癸，是腎中精氣達到一定程度所產生的類荷爾蒙物質，具有促進人體生長發育與生殖機能健全的功能。當缺乏了以後，更年期就到來了。對女性朋友來說，任衝這兩條經脈和女性的月經、白帶、生產等婦科生理機能有關。任衝又與肝經相通而隸屬於肝，所以肝的氣機調好了，又可調理到任衝兩脈的生理機能。肝的疏泄調達功能正常，則「**任脈通，太衝脈盛**」，月經就會準時到來；如果不順，就會影響到女性月經、白帶、生殖、不孕等功能。

女性一到了更年期，由於荷爾蒙缺乏，新陳代謝率低下，體重當然不易控制。所以婦女更年期肥胖，就要從中醫的「**肝腎**」調理，加強身體基礎代謝率，才能有效對抗肥胖及更年期所誘發的一些慢性疾病。

其實人體在18－25歲時，是基礎代謝率最高的時候，過了25歲以後，基礎代謝率就會開始下降，**每十年約下降10％左右**。也就是說當我們50歲左右時，基礎代謝率已經降低25－30％。正因為新陳代謝率隨著年齡每年下降，很容易便會有「中年發福」的現象發生。若運動習慣與飲食作息沒有跟著調整，體重很容易就會上升。

當然，由於現代人飲食習慣及生活作息改變，許多更年期的肥胖多偏於「**肝腎陰虛有火**」的證型，也就是體質上不僅是肝腎虛，還夾帶有虛火的狀況，所以在這個階段會出現潮熱盜汗、煩躁不安、易怒、眠淺易醒、口乾舌燥、皮膚搔癢、眼睛乾澀等現象。

多方調理減緩更年期不適，代謝率提升自然不發胖

• 一、更年期飲食原則

【原則1】

更年期**多陰虛**，適宜吃些**滋陰降火**的飲食。日常可多吃富含纖維的蔬菜，如芹菜、胡蘿蔔、菠菜、莧菜、蓮藕、蘿蔔、海藻、黃瓜、青椒及新鮮水果，有助於腸道消化，增加胃腸蠕動，達到養陰潤燥的功用。

【原則2】

更年期的女性最容易發生肥胖，隨著年齡的增長，新陳代謝率降低，造成體內熱量過剩引起體重上升。而且肥胖又會增加體內動脈硬化的形成，增加心血管疾病的發病率。所以一定要適度控制飲食，特別是脂肪類及醣類的攝取，同時保持良好的運動習慣，以減少心腦血管疾病的發生。飲食原則**少鹽**、**少糖**、**少脂肪類食物**，**忌食辛辣香燥**、**耗傷陰液的飲食**，如燒、烤、炸等易上火的食物，刺激性食物如咖啡、濃茶、辣椒、胡椒、咖哩等。

【原則3】

更年期肥胖的婦女在飲食上應**減少澱粉類食物**，尤其晚上盡量避開澱粉，以蔬菜魚肉為主。**多補充蛋白質**，可多吃瘦肉、雞、魚、蛋、乳製品及豆製品等優質蛋白質。乳製品最好以低脂為主，減少脂肪含量攝取。豆類中含有大豆異黃酮，能發揮類雌激素的作用，緩解更年期不適，對內分泌系統有良好的調節作用。

【原則4】

多吃富含膠質及黏液的天然食材可達到滋陰的效果，如山藥、黑木耳、白木耳、秋葵、珊瑚草、海帶、海蜇皮、海參等富含膠質，又能滋補陰血的食材。

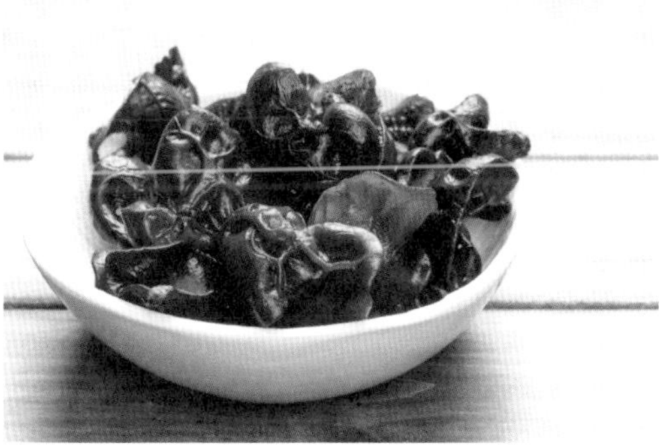

【原則 5】

平日針對一些更年期產生的症狀，可**自行調配茶飲**來飲用，幫助緩解更年期的不適症狀，並可有效幫助減脂瘦身、消除水腫，讓你輕鬆面對窈窕又快樂的更年期階段。

養肝安神茶

藥材｜紅棗 3 顆、甘草 2 錢、百合 2 錢、浮小麥 2 錢

煮法｜紅棗先用剪刀剪開小裂縫，以 800cc 水煮沸後，放入紅棗、甘草、百合、浮小麥後，轉小火再煮約 10 分鐘後關火。再浸泡約 5 分鐘，撈起藥材，稍冷卻後即可服用。

功效｜可治療更年期的煩躁易怒、心悸、胸悶、憂鬱、心情鬱悶。

養肝明目茶

藥材｜桑椹 2 錢、枸杞 2 錢、菊花 1 錢、紅棗 3 顆

煮法｜紅棗先用剪刀剪開小裂縫，以 800cc 水煮沸後放入紅棗、桑椹、枸杞後，轉小火再煮約 10 分鐘。加入菊花同煮約 2 分鐘後，關掉火，再浸泡約 5 分鐘，撈起藥材，待稍冷卻後即可服用。

功效｜可滋補肝腎、養血安神，治療更年期肝腎陰虛引起的目糊眼花現象。

丹參減脂茶

藥材｜丹參 5g、山楂 6g、荷葉 5g、甘草 5g、何首烏 5g、決明子 3g

煮法｜以上藥材放入紗布袋封口後，以 700cc 水煮沸後放入藥材，轉小火後再煮 10 分鐘，待稍冷卻後即可服用。

功效｜可治療更年期引起的肥胖，有活血化瘀，利水消腫，減重消脂的效果。可調節更年期肥胖，適合更年期後三酸甘油脂及膽固醇較高的族群。

・二、更年期與中藥使用

更年期體質因肝腎陰虛火旺體質，治療用藥上會以**清虛火**為主。常使用之中藥材有：生地、牡丹皮、知母、桑白皮、黃柏、地骨皮。

活血化瘀中藥材 益母草、丹參、山楂、赤芍、牡丹皮、紅花、當歸尾

補肝腎陰虛中藥材 何首烏、生地、旱蓮草、女貞子、玄參、山藥、玉竹、白芍、當歸、枸杞

・三、更年期自我保健穴道按摩

內關穴

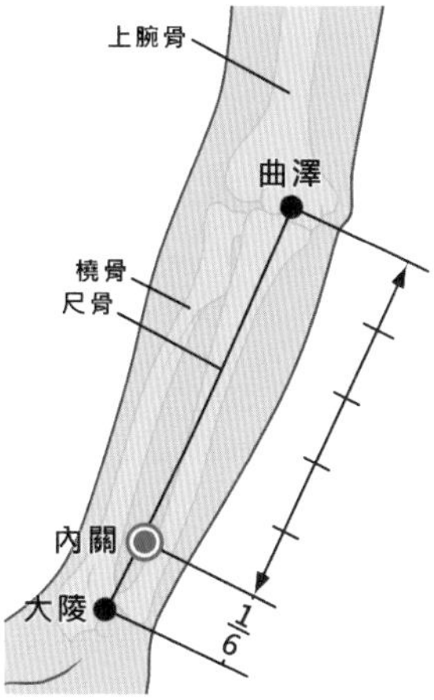

寧心安神，寬胸理氣。可舒緩情緒，減輕更年期造成的不適，治療更年期煩躁易怒、情緒不穩定、睡眠障礙、潮熱盜汗等。

取穴｜距離手腕橫紋中央靠手肘方向 3 橫指寬處。

方式｜兩手大拇指指腹按摩內關穴，左右手各 2 分鐘。

神門穴

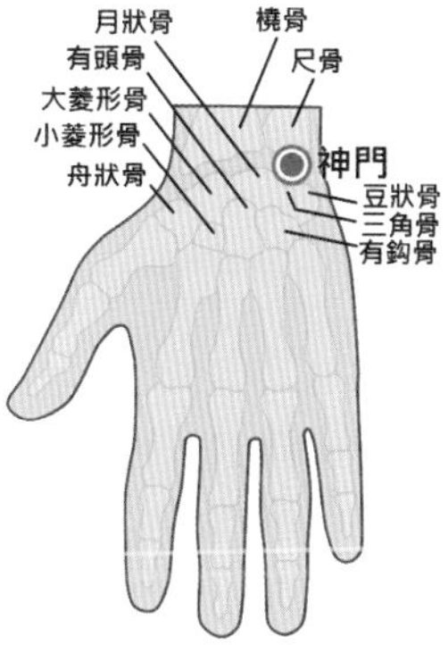

穴屬手少陰心經原穴，與心神相應，故名。有安神寧神，清心熱，治療更年期引起的頭痛、失眠、心悸、煩躁不安效用。

取穴｜小指尺骨與三角骨中間位置。

方式｜以兩手大拇指指腹按摩神門穴，左右手各 2 分鐘。

四、更年期運動

更年期後的女性因基礎代謝率低下，造成體重上升，因此，要有效提升基礎代謝率，就必須配合運動來加強身體新陳代謝率。但是更年期女性由於肝腎虛造成筋骨退化，關節軟骨磨損，所以運動的選擇上不可太激烈，應選擇較溫和的運動如瑜伽、快走、太極拳、游泳、騎腳踏車等，比較不會傷害到筋骨，

三陰交穴

可調節更年期荷爾蒙，增加下肢氣血循環，緩解更年期潮熱、盜汗等症狀。

取穴｜位於小腿內側、足內踝骨上 3 吋（約自己手指 4 指橫幅）。

方式｜以大拇指指腹按壓此穴，至小腿有痠疼感，雙腳各按 2 分鐘。

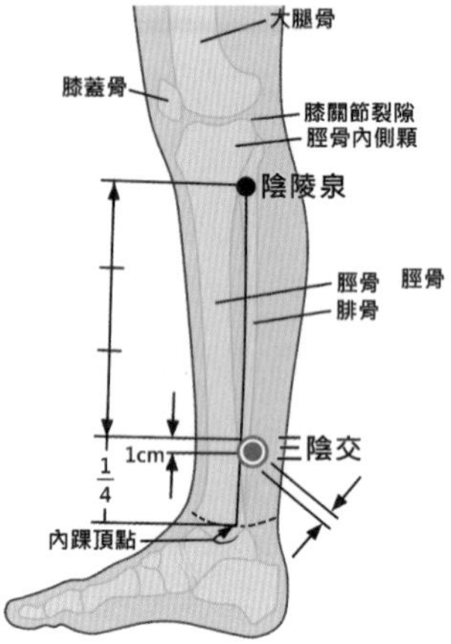

豐隆穴

小腿肌肉豐滿隆起處。為中醫的治痰要穴，可治療因更年期造成之痰濕肥胖、高血壓、高血脂症。

取穴｜在足外踝上 8 吋，約外膝眼與足外踝的連線中點處。

方式｜以大拇指指腹按壓此穴，雙腳各按 2 分鐘。

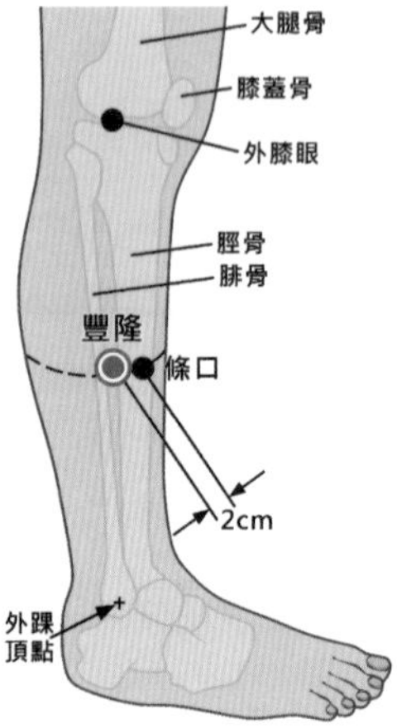

既可有效減肥，又可達到增加新陳代謝，燃燒脂肪的效果。

•五、更年期起居調養

更年期婦女生活作息應規律，一定要避免熬夜。晚上11點到凌晨3點身體經絡處於排毒最佳的狀態，此時應有充足的休息及睡眠。熬夜是所有疾病的根源，所以足夠的休息才能減緩更年期的不適。

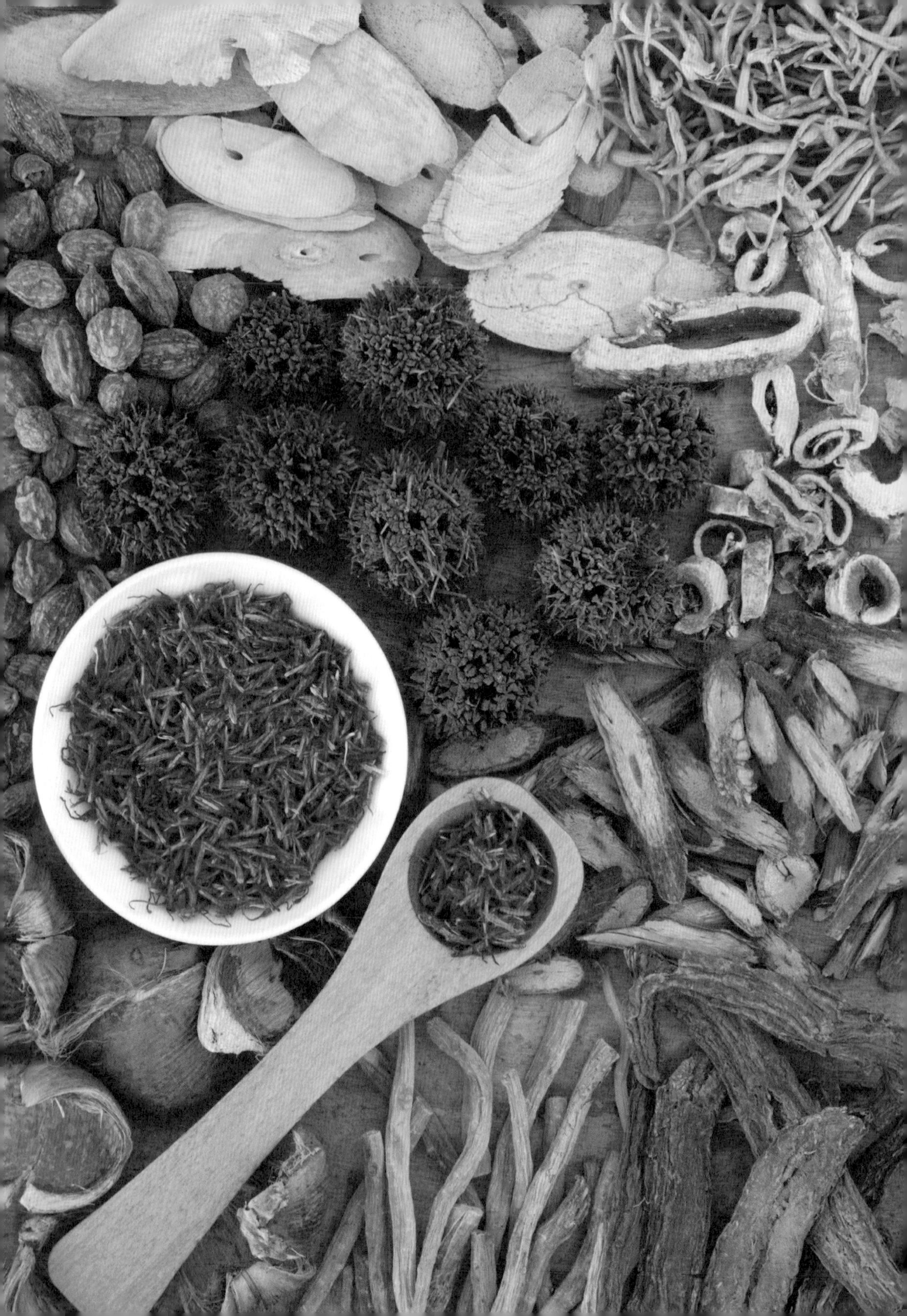

3

中醫密碼
找出你的肥胖基因

在減重瘦身之前，你應該要對自己的體重、身型有一定程度的了解：是否過胖？身材屬於水梨型還是直筒型？才能夠對照自己的症狀，用對的方式，有效率著手改善。

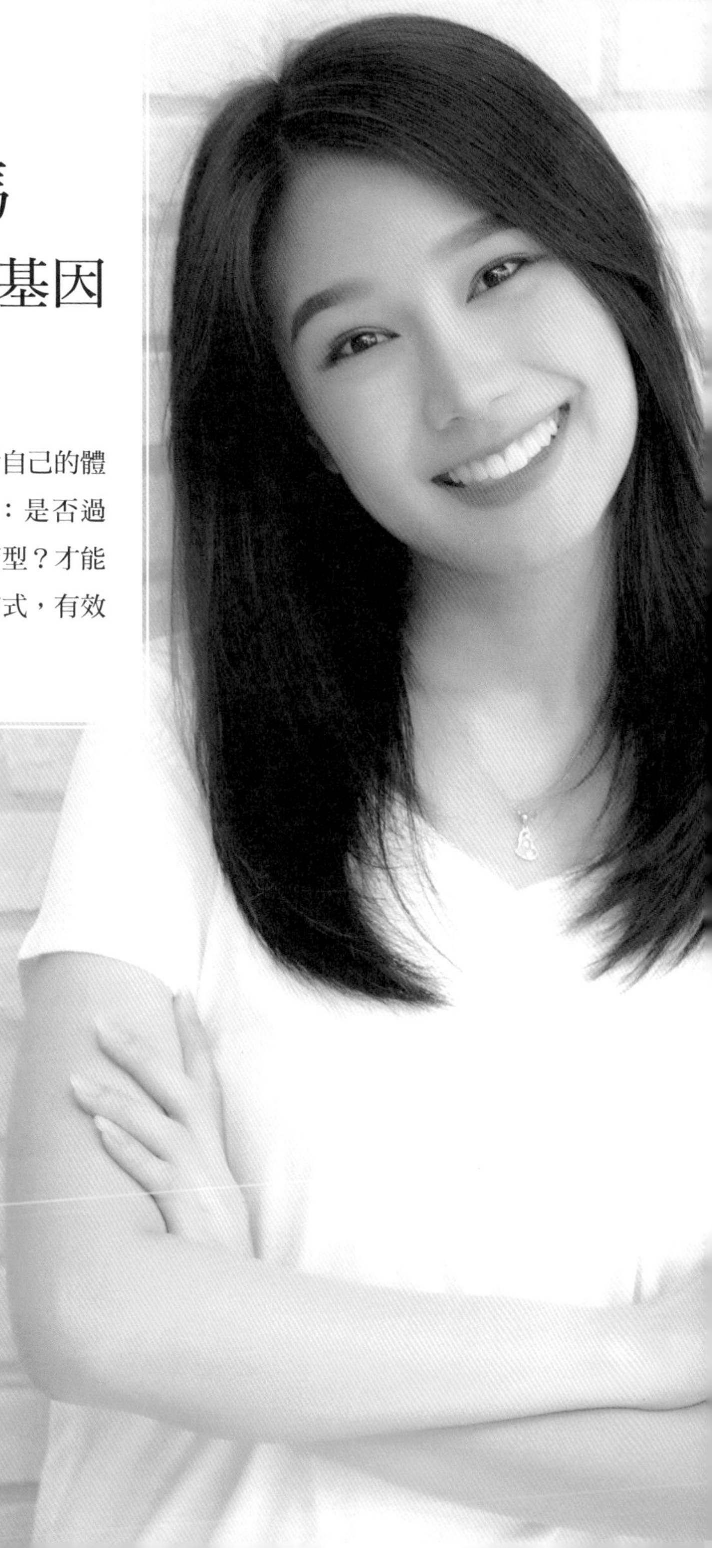

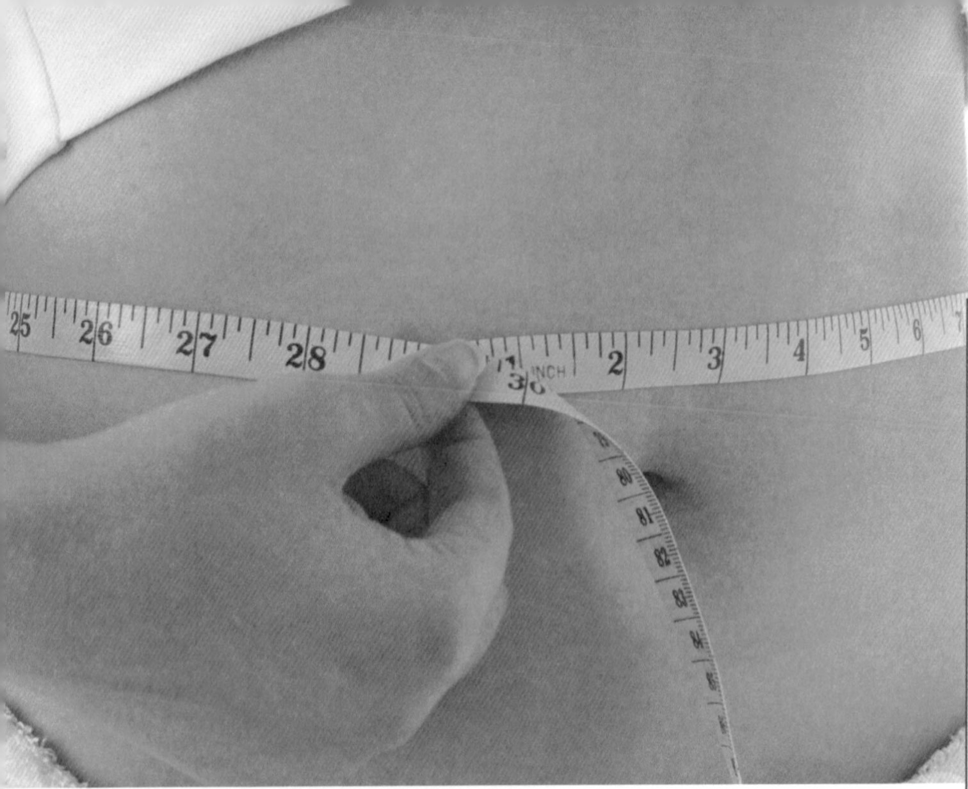

檢測你的肥胖程度，標準體重小常識

一、何謂體脂肪比

體脂肪比例簡單來說，就是脂肪重量占身體總體重的百分比。一般來說，男性體脂肪平均占體重15－20%，女性則占20－25%，若男性超出25%，女性超出30%以上，就視為肥胖。

當然，脂肪對人體是具有保護作用的，因為脂肪可以保護人體脆弱的臟器，可以使內臟固定，具有緩衝身體臟器因震動而受傷的功用，因此，脂肪還是有其必要存在性。

而且體脂肪亦不能過低，體重過輕也不符合健康標準。很多女性追求過低的體脂肪，飲食上極度挑食，採取這樣的方式即使體脂肪減掉了，卻換來經期不規則、掉髮，甚至提早停經，整天頭暈眼花，注意力不集中等問題，反而失去了健康。所以，適度而勻稱的體脂肪率是必需的。

二、何謂體水分比

體水分比就是身體水分占體重的百分比，此數據與體脂肪比是相對應的，但沒有絕對的標準值。體水分和肌肉量有著極其密切的關係，因為肌肉中含大量水分（約70％），這項指標能夠反應出減重的方式是否正確，但需比較前後數字的差異性來決定。如果體水分下降過多，不但有損健康，更會令體脂肪率上升。

三、何謂ＢＭＩ值

由於每個人的體型骨架不同，因此以身高和體重的比例計算肥胖程度，是較為常用的一種方法，簡稱**身體質量指數（Body Mass Index，縮寫為 BMI）**。

由於成年人不再成長，體重的增加表示脂肪的增加，因此ＢＭＩ過高即代表肥胖。根據研究報告指出，過高的BMI會使某些特定疾病的風險大幅提高，例如高血壓、高血脂、糖尿病、痛風、心臟血管疾病、關節炎、皮膚病、女性不孕症等。而根據最新的全國營養調查指出，國人代謝症候群的危險性在BMI24以上時也會明顯的增加。所以，維持在適度的BMI值，對健康絕對是成正比的。

四、世界衛生組織標準體重計算法

男性：（身高cm－80）×70％＝標準體重

女性：（身高cm－70）×60％＝標準體重

BMI= 體重 (kg)/ 身高 (m2)

成人的體重分級與標準	
分級	身體質量指數
體重過輕	BMI ＜ 18.5
正常範圍	18.5 ≦ BMI ＜ 24
過重	24 ≦ BMI ＜ 27
輕度肥胖	27 ≦ BMI ＜ 30
中度肥胖	30 ≦ BMI ＜ 35
重度肥胖	BMI ≧ 35

資料來源 / 衛福部國民健康署

世界衛生組織標準體重計算法	
分級	身體質量指數
正常體重	標準體重正負 10%
體重過重或過輕	標準體重正負 10%～ 20%
肥胖或體重不足	標準體重正負 10%～ 20%

五、何謂基礎代謝率 BMR

基礎代謝率是指一個人在靜態的情況下，維持生命所需的最低熱量消耗數。簡單來說，如果你的基本代謝率是1500卡路里，即使你一整天都在睡覺，沒有從事任何其他活動，這天身體也會消耗1500卡路里熱量。

BMR可以代表人體身體細胞的代謝能力，以仟卡kcal為單位。人體18－25歲時，是基礎代謝率最高的時候，但是過了25歲以後，基礎代謝率就會開始慢慢下降，大約每十年約下降5－10%。這也是為什麼很多人年紀越大，越容易發胖的原因。所以，趁年輕就保持運動習慣才能提升基礎代謝率，有助於熱量燃燒效率，讓我們不會隨著年紀身材迅速走樣。再搭配飲食調整，即使保持窈窕身材也可以輕鬆簡單做到。

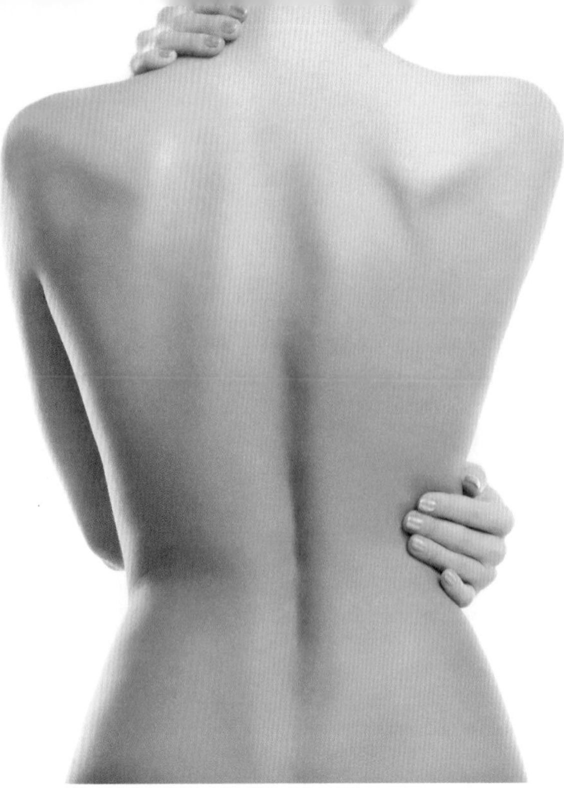

肥胖症型與中醫肥胖症型關聯——蘋果型、水梨型、青椒型、直筒型身材

肥胖一定有其原因，想要成功減重，就必須知道造成肥胖真正的元凶。透過這些症狀與了解，你就能找出自己屬於哪一種肥胖體質類型，依照適合自己的方式來改善，讓瘦身更事半功倍。

胃熱痰瘀型（蘋果型）

【原因】

胃熱痰瘀型體質平日喜歡重口味如燒烤炸辣等刺激性食物，造成胃火旺盛，所以特別容易感到飢餓，幾乎吃完東西1－2小時就有飢餓感。這類型人即中醫所謂的「消穀善饑」，因為喜歡高熱量重口味食物，所以體內痰濕特別重，身體無法在一定時間內代謝掉痰濕血瘀的病理產物，形成了中醫所謂的胃熱痰瘀體質。

【體態身型】脂肪多堆積在腰腹部，即中廣型或全身性肥胖。手臂粗壯，肥肉結實，**偏蘋果型身材**。

【症狀】易飢餓、口氣臭穢、口瘡、胃酸過多、腸胃脹氣、大便乾硬、身體怕熱、口乾舌燥、牙齦腫痛、舌赤苔黃，脈弦滑。

【易患疾病】胃食道逆流、胃及十二指腸潰瘍、便祕、口齦炎、高血脂症、高血壓、糖尿病、心肌梗塞、腦中風、痛風

【治法】宜清胃熱化痰瘀

【處方】防風通聖散、大柴胡湯

【用藥】黃芩、黃連、大黃、荷葉、枳實、陳皮、半夏、竹茹、茯苓、赤芍、丹參

肝氣鬱結型（蘋果型）

【原因】現代人由於工作壓力大，情緒上不易抒發而造成肝氣鬱結，嚴重則導致肝火上炎，壓力一來後，又會藉吃東西來紓緩壓力情緒，造成肥胖。

【體態身型】腹部脂肪肥厚堅硬，多中廣型肥胖或全身性肥胖、手臂粗壯、虎背熊腰，**多蘋果型體型**。

【症狀】 兩脅肋痛、肩頸僵硬、易偏頭痛、煩躁易怒、口臭口乾、易口瘡、胃痛、腸胃脹氣、眠淺易醒、多夢、月經失調、經前乳房脹痛、舌苔薄黃或黃厚、舌邊尖紅或有瘀斑，脈弦。

【易患疾病】 高血壓、痔瘡、高血脂症、自律神經失調、心腦血管疾病、青春痘

【處方】 加味逍遙散、龍膽瀉肝湯

【用藥】 柴胡、虎杖、黃連、龍膽草、茵陳蒿、梔子、郁金、枳實、大黃

肝腎陰虛型（青椒型）

【原因】 此型常見於40、50歲以上的中年男子，和接近或已經更年期的女性。也常見於經常熬夜或輪大夜班的族群，平日吃不多，卻隨著年紀增長一直發胖，肝腎功能衰退，體重直線上升。

【體態身型】 主要為兩手臂及下腹部、臀部、大腿外側肥胖，但肌肉乾澀鬆軟無彈性，**多屬於青椒型肥胖體質**。

【症狀】 五心煩熱、臉頰泛紅、烘熱感、耳鳴、眼睛乾澀、視力減退、皮膚乾澀、情緒煩躁、口苦咽乾飲水不多、心悸、失眠、潮熱盜汗、腰痠腿軟

【易患疾病】 高血壓、糖尿病、高血脂症、心肌梗塞、腦中風

【處方】 左歸丸、六味地黃丸

【用藥】枸杞、地黃、女貞子、旱蓮草、何首烏、黃精、山茱萸、澤瀉、山藥

氣血兩虛型（直筒型）

【原因】平日工作勞累。中醫認為「心主血」、「脾統血」，「脾為氣血生化之源」，氣血虛弱後造成脾氣虛，引起體內水氣無法代謝所產生的水腫型肥胖。加上氣血虛患者平日因體力不足，心氣相對比一般正常人不足，心臟無力，造成全身氣血循環回流差，形成全身性或局部性肥胖。

【體態身型】全身性肥胖，肉質鬆軟無彈性，但身型仍偏下半身肥胖居多。尤其下腹部鬆軟下垂、臀部後側及大腿內側鬆軟，偏**西洋梨型體質**或**直筒型肥胖體質**。

【症狀】頭暈、耳鳴、精神倦怠、整天嗜睡、食慾差、四肢無力、四肢易冰冷、心悸、胸悶、四肢痠麻、掉髮、眼睛痠澀、月經量少色淡、經期延遲、稍動則呼吸喘、月經淋漓、食少易胖

【易患疾病】貧血、低血壓、心臟衰竭、瓣膜閉鎖不全

【處方】十全大補湯、補中益氣湯

脾虛痰濕型（水梨型）

【原因】平日喜歡吃生冷飲食如冰品、飲料、生菜沙拉、精力湯等寒性食物，或嗜吃甜食及素食者，造成脾胃的運化功能失常，體內因代謝異常後產生的肥胖。這種情況也容易發生在飯後久坐的上班族，造成腸胃功能減弱，引起痰濕肥胖。尤其愛吃冰品如冰淇淋等，所造成的肥胖就是這種症型。

【體態身型】脂肪多集中在下半身，以下腹部、下肢居多。肉質一般較鬆軟無彈性，此種證型多偏**西洋梨型肥胖**。

【症狀】倦怠乏力、嗜睡、食慾不振、身重、下肢浮腫、四肢沉重、腸胃脹氣、白帶多色白、咽中有痰、口中黏膩感、皮膚常易起濕疹、頭昏沉、大便軟排不淨感、舌苔白或白膩

【易患疾病】濕疹、腸胃炎、過敏性鼻炎、婦科疾病（白帶、月經失調）

【處方】參苓白朮散、防己黃耆湯

【用藥】茯苓、白朮、生薑、山藥、黨參、芡實、澤瀉、半夏、陳皮、車前子、薏苡仁

脾腎陽虛水腫型（水梨型）

【原因】脾胃為後天之本，腸胃功能失調後造成體內的脾虛水腫，日久就會損傷到中醫所謂的「腎陽」，造成「腎陽虛」的現象。後天脾胃運化功能失調，就會影響到先天的體質，也就是中醫說的「久病及腎」。當然，每個人體質差異會產生證型的轉變，所以臨床上脾腎陽虛型的肥胖，多見於肥胖兼夾有內分泌疾病等如糖尿病、冠心病、高血壓等疾病的人，也多見於更年期內分泌失調、多囊性卵巢的患者。

【體態身型】脂肪多集中在下半身，身材屬於**西洋梨型**。

【症狀】顏面浮腫、身體肥胖、顏面晃白、精神乏力、畏寒肢冷、氣短乏力、腹脹大便溏瀉、易腰痠膝軟、下肢浮腫、舌質淡夾齒痕、夜尿、畏寒怕冷、月經延遲或閉經、白帶多質清稀、心悸胸悶

【易患疾病】不孕症、多囊性卵巢、腎臟病、心臟病、糖尿病

【處方】濟生腎氣丸、附子理中湯

【用藥】黨參、白朮、茯苓、陳皮、半夏、淫羊藿、黃耆、覆盆子、人參、附子、乾薑、肉桂

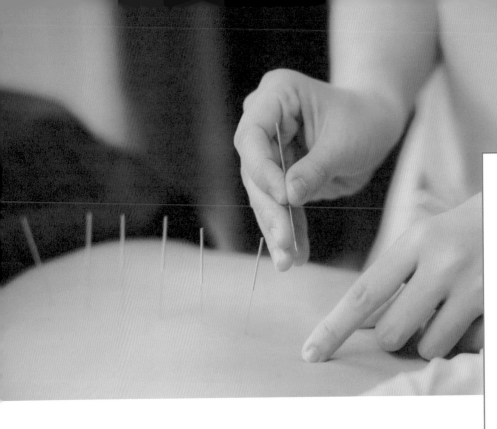

常見中醫減重方法——針灸減重

針灸減肥的原理

減肥的方法很多，其中「針灸減肥」是透過針刺人體某些穴位，起到使胃蠕動減弱和抑制胃酸分泌，延長胃排空時間，促進機體脂肪代謝燃燒來達到減肥目的。尤其針對局部脂肪效果更好，例如蝴蝶袖、大腿、小腿、腹部、腰內肉、副乳等部位，效果更是立竿見影，因此針灸減重一直以來很受減重族群歡迎。

針對局部減重，很多人也會選擇用抽脂方式，但是抽脂患者如果飲食或作息沒控制好，復胖機率高，皮膚表層也會像月球表面一樣凹凸不平。兩者相較之下，局部減重以中醫針灸治療效果較佳，且沒有任何副作用。

針灸減重可改善內分泌系統，促進身體經絡氣血循環，進而提升身體的新陳代謝率及內分泌功能；一方面能夠抑制食慾，減少進食量，同時抑制胃腸消化吸收功能；另一方面又可增加新陳代謝率，增加能量消耗，促進脂肪分解。所以，透過針灸減肥可調節「下視丘—腦下垂體—腎上腺皮質」內分泌系統，加速脂肪的新陳代謝及燃燒，達到減肥目的。

針灸減肥的特色

•安全性高無副作用

針灸減重是減重方法中最沒有副作用的方式。患者在針灸時一般採取臥位平躺，比較不會有暈針的情形；加上針具非常細，所以疼痛感也很輕微。一般可在針灸後於針柄處加電療處理，過程約40分鐘到1小時，基本上不會有傷口感染的問題。

•局部瘦身效果佳

針灸減肥的側重點是減掉局部脂肪；很多患者對局部身材不滿意，光吃藥又無法減到局部脂肪，此時透過局部組織針灸，可達到局部瘦身的作用。例如手上臂的蝴蝶袖及大腿內外側多餘脂肪，或者腰內肉等，都可透過針灸來雕塑。

・針灸需有一定療程時間

體重及脂肪增加並非在短時間內一夕形成，所以針灸減肥也同樣要有一定的療程時間，才能達到局部瘦身的目標。針灸減肥的效果和速度依每個人情況而定，體質及配合度會決定體重及脂肪降下來的速度，但基本上都需花費一定的時間來完成。通常一週約需2－3次治療，一次40分鐘到1小時，一個療程10次。基本上，一般人約需2－4個療程就能完成，但如體重過重者則需視個別情況而定。

・針灸減肥不易感染

針灸針都是一次即丟，不重複使用。而且針孔極細，針灸完後傷口就會馬上癒合。基本上針灸後1－2小時即可洗澡、泡澡，從事各種活動，安全性極高。

・針灸減肥配合運動效果佳

因針灸減肥的效果比較緩慢，又必須持續進行效果才會明顯，所以配合適度的運動，減肥的效果將會更顯著。

針灸的不適反應

基本上針灸減肥是最沒有副作用的減重治療法，但由於針灸屬侵入性治療，所以必須格外小心，常見的注意事項如下，供大家參考。

1、如嚴重皮膚過敏體質、孕婦或嚴重心臟病患者，不宜使用針灸減重。

2、針灸時應由合格醫師操作。針灸減肥雖然比較沒副作用，但操作時仍應由有經驗之醫師，根據辨證論治後施以針灸治療，包括針灸的時間及深度等均應掌握。

3、針灸時為平躺針灸，所以造成暈針情況大幅降低，但如在針灸過程中患者仍出現頭暈、噁心欲嘔、面色及唇口發白、全身冒冷汗及四肢癱軟的情形，此即為暈針反應。應立即取出所有針具，並讓患者平躺，重壓按摩人中、百會、印堂、合谷、曲池等穴位後，給予溫開水或一片人蔘提氣，約休息10餘分鐘後即可恢復正常，不會有任何後遺症。其實大部分會發生暈針現象通常都是過度緊張或熬夜晚睡、過度疲勞、過度飢餓後施行針灸才會產生，所以針灸時保持情緒平穩，不過度緊張、不過度勞累或在身體不適下施行，絕大部分的患者是不會暈針的。

針灸減重的辨證取穴

• 胃熱痰瘀型（蘋果型）

【取穴】支溝、曲池、豐隆、內庭、合谷

【主要症狀】易飢餓、口氣臭穢、口瘡、胃酸過多、腸胃脹氣、大便乾硬

• 肝氣鬱結型（蘋果型）

【取穴】太衝、陽陵泉、肝俞、曲泉

【主要症狀】兩脅肋痛、肩頸僵硬、煩躁易怒、嘔惡、四肢倦怠、便祕或溏瀉、經前乳房脹痛、眠淺易醒

• 肝腎陰虛型（青椒型）

【取穴】肝俞、腎俞、太谿、復溜、三陰交

【主要症狀】五心煩熱、臉頰泛紅、烘熱感、情緒煩躁、口苦咽乾、心悸、失眠、潮熱盜汗、腰痠腿軟

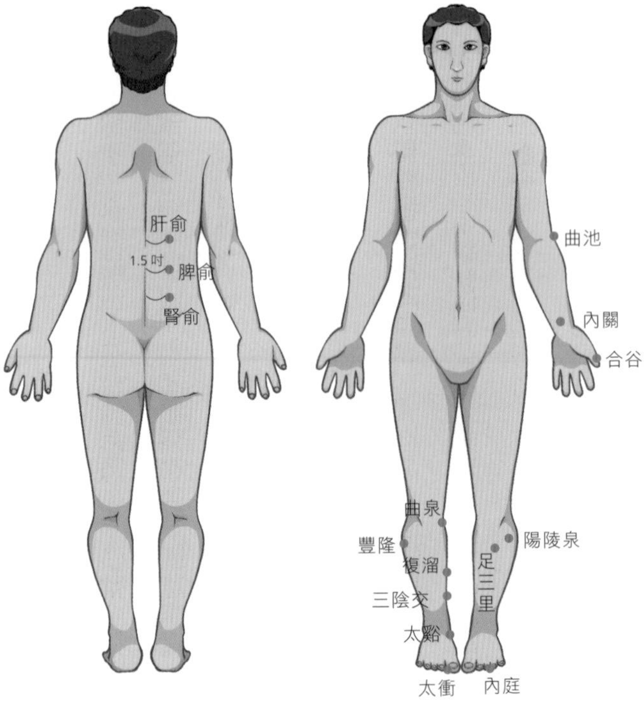

•氣血兩虛型（直筒型）

【取穴】脾俞、足三里、內關

【主要症狀】頭暈、精神倦怠、四肢無力、四肢冰冷、心悸、胸悶、四肢痠麻、脂肪鬆軟、動則喘甚、月經淋漓量少色淡、食少易胖

•脾虛痰濕型（水梨型）

【取穴】脾俞、足三里、陰陵泉、中脘

【主要症狀】倦怠乏力、嗜睡、食慾不振、身重、下肢浮腫、四肢沉重、腸胃脹氣、白帶、咽中有痰、皮膚常起濕疹、頭昏沉、下半身肥胖、舌苔白或白膩

•脾腎陽虛水腫型（水梨型）

【取穴】脾俞、腎俞、太谿、足三里

【主要症狀】顏面浮腫、身體肥胖、顏面晃白、精神疲倦乏力、畏寒肢冷、氣短乏力、腹脹大便溏瀉、腰痠膝軟、下肢浮腫、舌質淡夾齒痕

局部針灸減肥的特效穴位

手臂蝴蝶袖：臑會、消爍、肩貞

腹部：中脘、下脘、水分、太乙、滑肉門（上腹部）、天樞、外陵、大巨、陰交、氣海（下腹部）

腰部：大横、腹結、帶脈

副乳：胸鄉、天溪

大腿：風市、中瀆、陰包、期門

臀部：承扶、殷門

小腿：承筋、承山

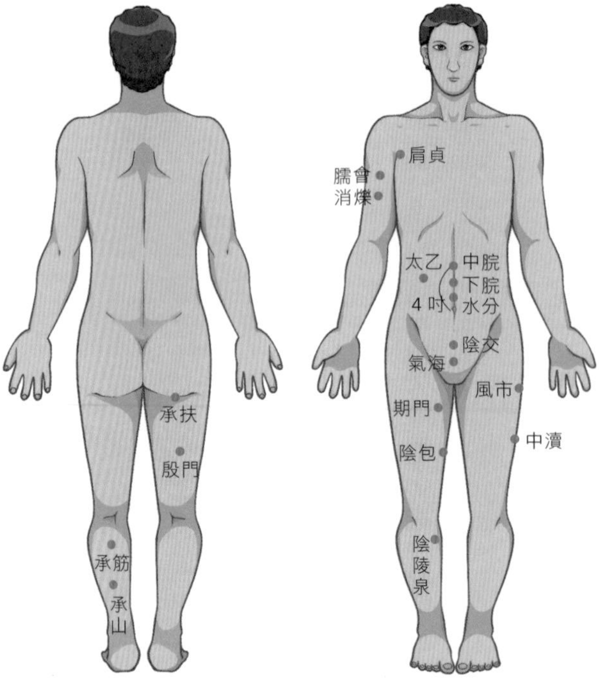

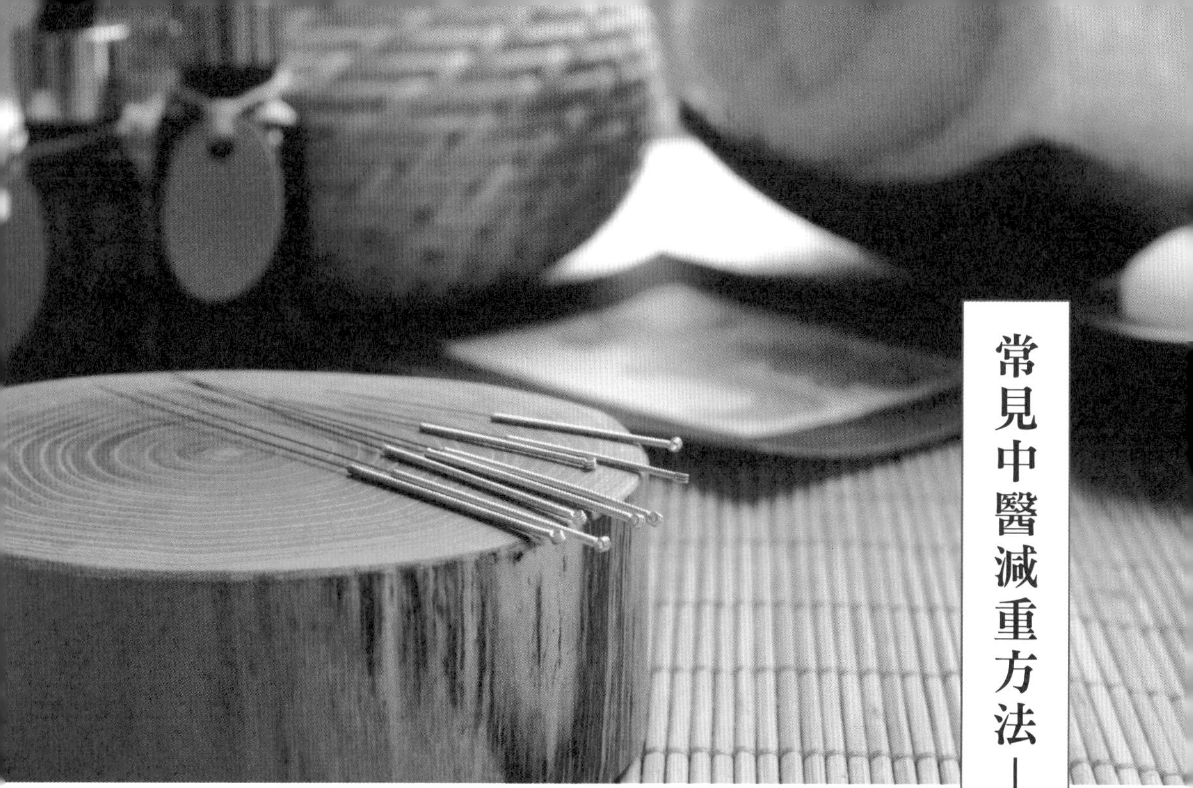

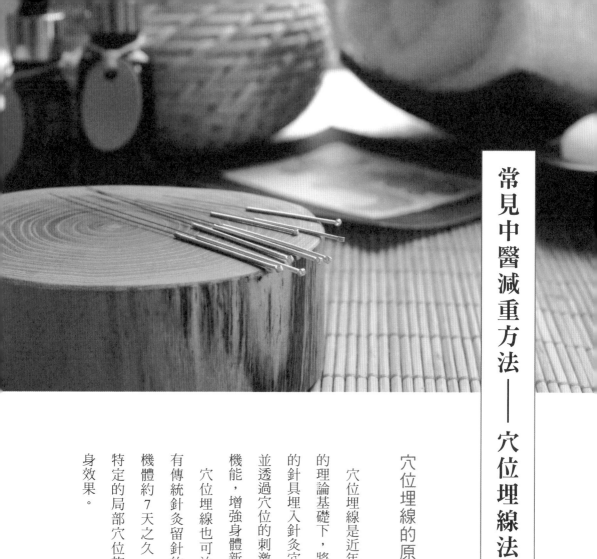

常見中醫減重方法——穴位埋線法

穴位埋線的原理

穴位埋線是近年流行的一種治療方法，在中醫針灸的理論基礎下，將經過無菌處理的羊腸線，透過特殊的針具埋入針灸穴位中，以刺激身體產生燃脂反應，並透過穴位的刺激，達到調節內分泌系統，改善身體機能，增強身體新陳代謝及治療疾病的目的。

穴位埋線也可治療各種慢性疾病。雖然刺激性沒有傳統針灸留針的刺激感強烈，但由於可持續刺激機體約7天之久，所以療效上不亞於傳統針灸，在特定的局部穴位施作埋線，也可達到很好的局部瘦身效果。

穴位埋線的特色

1、埋線後不必再取出羊腸線。一般約一週身體即可自行吸收溶解羊腸線。

2、埋線後所有作息皆可正常，不用任何休息期，如欲運動隔天即可恢復正常。

3、不會留下任何傷口。埋線之針孔極細，埋完後埋線針孔即閉合，不會留下任何傷口或疤痕。

4、穴位埋線快速不留針，縮短等待時間。一般埋線約5分鐘即可完成，不必像針灸減重一次約需30－40分鐘。

5、效果持久約可持續一週，就診次數一週1次，比針灸減重一週必須針灸3次來得省時。

6、局部瘦身效果佳，比單純藥物減重無法選擇部位，多了局部選擇。

7、局部埋線可免除抽脂不慎造成的橘皮或凹凸不平等副作用；針對蝴蝶袖、胖胖腿、副乳、腰間肉、蘿蔔腿等局部瘦身效果非常好。

穴位埋線注意事項

1、埋線後3小時即可正常沖澡，但當日不宜泡澡。埋線後2天內禁止泡澡及SPA等活動，以防傷口感染。

2、埋線第3天後，每日可自行按摩埋線穴位，以刺激穴道增加燃燒脂肪效果。

3、埋線後，埋線穴位會出現輕微痠痛或輕微異物感，此為羊腸線持續在體內刺激穴位及燃燒脂肪的正常現象，約2－7天左右即可回復。

4、少數穴位埋線後可能會瘀血，此屬正常現象，一般約7－10天瘀血即會自行吸收。但如瘀血成小硬塊，第2天後可自行推散，或配合熱敷後再推散效果更加。

5、埋線部位若有觸摸到線頭跑出皮膚外，請回診所處理，將其取出並消毒，不可將線推回以免造成感染。

6、極少部分患者在第一次埋線後，會有微微發燒、低熱（37度左右）或異常疲倦，主要可能是身體機能代謝差，或者是氣血虛弱所造成，多休息及多喝水即可恢復正常。

針灸與埋線比一比

	針灸減重	穴位埋線減重
刺激時間	刺激時間較短	埋線後可持續刺激 刺激時間長
花費時間	一週約需 3 次針灸 一次約需 30 — 40 分鐘	穴位埋線一週 1 次 一次約需 5 分鐘
疼痛感	因一週需針灸 3 次，所以患者疼痛感較強烈	因一週只需針 1 次，所以患者疼痛感較小，較無懼怕感

7、若埋線後局部出現紅腫熱痛發炎反應者，請與醫生聯繫，並做必要之消腫消炎處理。

8、孕婦、蟹足腫體質、有出血傾向疾病患者、嚴重心臟病患者、糖尿病傷口不易癒合者、吃蛋過敏者、法定傳染病者，或特殊免疫系統疾病如肺結核及骨結核患者，不宜做埋線治療。

4

當自己的醫生
24H 居家保健 DIY

平日在家也可以透過簡單的自我 DIY 保養，例如運動、按摩、泡澡、喝花草茶飲等，讓身體的氣血筋絡能夠暢通活絡，達到最佳狀態。當自己最好的醫生，打造健康勻稱的體態，就從日常保養開始做起吧！

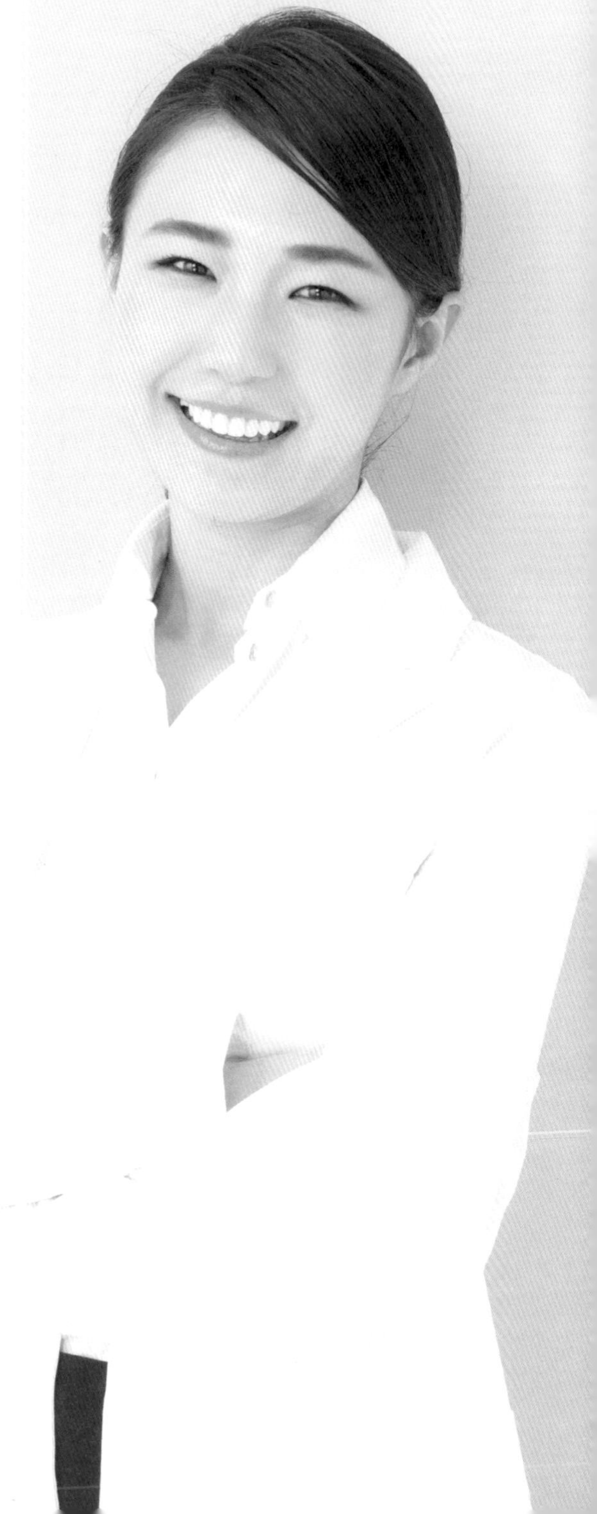

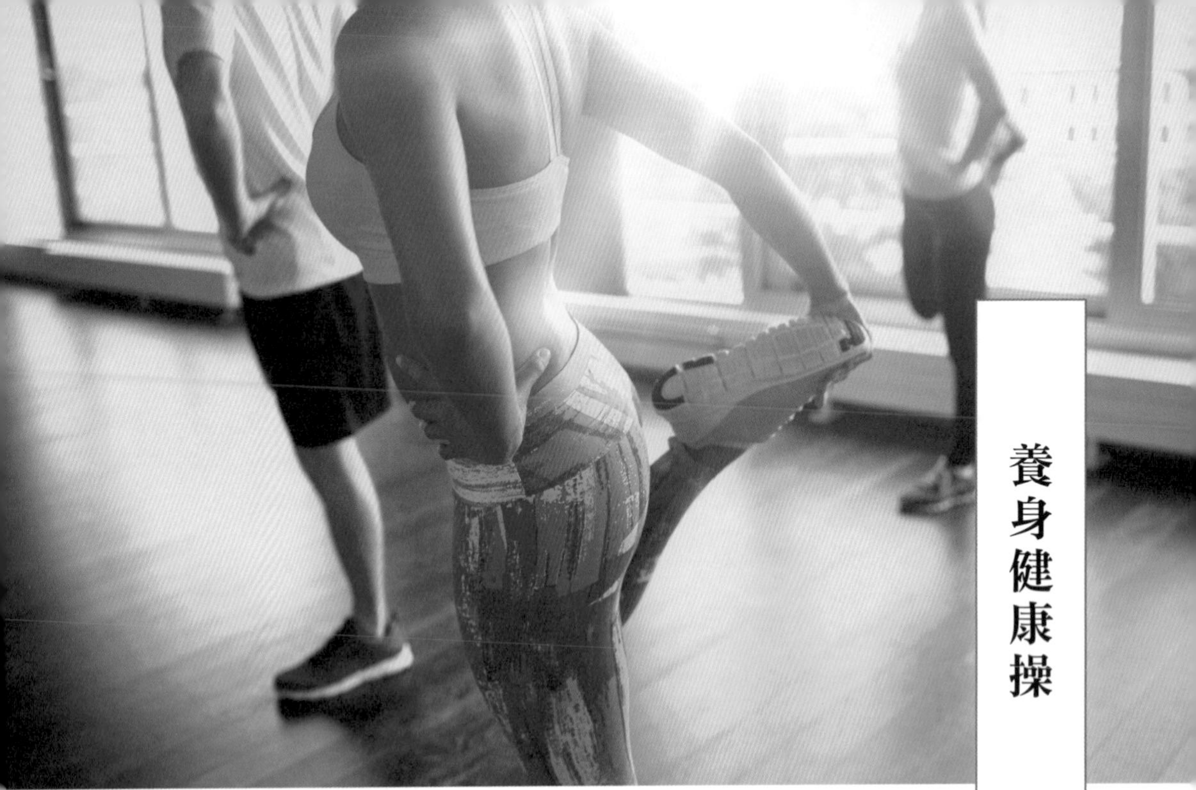

養身健康操

基礎代謝所消耗的熱量，約占人體總消耗量的50％至75％，而決定基礎代謝率的最主要因素，就是身體肌肉所占的比率。

養身健康操的肌力訓練，可以增加肌肉量，進而提高基礎代謝率，更可以防止肌肉流失，避免萎縮、鬆弛，使肌肉結實。在外型上看起來也會比較纖瘦、精瘦，達到瘦身及塑身的功效。

腰腹臀運動

• 功效：瘦腰．縮腹．提臀

Step1 採仰躺姿勢。

Step2 兩腳併攏後慢慢抬起，膝蓋不可彎曲，肩膀和手臂放鬆。雙腳抬至與身體成90度。

Step3 之後雙腳慢慢放下，在離地面30公分時停住，保持30秒。（慢慢練習後，停留時間可以延長到2分鐘，以能負荷程度為限。）

❶

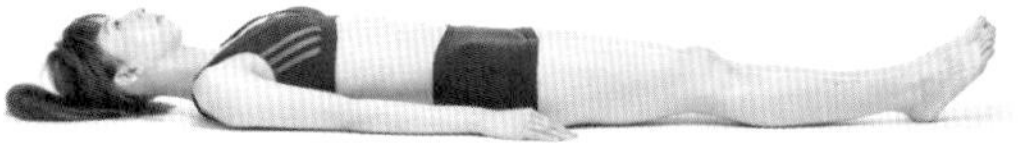

❷

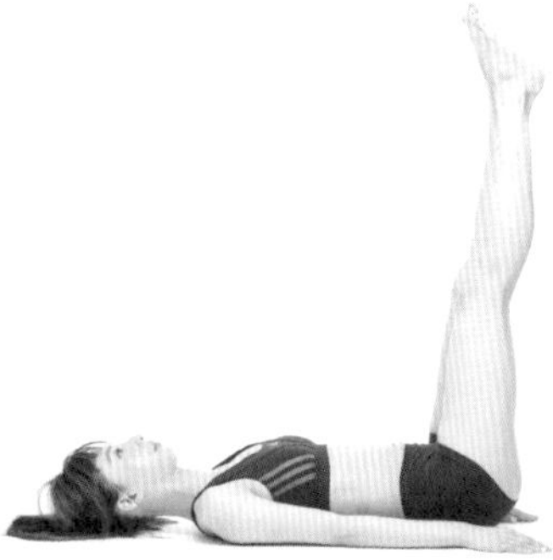

❸

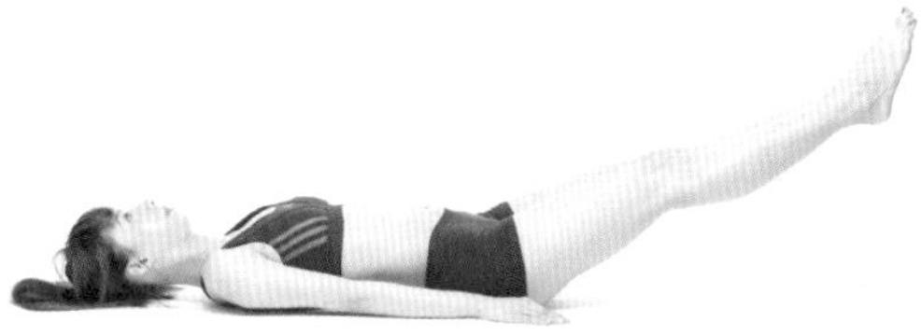

貼心小叮嚀

這個動作重複 20 次，可以緊實腰部，讓下腹部和胃部贅肉消失，更可以提升臀部線條，且使膝蓋變小。

．功效：美臀．纖腰．緊腹

Step1 雙腳張開，雙手叉腰，將注意力集中在腰部。身體微微坐低，將重心放在下半身，做動作時背部要挺直。

Step2 臀部先向前推、再向後推，接著向右上推、再向左上推。注意要用臀部力量帶動骨盆活動，做出以臀部畫圓的動作。

Step3 慢慢練習後，可逐漸加快速度，一組動作每天做30次。

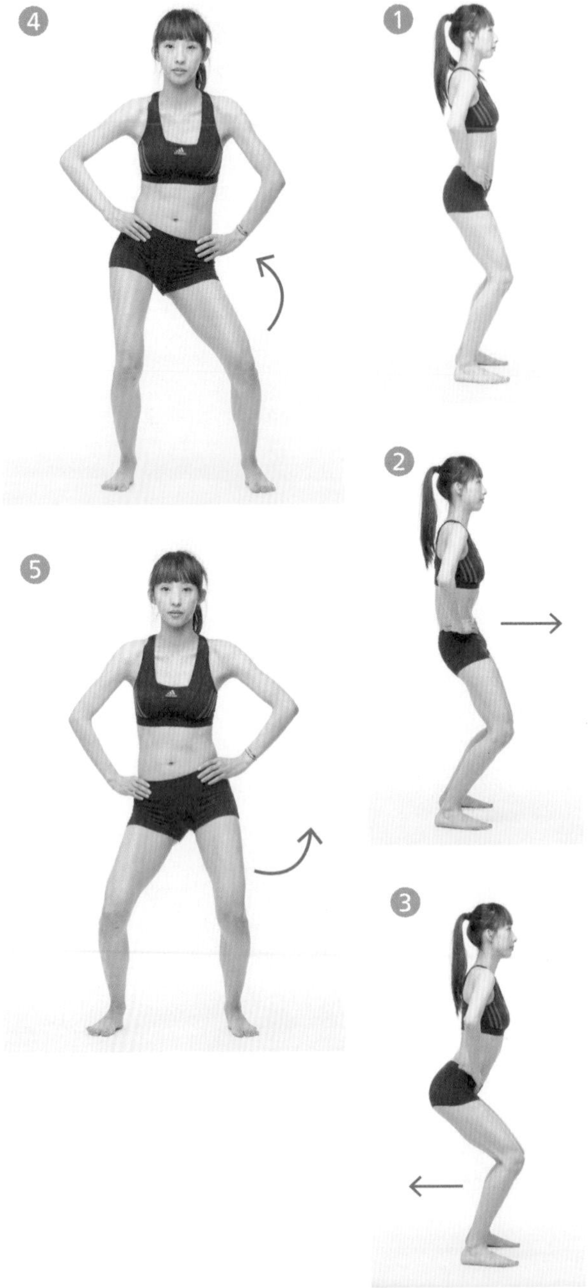

• 功效：縮小骨盆

Step1 兩腿交叉站立。

Step2 臀部慢慢坐下，小腿張開。

Step3 吸氣，背脊挺直，雙臂平舉，頭部向後仰。

Step4 呼氣，保持呼吸，維持姿勢5－10秒。一組動作重複做20次。

❶

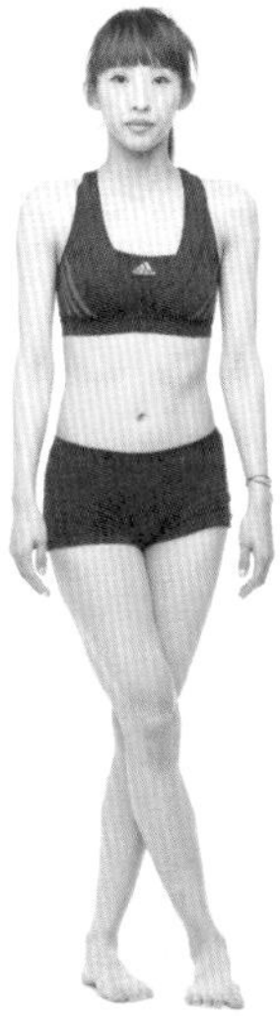

❷

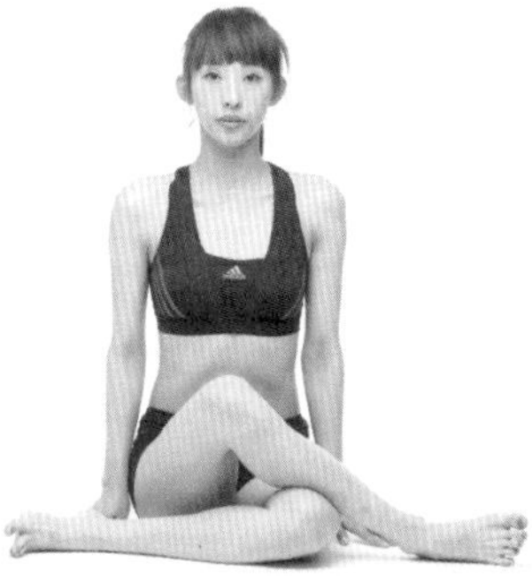

❸

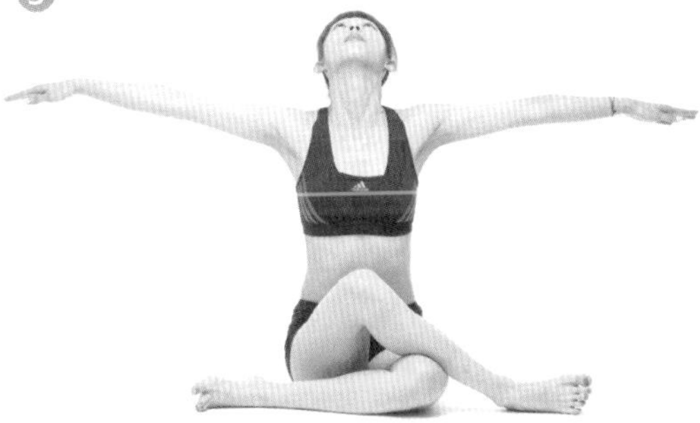

貼心小叮嚀

練習此動作，有收緊骨盆及矯正骨盆高低不齊的作用。

• 功效：平坦小腹

Step1 仰臥平躺地上，雙膝微彎，雙手抱頭，同時深吸一口氣。

Step2 將身體慢慢抬離地面。收腹、慢慢地吐氣，將身體抬到最高點時，停留約10秒鐘。

Step3 慢慢將身體回到原姿勢，重複這組動作20次。

❶

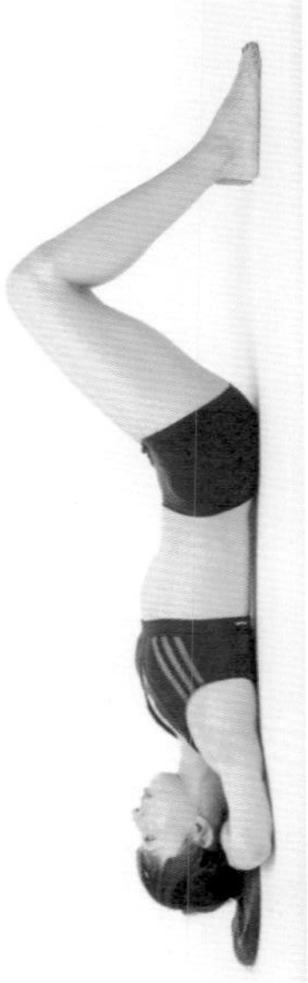

❷

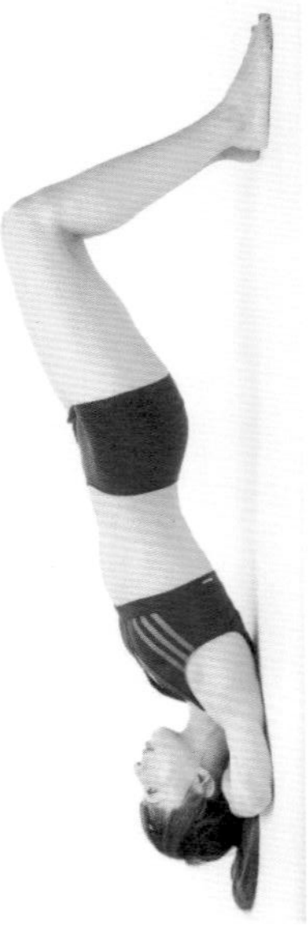

❸

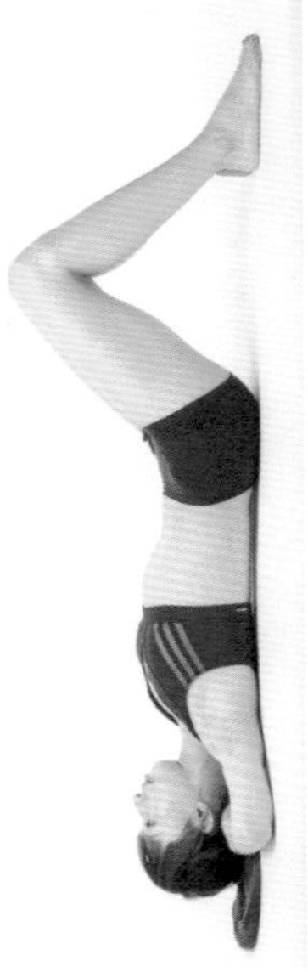

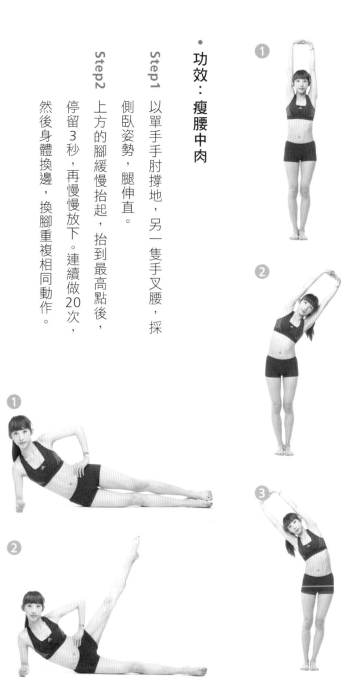

・功效：瘦腰中肉

Step1 雙腳併攏站立，背挺直。雙手舉起，掌心向上交握於頭頂。

Step2 身體向左側彎，上手臂貼近耳朵，感覺腰側肌肉拉緊，保持30秒。然後再向右側彎，重複上述動作，保持30秒。兩側各做10次。

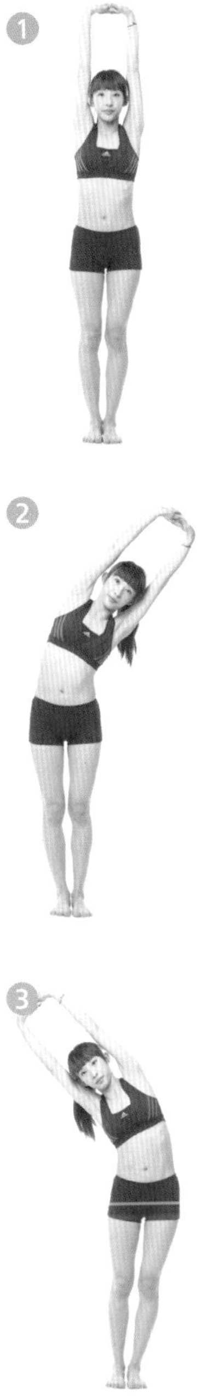

・功效：瘦腰中肉

Step1 以單手手肘撐地，另一隻手叉腰，採側臥姿勢，腿伸直。

Step2 上方的腳緩慢抬起，抬到最高點後，停留3秒，再慢慢放下。連續做20次，然後身體換邊，換腳重複相同動作。

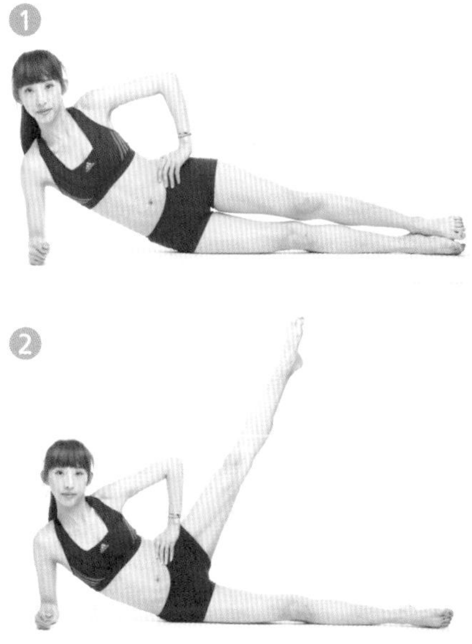

• **功效：瘦腰後肉**

Step1 兩腿交叉站立。

Step2 臀部慢慢坐下，小腿張開。

Step3 向左轉動腰部時，頭及肩膀順勢向左後方伸展，臀部不可離開地面。停留10秒。連續伸展20次後，換腳、換右邊同樣做20次。

①

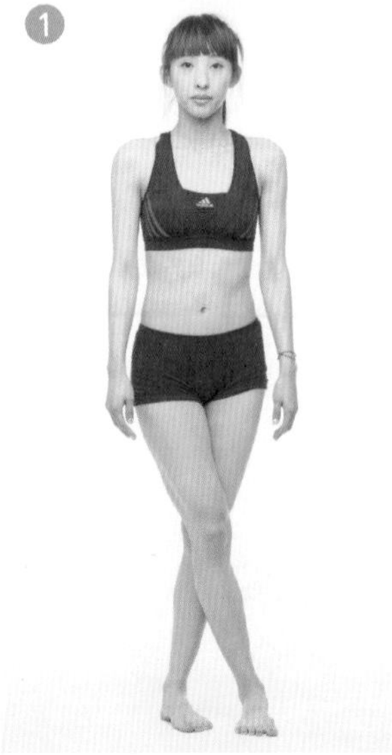

②

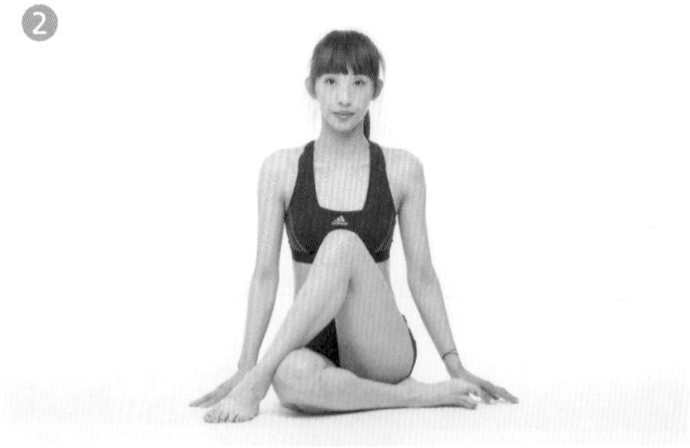

③

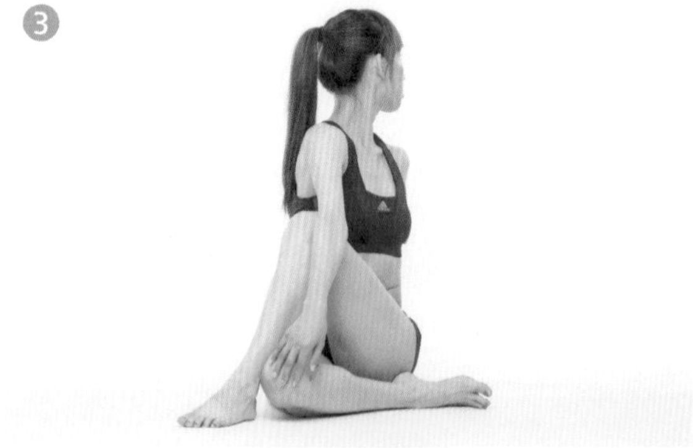

④

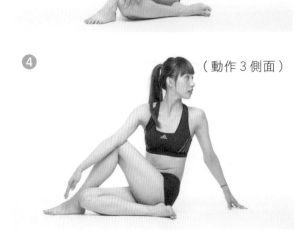

（動作 3 側面）

腿部運動

• 功效：瘦內側贅肉

Step1 雙手叉腰，雙腳打開，比肩膀寬20公分左右距離。

Step2 背部挺直、腹部儘量用力 hold 住。腰和腿部用力，身體慢慢蹲下，然後再慢慢站起來，注意力放在大腿內側肌肉伸展。

1

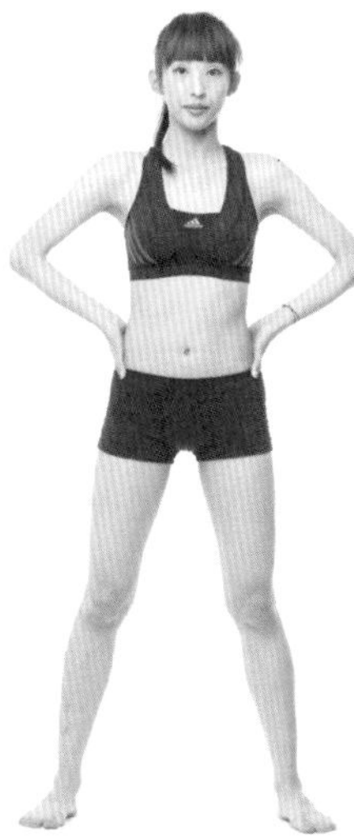

2

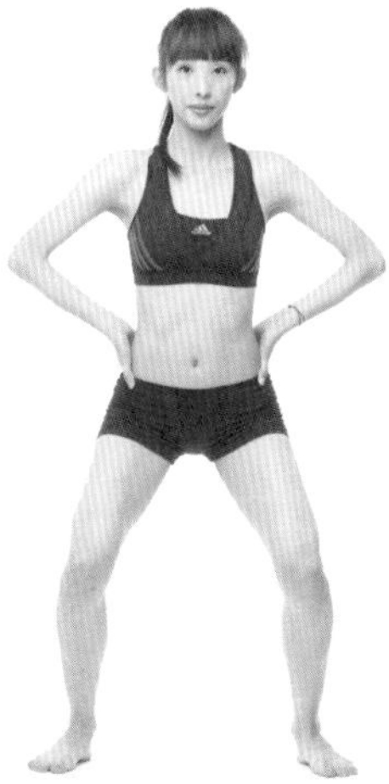

貼心小叮嚀

過程中蹲、站速度越慢越好，重複動作20次。

• **功效：瘦內側贅肉**

Step1 採側臥姿勢。將左腿抬起再慢慢放下，做20次。

Step2 然後換邊，右腿重複抬起放下的動作，同樣做20次。

1

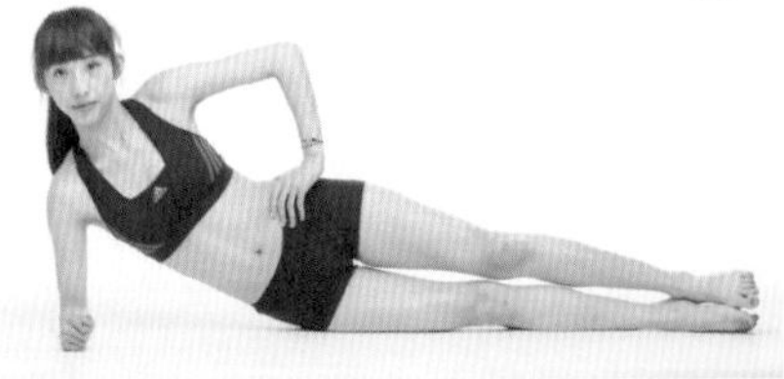

2

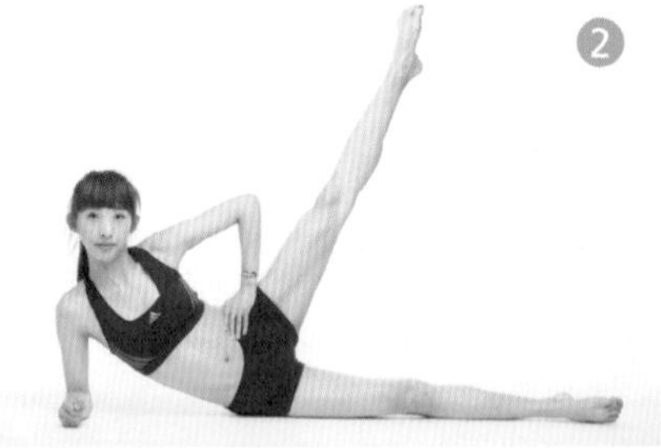

貼心小叮嚀

做此動作時，以感覺腰部和大腿內側肌肉拉緊，有點痠脹程度為宜。

• **功效：緊實大腿前側**

Step1 雙腳站直、身體放鬆。兩手放在耳後或在腦後交叉，深深地吸一口氣。

Step2 上身保持直立，左腿向前跨出一步，同時下蹲。左大腿的前部用力，保持10秒鐘，然後吸氣回復原位。

Step3 右腿向前跨出一步，重複前面的動作，各做10次。

1

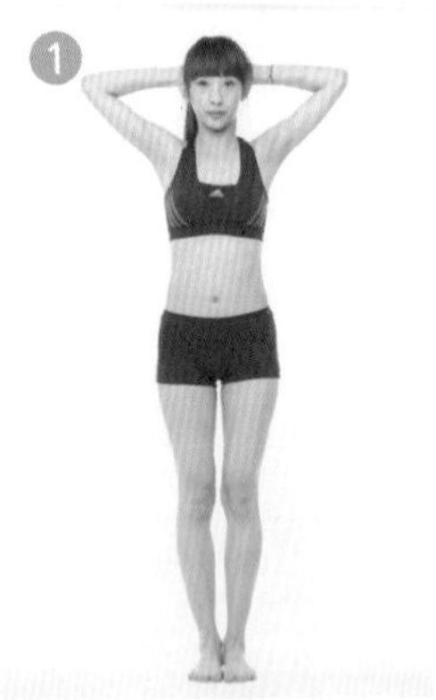

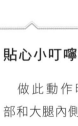

2

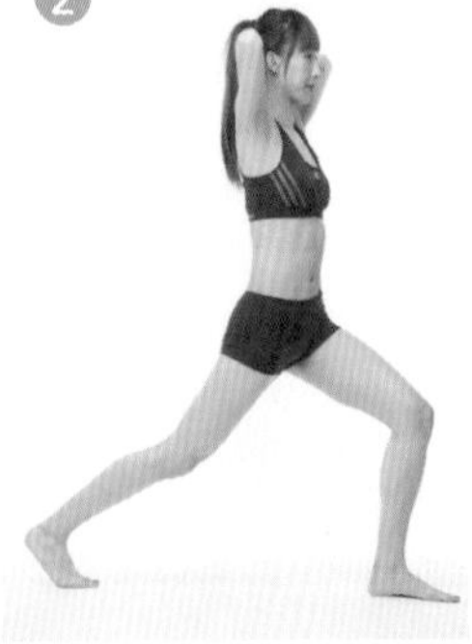

3

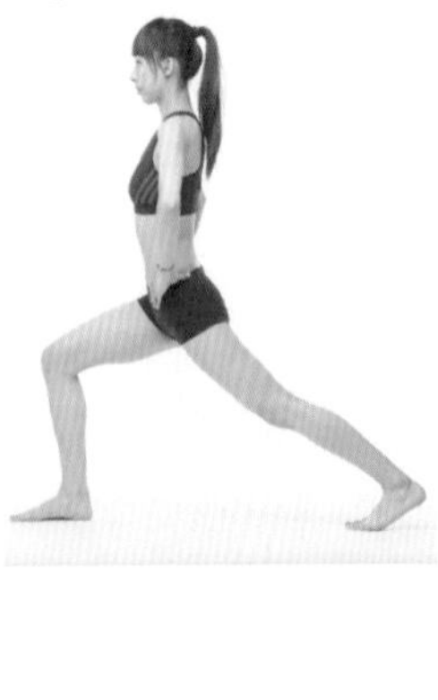

• 功效：緊實大腿前側

Step1 採仰躺姿勢。雙臂放在身體兩側。

Step2 雙腿慢慢地抬高至45度。

Step3 腳尖下壓，做踩腳踏車運動，慢慢地踩20次。

❶

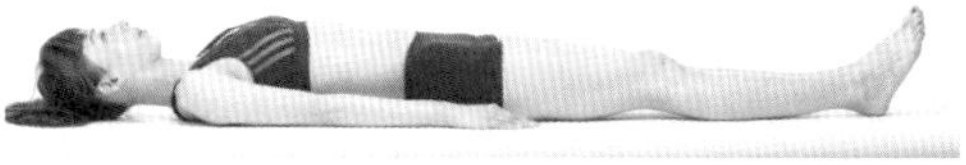

❷

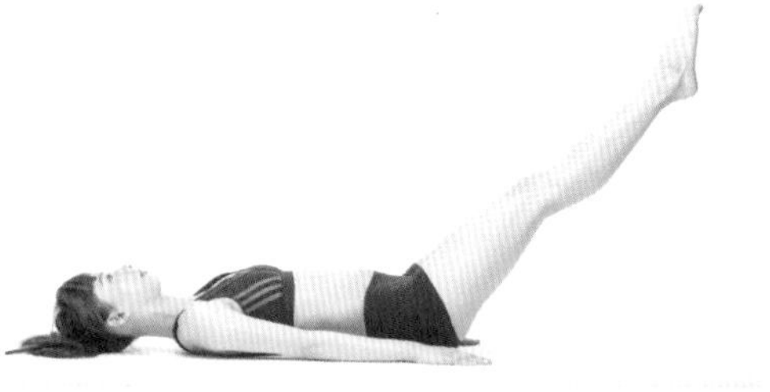

❸

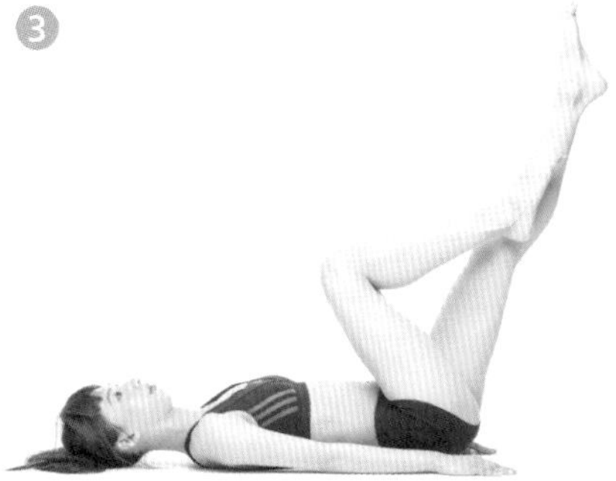

❹

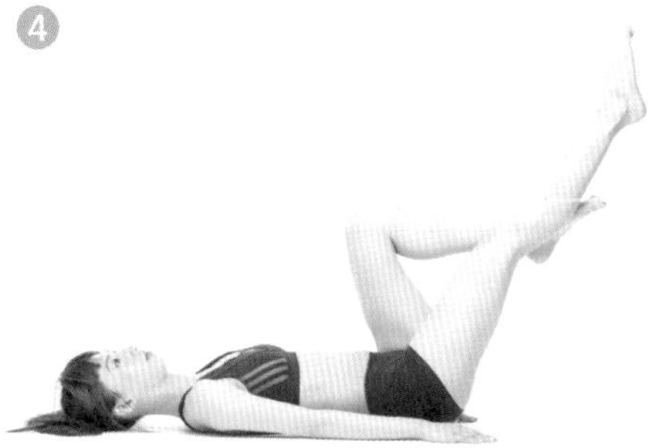

貼心小叮嚀

過程中，儘量伸直小腿及大腿，讓前面肌肉伸展。

• 功效：緊實大腿後側

Step1 屈膝、雙手撐地成跪姿。

Step2 右腿單膝支撐身體，左腿向上抬起，與身體成一直線，然後慢慢地吸氣。

Step3 邊吸氣邊彎舉小腿，同時大腿後部肌肉用力收緊，保持10秒鐘後回復原位，連續20次。

Step4 換另一隻腳重複前述動作，右腿上抬，連續20次。

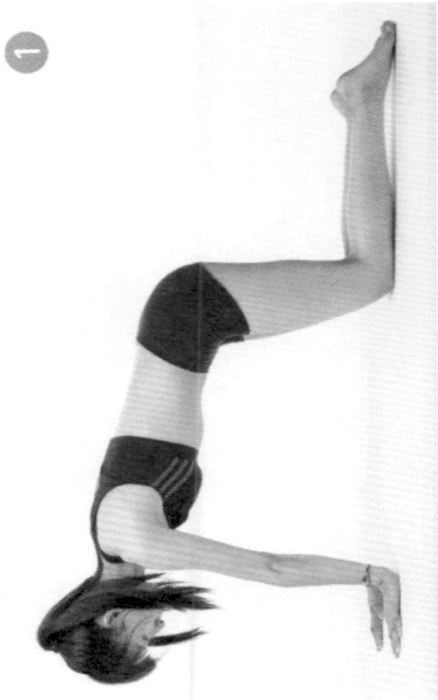

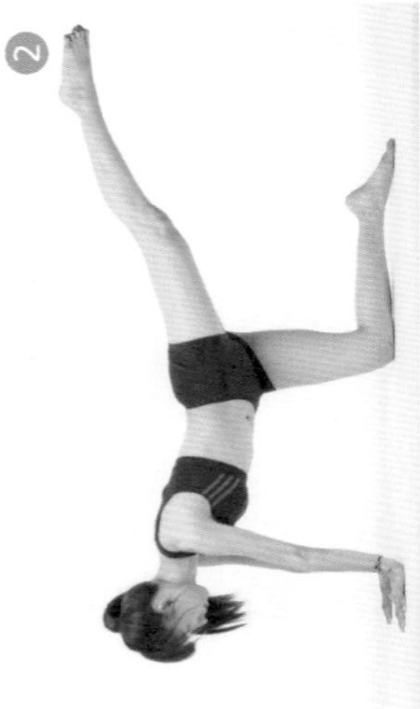

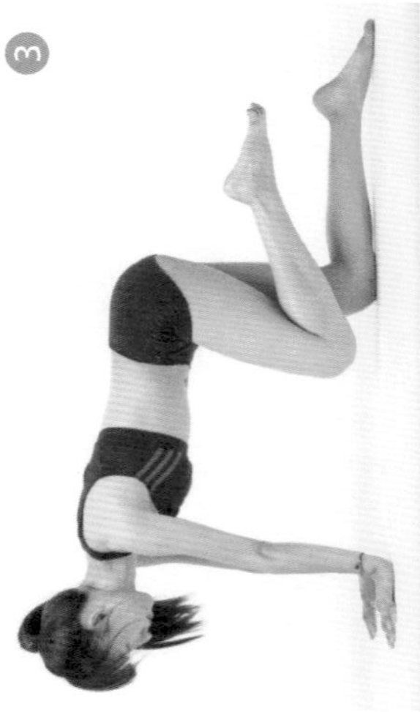

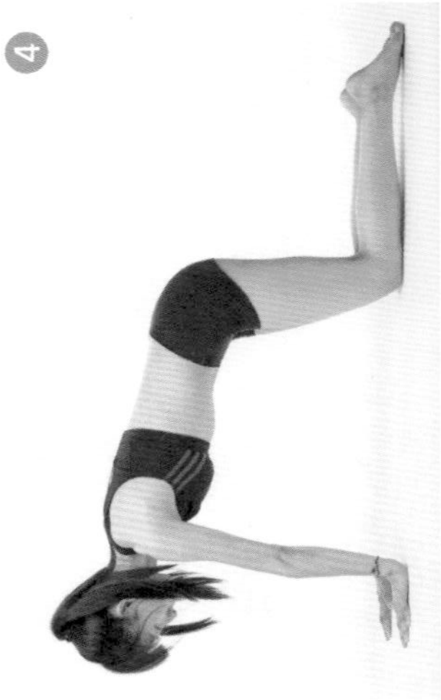

• 功效：緊實大腿後側

Step1 採站立姿勢，雙手自然垂放。

Step2 雙手往下伸直，以自己能達到的極限為主。

Step3 漸漸練習後，若能將雙手盡量靠近腿部效果更加。

①

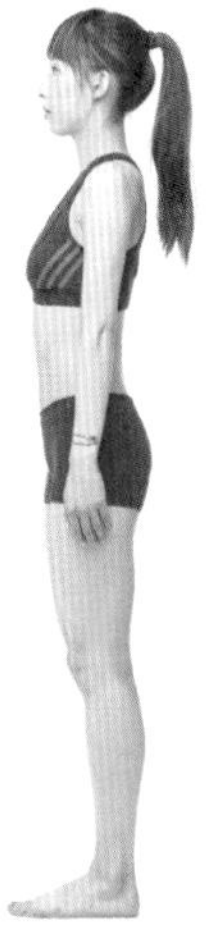

②

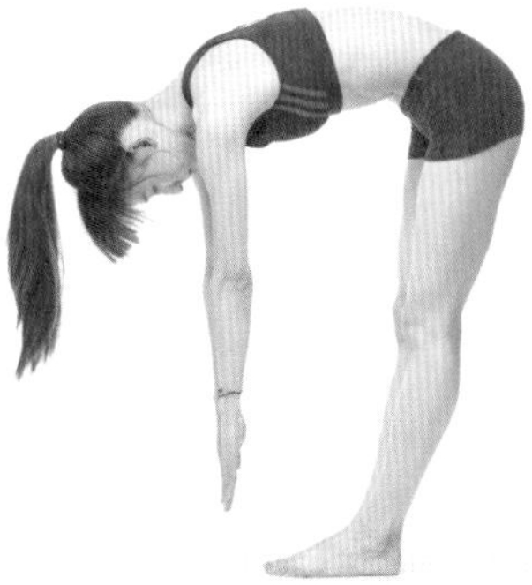

③

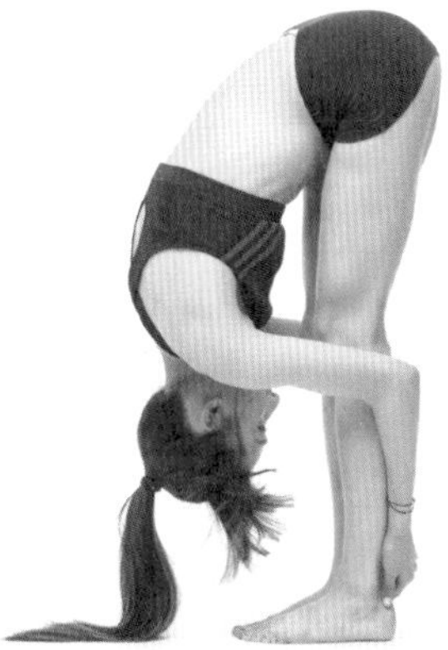

貼心小叮嚀

此動作可伸展腿部後方肌肉，修長雙腿。

小腿運動

• 功效：消除小腿肚

Step1 將單腳腳掌½懸空，踩立在臺階上。

Step2 腳跟向後方微微下垂，慢慢吸氣，拉展小腿肌肉。

Step3 接著邊呼氣、邊提起腳後跟，回到原來姿勢，保持平衡停留5秒。注意頭、背脊、臀腿成一直線，不要拱背。

Step4 重複上述動作，做20次。

①
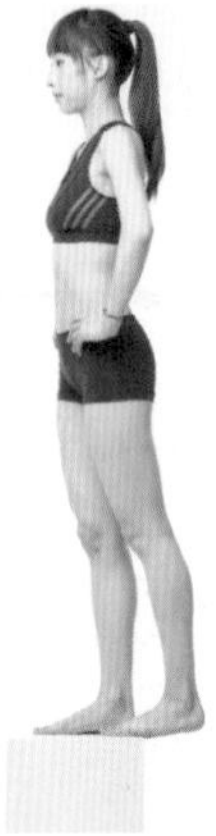

②
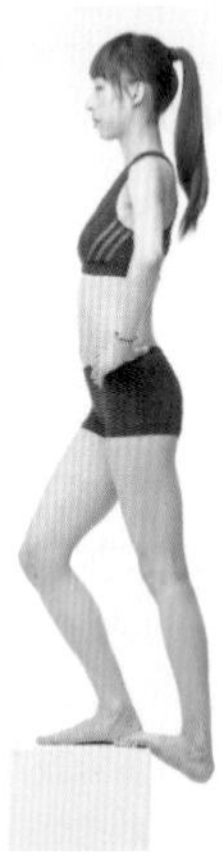

③
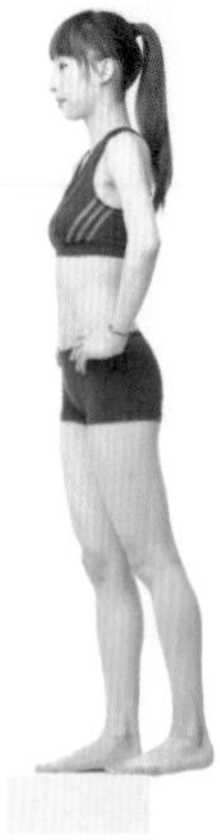

貼心小叮嚀

若要雙腳同時做伸展小腿肚的動作，請在牆面前踩臺階，雙手扶牆面避免重心不穩跌倒。若採單腳練習，平日也可在樓梯上做動作。

• 功效：消除蘿蔔腿

Step1 採坐姿，腹部肌肉收緊。雙手放在身體兩側，肩膀和手臂放鬆。

Step2 彎曲左腿，腳掌踩地。右腳腳尖朝上，雙手將腳尖往身體方向盡量拉展，停留約10秒。

Step3 右腳腳尖伸展後放鬆，順時針轉10圈，接著再逆時針轉10圈，將左腿慢慢放下。接著換腿重複上述動作，一組動作各20次。

1

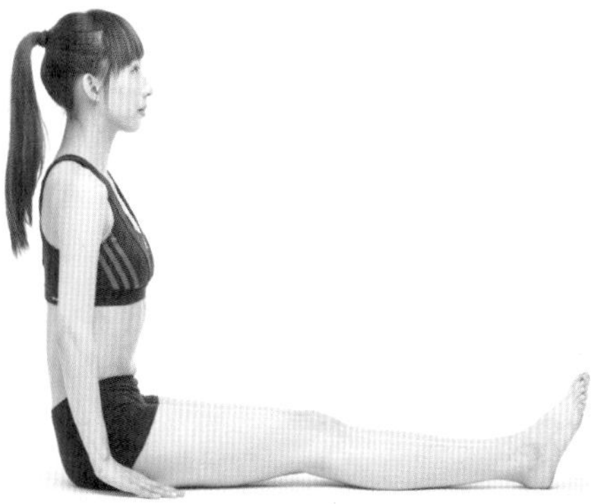

2

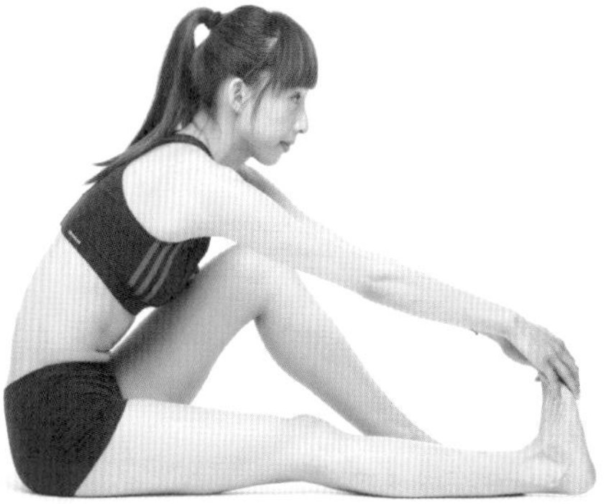

3

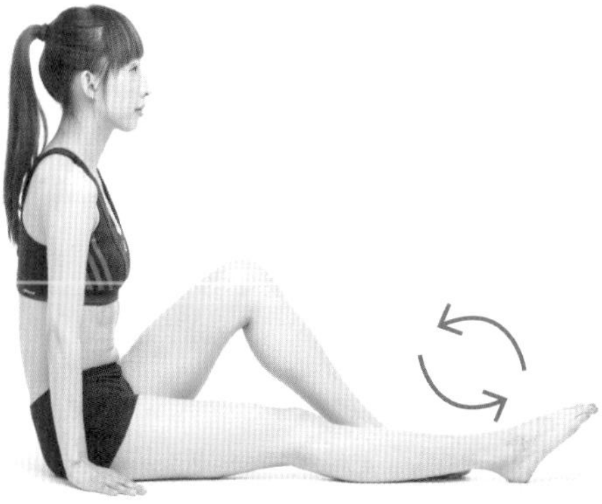

手臂運動

・功效：消除蝴蝶袖

Step1 雙手各握一只小瓶礦泉水。

Step2 雙手向前伸直。

Step3 接著雙手再向上舉。往後時貼緊耳朵，盡量向後延展手臂5次。然後緩緩把手放下。重複動作20次。

❶
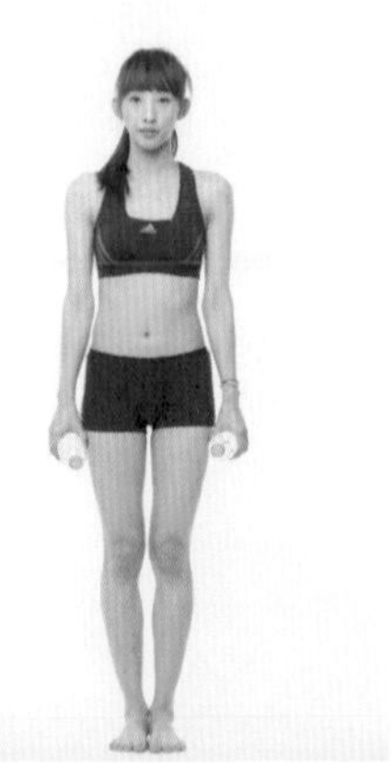

❷
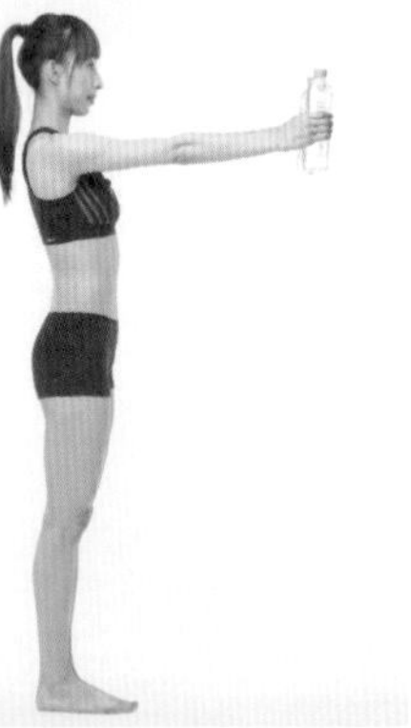

❸
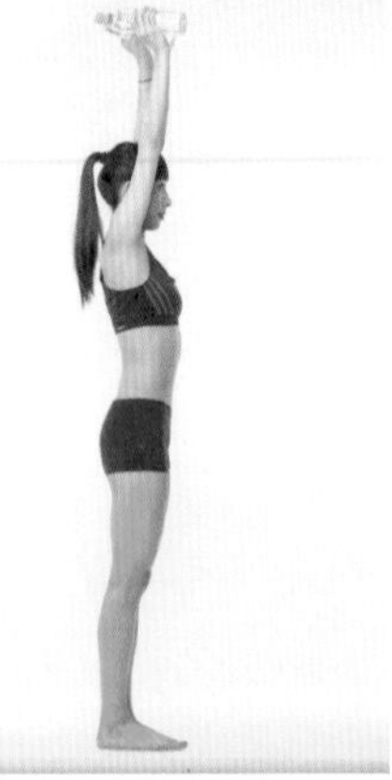

貼心小叮嚀

礦泉水重量請依據自己能承受程度，適量即可，別讓手臂越練越粗。

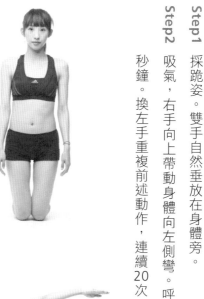

‧功效：消除蝴蝶袖&肉肉腰

Step1 採跪姿。雙手自然垂放在身體旁。

Step2 吸氣，右手向上帶動身體向左側彎。呼氣，轉動眼睛注視右側天花板，保持呼吸，停留5秒鐘。換左手重複前述動作，連續20次。

①

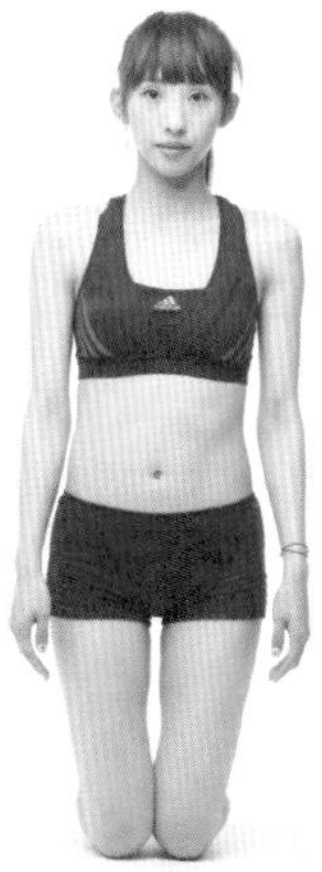

②

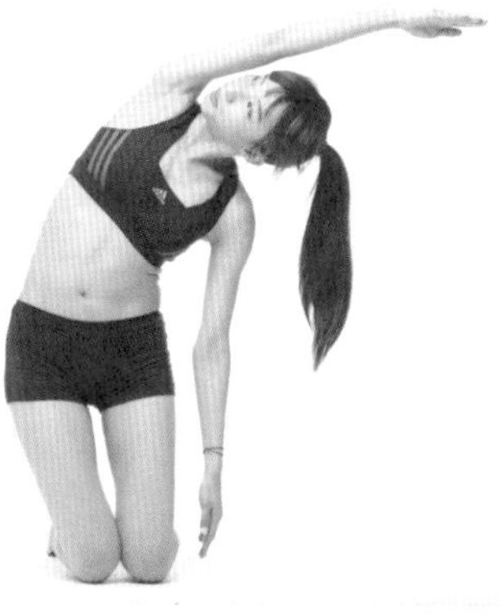

③

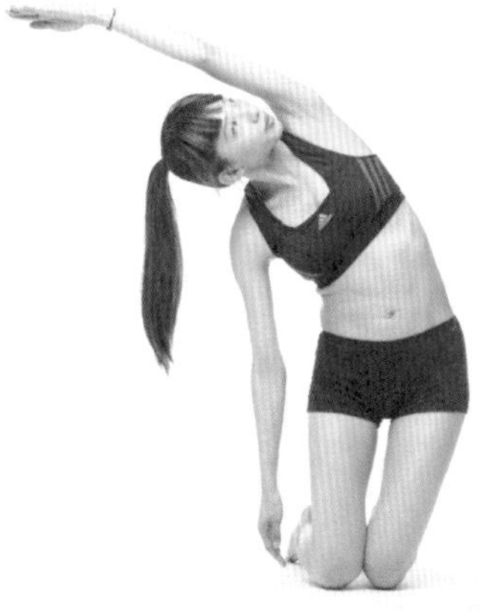

貼心小叮嚀

加強側腰的伸展，可美化腰腹兩側曲線，減少手臂多餘脂肪。

肩背運動

• 功效：雕塑美人肩線條

Step1 用右手壓住左肩膀，左手往前舉起，接著向前轉動繞7圈，再往後繞7圈。之後再換右手重複同樣動作。

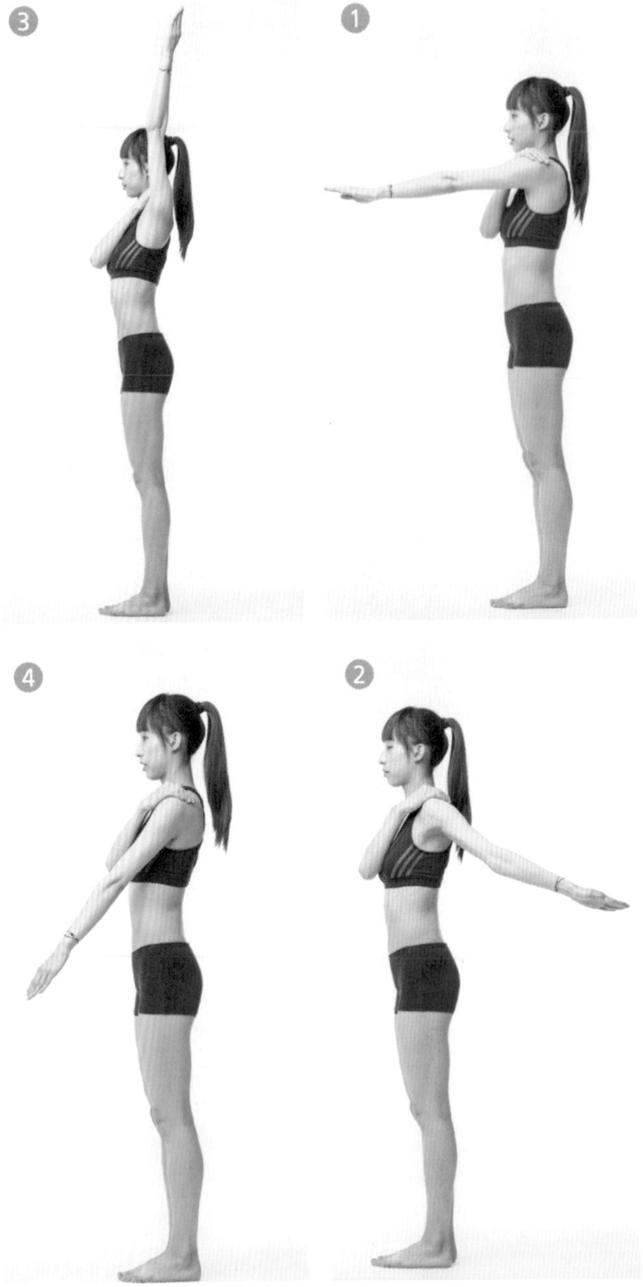

貼心小叮嚀

練習此運動可活絡臂上六條經絡，以及活動肩胛骨。

• 功效：雕塑美人肩背線條

Step1 採俯臥姿勢。肩膀放輕鬆。

Step2 雙手交疊、虎口交叉，置於臀部上。

Step3 抬頭收下巴，上半身向上仰約35度，然後再慢慢放下回到原姿勢，反覆做20次。

1

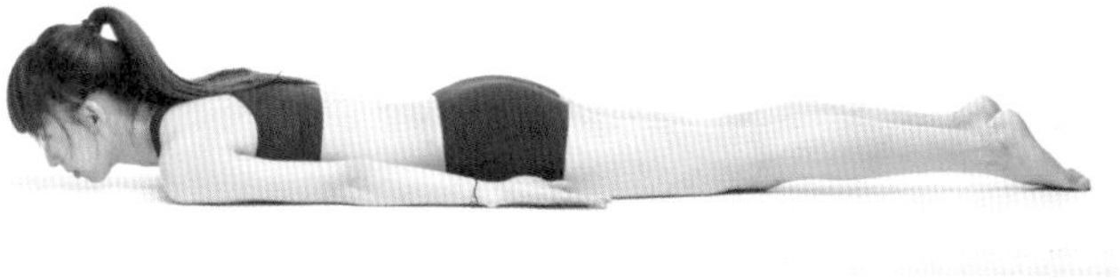

2

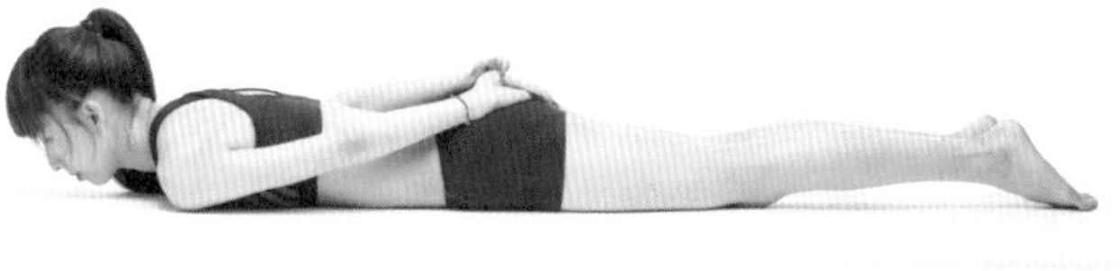

3

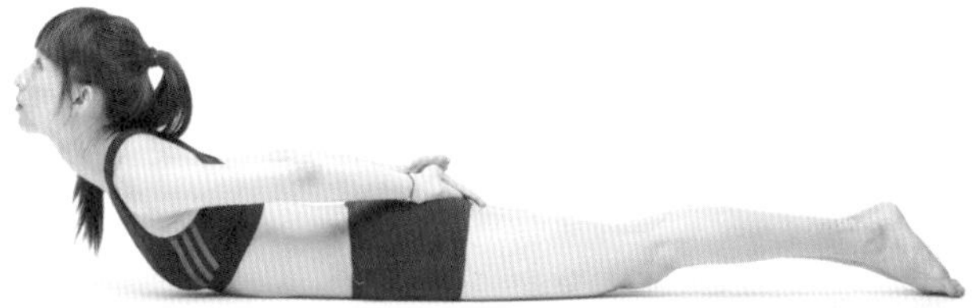

貼心小叮嚀

抬頭上仰的角度可依自己承受狀況，最大不要超過 35 度，避免脊椎受傷。此動作可鍛鍊背肌和肩胛肌，消除肩背脂肪，美化肩膀、背部線條。

• 功效：瘦臉

睛明穴 目內眥角稍上方凹陷處，近眼頭的位置。

陽白穴 位於前額部，當瞳孔直上，眉上1吋凹陷處。

四白穴 瞳孔正下方，眼眶下的凹陷處。

迎香穴 眼球正下方，鼻翼旁邊。

顴髎穴 眼外角直下方，顴骨下緣凹陷處。

大迎穴 面部下頜角前方，咬肌附著部前緣，面動脈搏動處。

頰車穴 下頜骨轉角處，前上方中指一指寬的凹陷處，咀嚼時咬肌隆起處。

太陽穴 眼睛與眉毛間的側面，快接近髮際處。

承漿穴 下唇與下顎的正中間凹陷處。

地倉穴 嘴角旁約0.5厘米處。

天突穴 喉斜下方肌膚的內側。

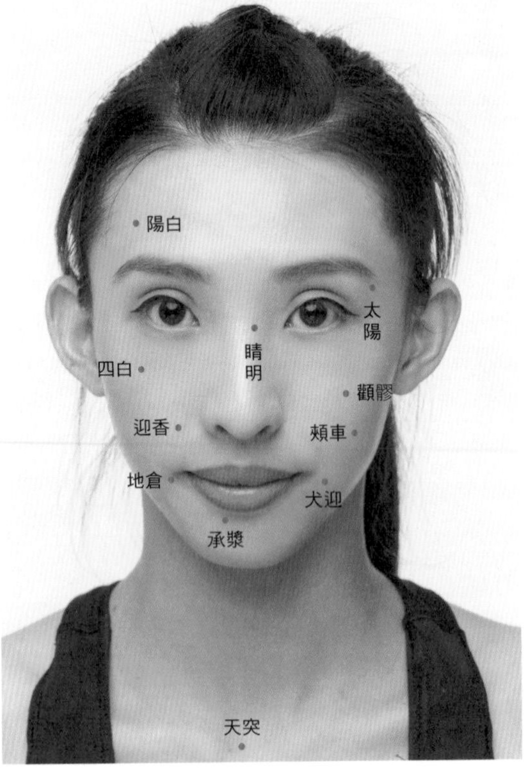

Step1 按摩印堂、睛明、陽白、迎香、四白、顴髎、大迎、頰車、太陽、承漿、地倉、天突等穴位，減少臉部脂肪囤積。

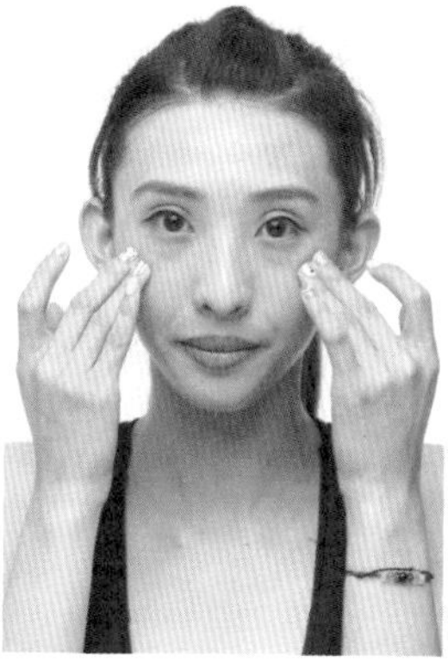

• 功效：V臉按摩

Step1 雙手指腹從額頭、眉心往兩側太陽穴按壓。再用大拇指指腹在印堂、睛明、陽白、太陽穴，做定點按壓，覺得有微痠感即可。每個穴位3秒鐘，重複5次。

①

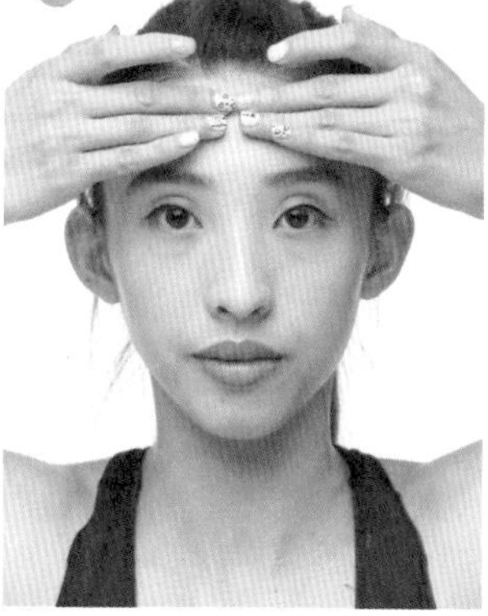

②

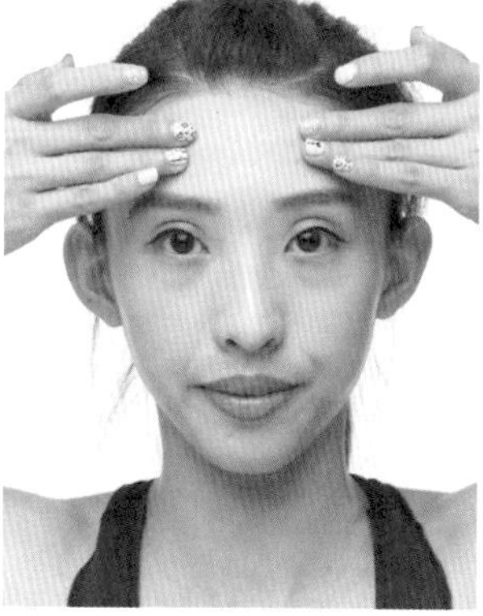

③

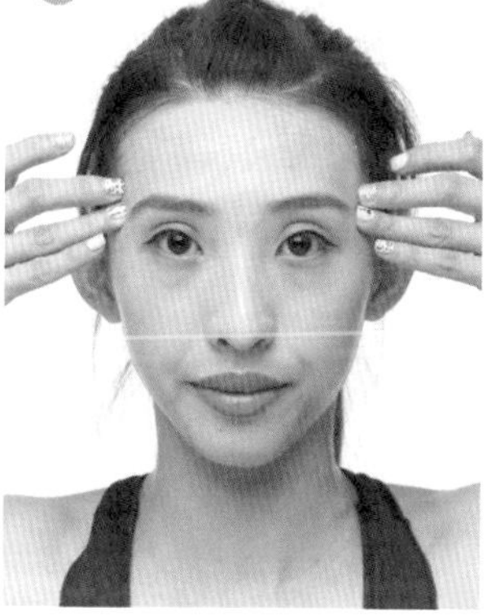

貼心小叮嚀

《內經》記載「十二經脈、三百六十五絡，其氣血皆上於面。」透過經絡穴位按摩，可使人臟腑協調，經絡通暢，改善局部血液與淋巴循環，幫助消除臉部水分，緊實鬆弛下垂的老化肌膚。

Step2 用雙手中指、無名指輕輕按摩鼻翼兩側及顴骨周圍。再用食指關節做迎香、四白、顴髎穴位的定點按摩。按壓3秒之後鬆開，反覆進行。可改善淋巴循環，消除浮腫、緊實臉部線條。

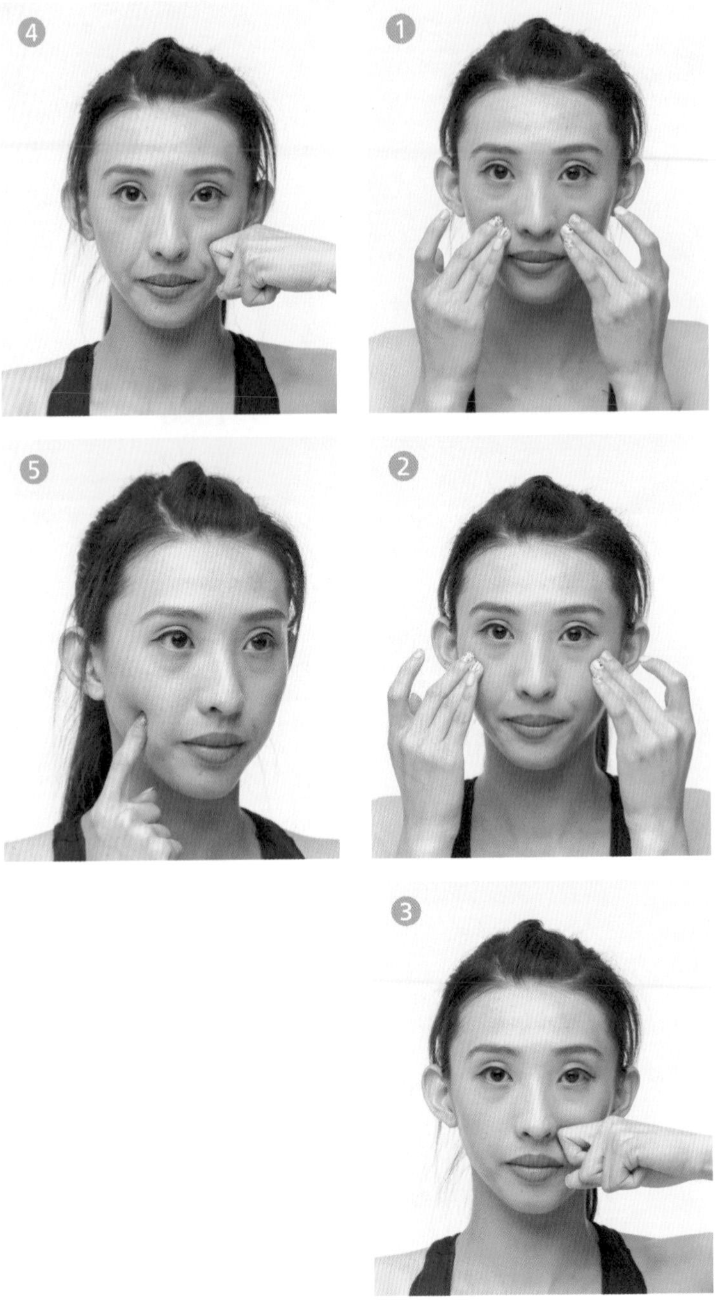

Step3 從大迎、頰車到太陽穴，用雙手大拇指指腹輕壓兩邊穴道，每個穴位按壓3秒鐘、重複5次。可消除國字臉，同時拉提下巴線條、消除雙下巴。

1
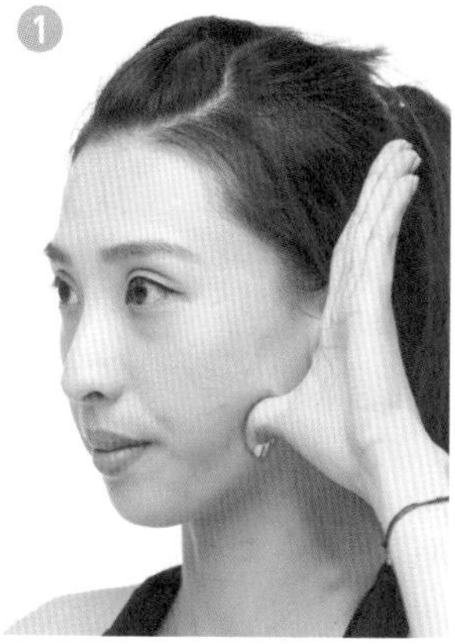

2
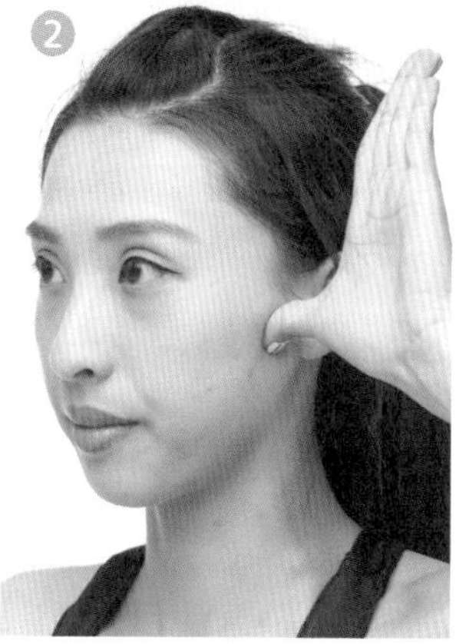

3
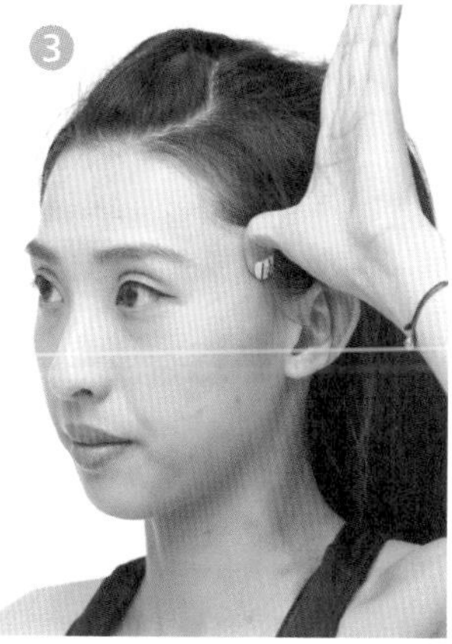

• 功效：消除雙下巴

Step1 用兩手拇指指腹，由下唇中點開始沿著唇周，往左右兩側向上輕按至嘴角。接著在承漿、地倉、大迎做定點按壓，按壓3秒之後鬆開，反覆進行。

1
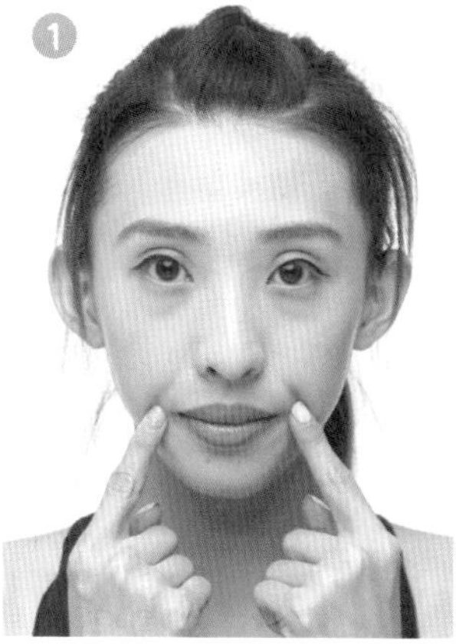

2
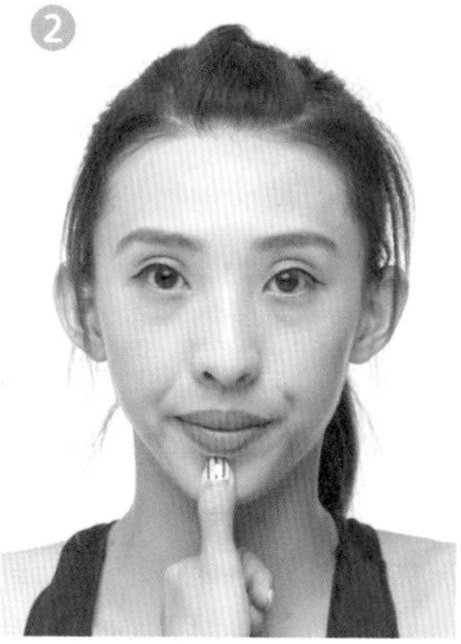

3
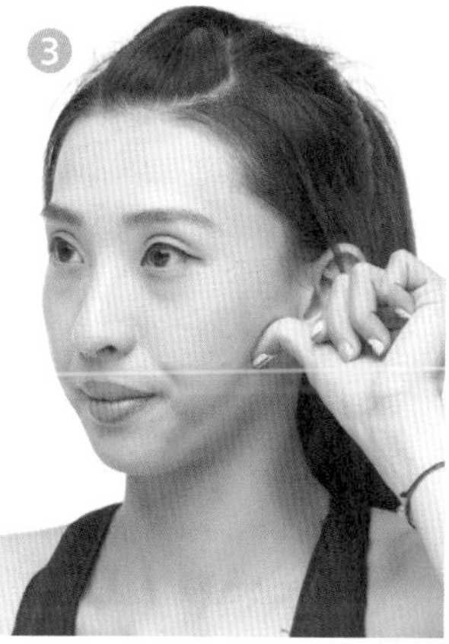

Step2 兩手拇指再沿兩側耳朵凹陷部位，向下順按至鎖骨部位，此循環做10次。再定點按壓頰車、天突穴位，各別按壓3秒鐘、重複5次。能暢通淋巴腺、改善下巴輪廓。

❶

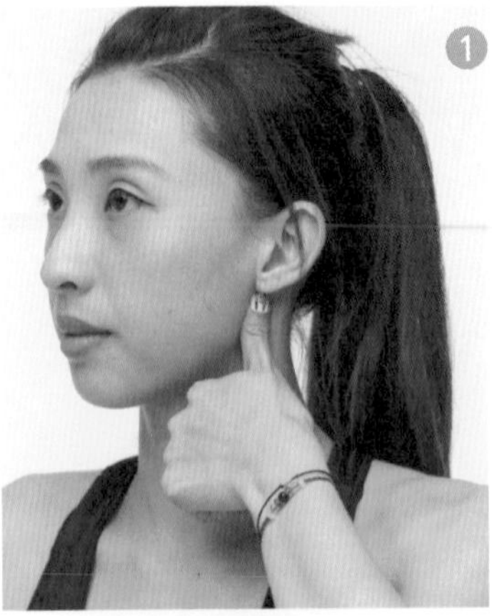

❷

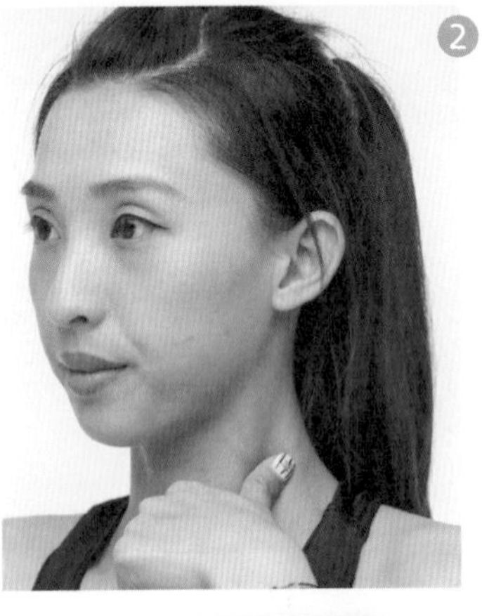

❸

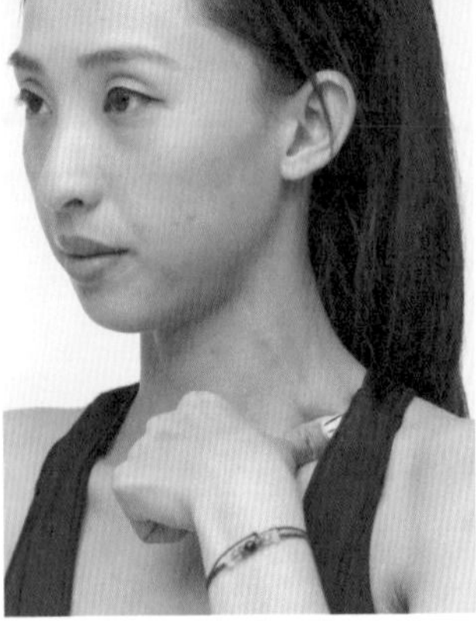

Step3 最後，舌尖用力頂下顎的牙床，可以使雙下巴和脖子間的皮膚不鬆弛，達到收緊頸部肌膚、消除雙下巴的效果。

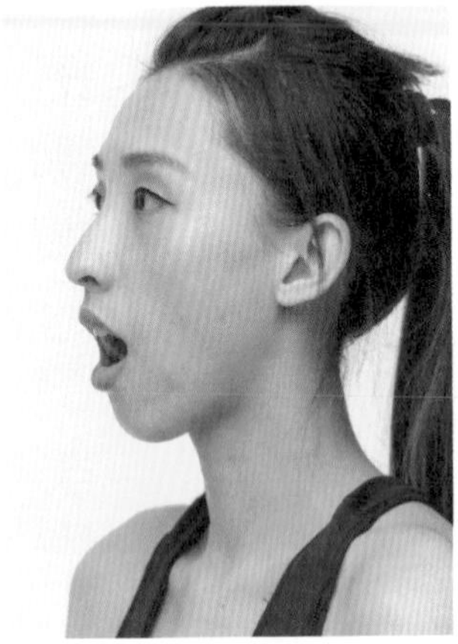

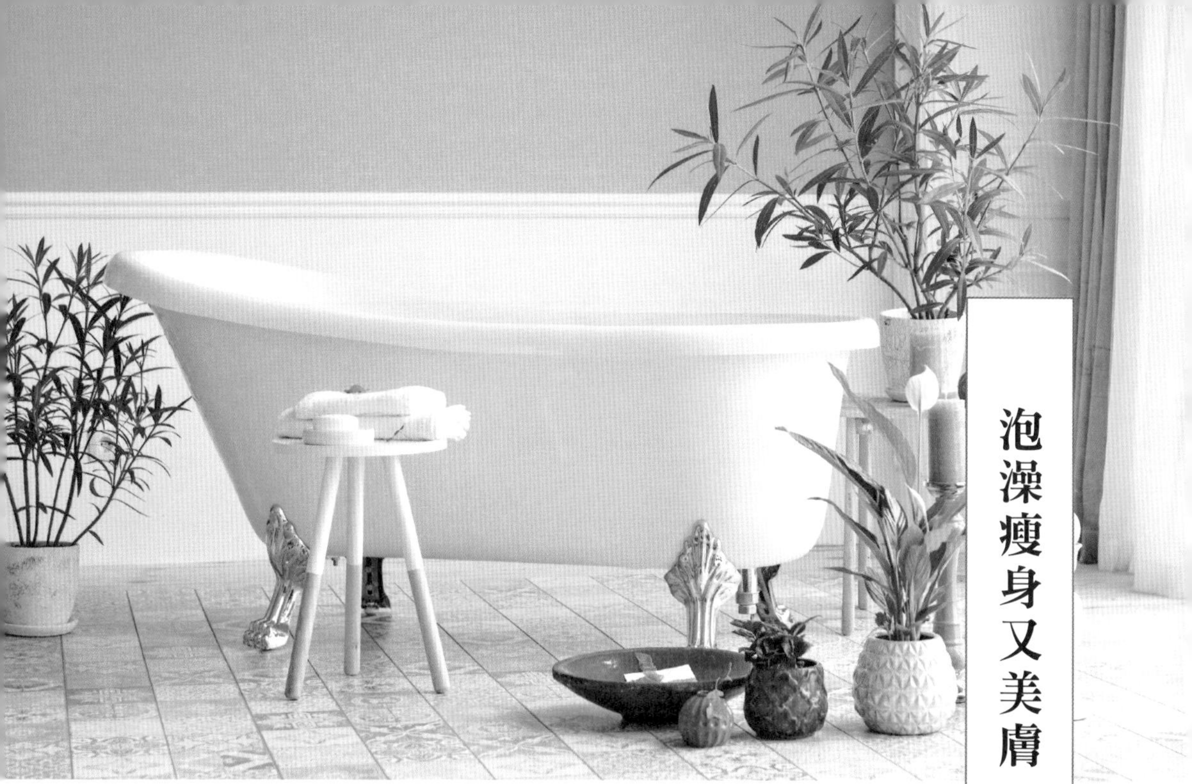

泡澡瘦身又美膚

泡澡的好處與瘦身原理

在前面「溫度決定環肥燕瘦」的章節裡，已經有提到可以利用泡澡讓體溫升高，提高基礎代謝率效能，來達到熱量燃燒的效果。除此之外，泡澡對身體的好處還有美膚、放鬆神經、舒緩壓力，改善怕冷體質，促進血液循環、加速新陳代謝，幫助體內排出廢棄物及多餘水分。

要成功瘦身，關鍵就在於：飲食、運動和基礎代謝率。而泡澡瘦身法就是利用熱水加快血液迴圈，透過水壓的作用，幫助下半身靜脈血液和淋巴液回流，提高基礎代謝率。當身體泡在40度以上的熱水中，可以提高基礎代謝率12－13％；泡熱水澡時間超過20分以上，消耗的熱量相當於快走８００公尺。

近來研究更發現，泡澡瘦身的關鍵是提升「深部體溫」，也就是血液溫度。人體的體表溫度會隨著環境調整，但血液溫度絕對會保持在36－37度，以保持恆溫。因此，當深部體溫提高約0.6－1度時，心肺功能會變得更活躍，血液加速運行，加快新陳代謝，廢棄物就會隨汗水排出，進而達到瘦身的效果。

可是，雖然深部體溫升高會加快新陳代謝，但流汗卻會造成熱疲勞，所以泡澡並非泡得越久、瘦身效果就越顯著，過度反而會造成身體不適，甚至缺氧死亡。只要不過度，泡澡絕對是一件讓人愉悅的事。對於瘦身及人體健康，也有莫大的輔助效果。

‧美膚功效

泡澡時熱水會幫助身體溫熱，讓體內血管擴張，血液循環順暢，加速淋巴排毒效果。同時，泡澡會造成大量流汗，將塞在毛細孔中的老廢物質及污垢排出。所以，泡完澡後通常皮膚會變得有光澤，對於美膚有相當大的助益。

‧提升睡眠品質

睡眠品質好，肌膚也會跟著水嫩有光澤。這是因為進入深眠期時，能夠刺激成長荷爾蒙的分泌，有助於肌膚細胞的新陳代謝，這也是美膚的基礎。

泡澡的方式

・半身浴

可以讓促進睡眠的副交感神經活化，幫助睡眠。泡半身浴時，水溫37－39度是最適宜的溫度。水位高度在腰部位置，**重點在於手不要泡在水中，這樣腳部溫熱了，手部冷卻，能夠讓副交感神經活化**。副交感神經能夠在體溫下降時，調整身體至睡眠狀態，因此，剛泡完澡時身體會「暫時」處於興奮狀態，所以最好能在**睡覺前1－2小時**進行。

・全身浴

泡澡水線大約在肩部的位置，此時水蒸氣也會上升至臉部，在泡澡的同時，還可以一邊敷臉或做臉部按摩，對肌膚美容效果更佳。另外，利用泡澡時所產生的水蒸氣，做深呼氣及吸氣的呼吸方式，也可以幫助呼吸道排除廢物，使胸口不會鬱悶。

不宜泡澡的人

研究指出，**孕婦**泡熱水澡次數太頻繁、時間太久，會影響胎兒發育。**老人家**及**高低血壓的人**、**幼兒**，都不適合高溫的全身浴。另外，必須注意的是，**心臟不好的人**也不適合常泡熱水澡，建議可以用傳統的保健良方─熱水泡腳來取代。

熱水泡腳不只能使腳部微血管擴張，促進全身血液循環，還可增加細胞通透性，提高新陳代謝，同時達到健身祛痰的作用，能有效改善雙腳冰冷的情況。

泡澡前後注意事項

•1、不能在飢餓狀態或飯後1個半小時內泡澡

泡澡能促進身體血液循環加快，在飢餓狀態下泡澡，很容易造成血糖急遽下降，產生暈眩。飯後立刻泡澡也會對消化系統造成影響，所以最好在飯後2小時，等食物被消化後再開始泡澡。另外，泡澡前先緩慢地喝一杯溫水，能讓體內的排毒機能啟動。喝酒與剛做完劇烈運動的人，不宜馬上泡澡。

•2、泡澡後要適當休息，適當補充流失水分

中醫有「**形寒飲冷則傷肺**」的說法，因此要**避免讓身體暴露在寒冷的環境裡，才不會損傷到呼吸系統**。臨床上發現，許多患有脂肪堆積的人往往喝水不足，因此，建議如果打算進行泡澡減肥的話，更要多喝水來補充因高溫流汗而流失的水分，以免造成體內缺水。

• 3、善用黃金時間迴圈，保持身體最好代謝狀態

泡澡的最佳時間依據每個人的身體狀況而定，但**最理想的泡澡黃金時間是每8—10分鐘就要起來休息一下**，才不會造成身體負擔。

一般來說，正確的泡澡方式應是：先浸泡在水中5分鐘左右，讓毛細孔全部打開，清除毛細孔污垢，身體完全放鬆。經過10分鐘左右後離開浴缸，再用冷水沖手足1—2分鐘，再繼續入浴。如此反覆地迴圈（2—3次），可以讓身體保持在最好的代謝狀態，促使皮膚大量排汗，並能清潔毛細孔、燃燒皮下脂肪、活化細胞、促進末稍神經及血液循環、鬆弛神經、幫助睡眠與放鬆心情，達到最佳的瘦身效果。

• 4、最佳泡澡瘦身水位，發揮最佳瘦身效果

理想中的**最佳泡澡瘦身水位**，大約在心臟以下，相當於將身體的一半泡在浴缸裡。這樣可讓身體各部位的器官承受適當壓力、加上水溫效果，泡完澡後全身就像是做過有氧運動一樣汗水流不停，不僅通體舒暢，還能健康瘦身、發揮最佳燃脂效果。

• 5、水溫的高低，是影響瘦身效果的關鍵

泡澡水溫的高低，是影響瘦身效果的關鍵。一般來說，高溫浴（42度以上）可以快速活絡交感神經作用，使人頓時覺得精神百倍，而且代謝能力會在較短時間內提升。不過高溫對肌膚刺激較大，尤其秋冬

皮膚容易乾燥，泡澡溫度若過高容易破壞身體的角質，造成異位性皮膚炎等皮膚問題。

中溫浴（39－42度）可以緩和升高體內溫度，使血液迴圈增強；微溫浴（37－39度）比正常體溫略高，是讓人容易適應的溫度，但是瘦身效果當然也不顯著。

泡澡前應該先以相當於人體36度左右的溫水沖澡，藉由皮膚表層的水分蒸發帶走熱量，身體也會快速進入燃脂狀態；之後再將水溫慢慢調高至38度，讓毛孔完全張開，促進熱量消耗。泡澡時，水溫則維持在38～40度最恰當。

● 6、搭配按摩，瘦身效果更顯著

在熱水中的浮力是體重的十分之一，若加上水的摩擦力產生適度的抵抗力，更能增加鍛鍊肌肉的機會，雕塑下半身完美曲線。身體一旦受到靜水壓的作用，氣血自然變得順暢，浮腫情況也獲得改善，所以泡澡時搭配簡單的肢體伸展與按摩動作，會讓瘦身效果更為顯著。按摩方式基本上「由下往上」朝心臟進行。

【腿部按摩】

腿部彎曲，從腳踝後側到大腿，用手掌與手指一邊捏一邊緩慢地提拉腿部後側肌肉。

【大腿毛巾操】

以雙手拇指施力，右手向下轉、左手向上轉，像擰毛巾一樣的方式，輕輕擰動大腿肌肉。

【淋巴排毒按摩】

雙手指併攏向下，虎口張開環抱大腿後端，兩拇指共同施力，沿著骨盆的弧線按壓大腿鼠蹊淋巴。

【伸展舒緩按摩】

在進行完以上的按摩後，最後可以進行伸展舒緩按摩。雙腿自然伸直坐著，用雙手手指從腳踝到大腿後端，輕輕按壓雙腿，讓淋巴流通並集中。

輕鬆泡澡瘦身法

如果想要有更顯著的瘦身效果，不妨可在泡澡水中加入一些瘦身催化劑，更能達到事半功倍之效。添加物的部分，有以下幾種類型：

- **食材類**

醋、酒、薑、辣椒、咖啡、綠茶、水果等，其實都可以被當做泡澡的催化劑，有不錯的功效。

【以薑汁或辣椒泡澡】

藉著促進新陳代謝、通筋活絡，造成大量排汗，達到減重效果。辣椒的發汗效果極佳，促進新陳代謝的能力極強，但是建議皮膚較敏感的人不要嘗試。

相信泡過薑湯浴的人應該會很難忘全身暖烘烘、血液暢通的暢快感。根據《本草綱目》記載，「薑」具有保溫的療效，能刺激血液循環、活血化瘀、消除脹氣、安定消化系統，並且對於舒緩風寒及發熱症狀，皆有相當好的療效。生薑中所含的**薑黃素（Curcumin）可促進血液循環，縮小上、下半身溫差**，幫助排汗、排毒。若用薑汁來泡澡，透過皮膚自然吸收，對於消除下半身肥胖，或水腫型肥胖格外有效。

另外，也可以搭配醋及米酒，加強促進發汗和加快新陳代謝，達到燃脂減脂效果。水果醋可以幫助人體消除橘皮組織，米酒則可促進血液循環、幫助身體排汗。

薑汁泡澡法

利用老薑熬燉的薑汁，取 30cc 倒入約 40 度攝氏的泡澡浴缸中，泡澡 15 － 20 分鐘，可促使血液迴圈加速、末梢血管活絡，消耗熱量燃燒脂肪後會開始發汗排汗。

薑汁＋米酒＋水果醋泡澡法

取熬煮的老薑母汁 80 克、水果醋 60 克、米酒 80CC，一起倒入浴缸內，浸泡 5 － 6 分鐘後起身喝水，休息 2 分鐘，循環個幾次，可有效幫助發汗排汗。

【咖啡泡澡】

咖啡中的礦物質可以讓鬆弛的皮膚緊實，並且提高脂肪代謝率。泡澡時，咖啡因通過皮膚吸收，進入身體每個毛孔，可以刺激交感神經興奮，直接燃燒、消耗儲藏在體內的脂肪，降低食慾，達到少吃的目的。

【綠茶泡澡】

綠茶中的兒茶素與咖啡因相同，都可以提高脂肪的代謝率，因而能有效地打擊脂肪。

【橘子、柳丁、柚子、檸檬等柑橘類水果泡澡】

可以促進血液循環，維生素 C 有益皮膚。可用新鮮果皮入浴，但曬乾後香氣會更濃郁。

咖啡泡澡法

將隨身包咖啡倒進鍋裡煮，煮得比平常的咖啡濃稠一些。之後將煮好的咖啡倒入浴缸裡浸泡 18 分鐘。但是泡澡前要先清潔肌膚，以免毛孔堵塞，阻礙汗水排出與瘦身分子的吸收。

綠茶泡澡法

準備喝過的綠茶渣或茶包 3 － 5 包，放入絲襪或棉布袋中，放入浴缸的溫熱水中。一次約泡 10 至 20 分鐘，中間若覺得太熱可起身離開浴缸，休息片刻後再繼續泡澡。

水果泡澡法

可把柑橘類果皮混合蘋果放入茶壺中，以熱水泡 5 分鐘後，將汁液倒入浴缸泡澡。或者也可用棉紗袋裝好所有果皮，放進浴缸內泡澡。

• 精油類

精油浴具有養顏美體、控制體重的好處，而且種類選擇相當多，包括檸檬、橘子、迷迭香、薰衣草、玫瑰等等。還可以搭配香草等植物的花、葉加強效果，尤其花草的芬芳氣味更能使身心更放鬆。但柑橘系列的精油可能會刺激皮膚，皮膚容易過敏的人，建議先在皮膚上局部測試，若無過敏反應再使用。

想消除疲勞，可用薰衣草、茉莉、洋甘菊、迷迭香、玫瑰、佛手柑；提振精神可用薄荷、迷迭香、尤加利、葡萄柚等；好入睡可用洋甘菊、薰衣草、伊蘭和橙花。

• 粗鹽浴

可使用未經過人工改造的天然粗鹽來泡澡，也可以用沐浴鹽代替粗鹽，但不可使用食用鹽。粗鹽浴可促進人體廢物排出體外，同時有助於增加新陳代謝、血液循環、控制體重。

精油泡澡法

身體進入放滿溫熱水的浴缸後，滴入 8 至 10 滴的精油即可輕鬆泡澡。若要搭配花草浴，可先將數種新鮮香草在壺中沖泡，取其汁液倒入浴缸。或者將新鮮香草束清洗後浸在水裡。若使用乾燥香草，可用棉紗袋裝好直接放在浴缸裡，或沖泡熱水後取汁液使用。

粗鹽泡澡法

將 2 匙粗鹽加入約攝氏 40 度的溫熱水中拌勻，浸泡約 5 分鐘後，起身休息約 30 秒，如此反覆動作 2 － 3 次。

• 中藥浴

藥浴減肥是近年來新興的中藥減肥療法。它的原理是根據不同的中藥材藥性，煮熟加熱之後浸泡到身體，通過皮膚在溫水作用下的強滲透力，充分吸收中藥成分，疏通筋骨關節，從而對血液循環、新陳代謝有顯著作用，達到減肥瘦身的效果。

【燃脂泡】

具有潤滑皮膚、促進脂肪燃燒等作用。

【輕盈泡】

加強促進血液循環、達到消腫輕身的作用。

【纖體泡】

加強促進血液循環、達到消腫瘦身作用。

【消瘀泡】

加強促進血液循環、達到活血去瘀的瘦身作用。

醫生小叮嚀

泡澡的確會促進新陳代謝，尤其天冷的時候，泡個溫暖的熱水澡，也有助於加強血液循環，放鬆神經、舒緩壓力，晚上較好入眠。但是，應用在減重期間，它只是當作協助排出身體多餘水分，提高基礎代謝率的方式之一，其餘還是得靠適量運動和控制飲食，減重才會更有效！

燃脂泡澡法

將麻黃 5 錢、荷葉 3 錢、海藻 3 錢、車前草 5 錢、山楂 3 錢、藿香 3 錢、荊芥 5 錢、薄荷 3 錢、冬瓜皮 5 錢、白芷 3 錢一起水煎成藥汁後，加入浴缸的溫熱水。每泡 5 － 10 分鐘後起身，稍微休息後，續泡 10 分鐘。

輕盈泡澡法

將荷葉2兩、澤瀉1.5兩、防己2兩、柏子仁2兩用1000cc的水浸泡20分鐘。泡完後開火煮滾 30 分鐘，再把藥渣瀝掉，留下藥湯。將珍貴的藥湯倒進浴缸後，加入拍打過的薑母及一瓶米酒，每泡 5 － 10 分鐘後起身，稍微休息後，續泡 10 分鐘。

纖體泡澡法

玉米鬚 1 兩、桂枝 5 錢稍微沖洗後，加少許水，以調理機攪碎，再放入不織布包中，紮好袋口。加水 1000cc 煮 20 分鐘，將藥汁倒入浴缸的溫熱水中。身體洗淨後，慢慢泡入浴缸，每泡 5 － 10 分鐘後起來，稍微休息後，續泡 10 分鐘。

消瘀泡澡法

赤芍 5 錢、丹參 5 錢、何首烏 5 錢稍微沖洗，加少許水，以調理機稍微絞碎後，放入不織布包中，紮好袋口。加水 1000cc 煮 20 分鐘，將藥汁倒入浴缸的溫熱水中。身體洗淨後，慢慢泡入浴缸，每泡 5 － 10 分鐘後起來，稍微休息後，續泡 10 分鐘。

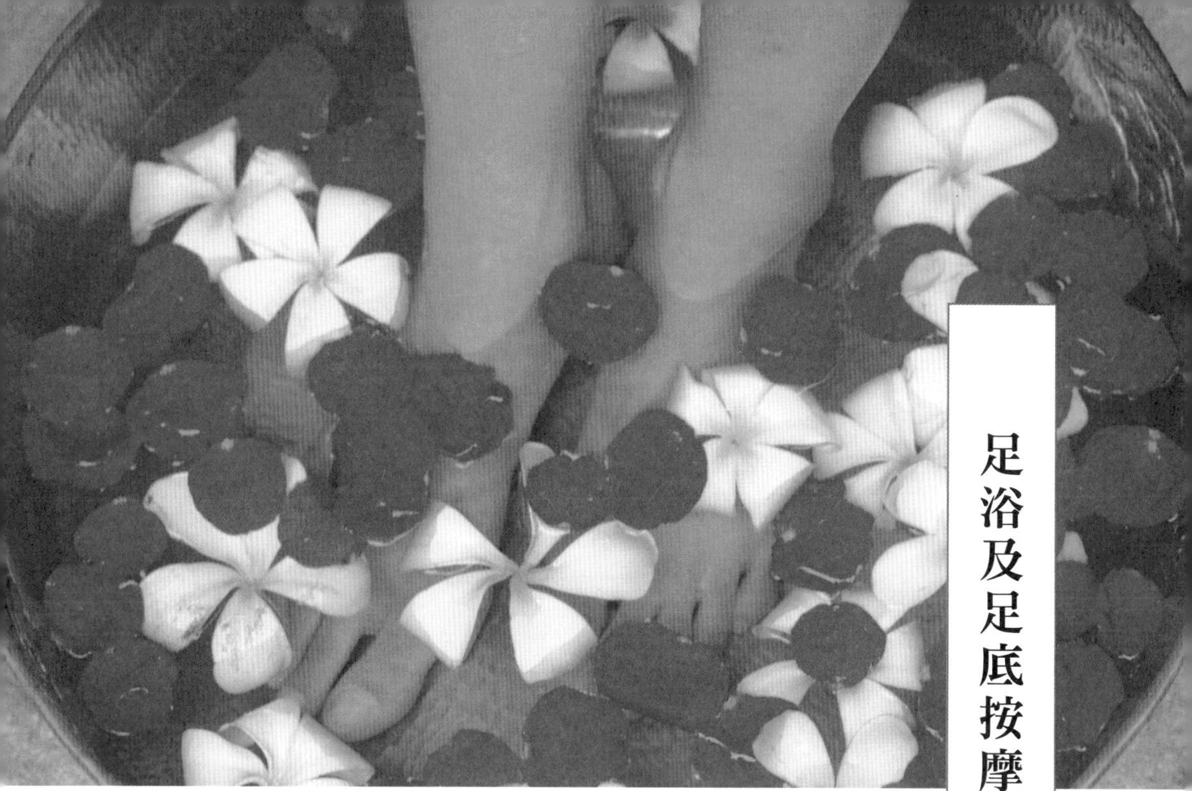

足浴及足底按摩

人體的第二個心臟，反映身體健康

人體的構造非常特殊，所有器官都有神經延接至足部，其末梢神經區塊，就是所謂的反射區。反射區中，最重要的當數足底六大反射區，分別是：**腎上腺**、**腹腔神經叢**、**輸尿管**、**膀胱**、**尿道**，透過按摩刺激，加速代謝沉積在組織周圍的毒素和廢物，進而達到治療及排毒的功效。

人體的十二條經絡中，腳不僅是足三陰經的起點，還是足三陽經的終止，計有**足太陰脾經**、**足陽明胃經**、**足少陰腎經**、**足太陽膀胱經**、**足厥陰肝經**、**足少陽膽經**等。這六條經脈的根部，分別在腳上的六個穴位中：足太陰脾經——隱白穴、足陽明胃經——厲兌穴、足少陰腎經——湧泉穴、足太陽膀胱經——至陰穴、足厥陰肝經——大敦穴、足少陽膽經——足竅陰穴。且足踝關節以下就有三十三個穴位，雙腳穴位達六十六個，分別對應著人體的五臟六腑，如能經常刺激足部的穴位，就能達到養身保健的作用。

《黃帝內經》中即有記載，刺激腳趾與足部之後，刺激會循行經絡反射至體內臟腑器官，在治療上具有顯著的功效。人體的經絡遍佈全身，很多身體上的不舒服，都可以藉由足底穴道按摩來做適當的舒緩。而有些穴位無法按壓到的，就可以靠熱水足浴來解決這個問題。

因此，在中醫的足療法中包括了兩部分：**足浴**、**足底按摩**，即是運用中醫原理，集治療和保健為一體的自然療法。中醫理論記載**人有「四根」：耳根、鼻根、乳根、腳根，其中又以腳根為四根之本**。足部是人體的第二心臟，能夠準確地反映人體的健康狀況，《黃帝內經》也提到：「人之衰老始於足，足血營則身心健。」人之有腳，猶似樹之有根，樹枯根先竭，人老腳先衰，可見腳對人體的重要性。

• 足浴

自古以來，人們非常講究泡腳，民間就有「**春天泡腳，升陽固脫；夏天泡腳，暑濕可祛；秋天泡腳，肺潤腸濡；冬天泡腳，丹田溫灼**」的說法。從中醫觀點來看，人體五臟六腑的功能，在腳上都有相應的穴位，藉由把腳浸泡在溫熱的水中，可直接刺激經絡穴位，改善氣血循環；經由穴位、經脈傳入體內，以激發人體正氣，平衡陰陽，達到預防和抵禦疾病的目的。

中醫學經常強調「頭寒腳熱」是最有益健康的，但一般人的體質正好與此相反，腳部受寒，病從腳生。尤其排汗功能不佳，體質較虛弱的人，手腳容易冰冷，因此常有小毛病出現，例如容易疲勞，形成「體寒」的體質。體寒是導致肥胖的因素之一，所以很多肥胖的人即使夏天也會出現腳部冰冷的現象。因此，以40度左右的溫熱水，將膝蓋以下的腳浸泡水中，可有效燃燒下半身脂肪。持續此方式一段時間，可使「體寒」的身體漸漸改善，讓血液流動恢復正常，促進新陳代謝。

熱水足浴為傳統養生的方法之一，由於實行方便，因此受到民眾普遍喜愛。熱水足浴的定義是指腳部、足踝、小腿等局部泡在41－43度的熱水裡15－30分鐘。此方式可提高身體核心與末稍肢體溫度，降低交感神經活性，提高副交感神經活性，使人有放鬆及舒適的感覺，同時減輕疲憊感，改善睡眠品質。

•中藥足浴

除了熱水足浴之外，還可以利用中藥材來加強治療疾病及促進新陳代謝。使用的藥材有以下幾種：

茯苓 甘、淡，平。歸心、脾、腎經。利水滲濕，健脾安神。

澤瀉 甘、淡，寒。歸腎、膀胱經。利水滲濕，泄熱。

防己 苦、辛，寒。歸膀胱、腎、脾經。祛風濕，止痛，利水消腫。

桂枝 辛、甘，溫。歸心、肺、膀胱經。發汗解肌，溫通經脈，助陽化氣。

藥足浴

將茯苓3錢、澤瀉3錢、桂枝3錢、生薑3錢、艾葉3錢、防己2錢，用2000cc的水大火煮滾即可，待稍涼後即可進行足浴。

生薑　辛，溫。歸肺、脾、胃經。發汗解表，溫中止嘔，溫肺止咳。

艾葉　苦、辛，溫。歸肝、脾、腎經。溫經止血，散寒調經，安胎。

● 足底按摩

足底按摩治病強身的理念，從五千年前就存在，稱之為「觀趾法」。《黃帝內經》足心篇早有對足療的論述，名醫華佗在《華佗秘籍中》將其稱為「足心道」。明代著名的醫學家李時珍在《奇經八脈考》中指出「寒從腳起」，故腳部為治病的根本泉源；藥王孫思邈的長壽秘訣之一，便是每天揉按腳底，重點在**湧泉穴**。

足部的一些特定部位，是臟腑經氣輸注和聚集之處，給予一定的按摩刺激，可治療相應的內臟疾患。足心集中了與身體所有器官相關的經絡穴位，適當地刺激，能夠刺激腎上腺，促使腎上腺分泌激素，激發皮膚細胞的活力，增強其新陳代謝，減少色素沉著。故按摩足底有助於疏通經絡，調整臟腑機能，還有助於延年益壽。

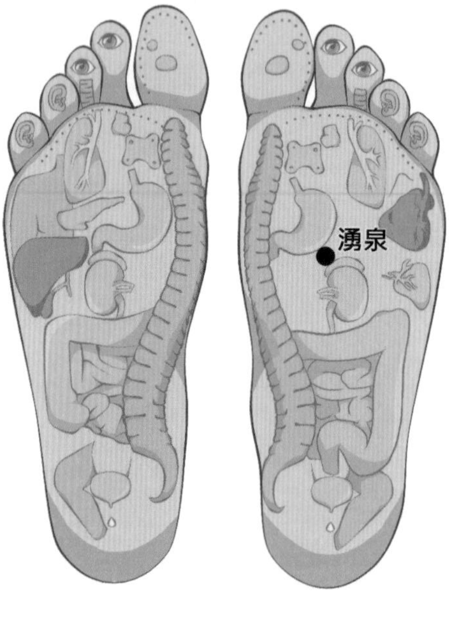

足療促進新陳代謝，健康又瘦身

當全身血液循環不佳時，就會產生內臟功能和內分泌失調的現象，體內毒素若不能及時排除，新陳代謝速度過慢，會造成脂肪堆積，出現肥胖。

而下半身水腫，多半是血液與淋巴循環不佳所造成，也可以利用足浴及足底按摩來促進循環、改善水腫。足療不僅可以幫助減肥，還有保健作用，透過熱能及按摩來刺激穴位，可促進身體血液循環和新陳代謝，收到排毒燃脂、減肥瘦身的作用。

哪些人不宜做足療

皮膚感覺異常者、**血液循環不佳**，有出血傾向如**胃出血**、**子宮出血**、**血友病**症狀者、**婦女月經期**及**妊娠期**、足部有**急性發炎**或**開放性傷口者**、**長期使用類固醇者**、**高血壓**、**急性心肌梗塞**或**嚴重疾病者**皆不宜採用足療方式。

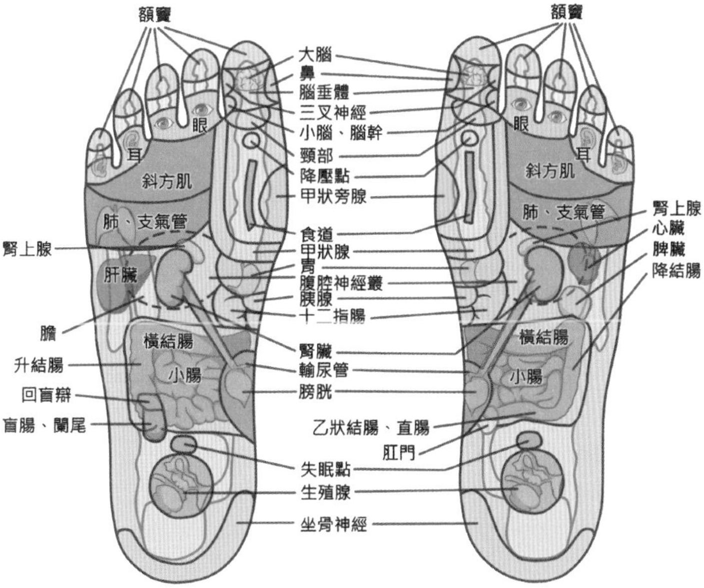

此外，由於下視丘為體溫調節中樞，年紀太大或太小者，下視丘功能不佳，尤須注意泡腳的時間與溫度。

足浴及足底按摩的方式

• 保健足浴

足浴的重點在：水的溫度、浸泡時間、水位高度。

1、**水溫在40－43度之間**，組織溫度的變化已維持在穩定狀態，若足浴的溫度超過45度，便會刺激表皮末稍神經，並會有燒痛的感覺。

2、**泡熱水約20－30分鐘內可達最大血管擴張作用**，若超過30－45分鐘以上，則會使組織充血且血管收縮。若仍持續泡足，收縮的血管無法經由血液循環適當散熱，會有不舒適的感覺甚至易導致燙傷。

3、**足浴以能淹沒足踝內部上3吋為宜**。足踝部位有下肢重要的穴位「三陰交」，其位於足內踝高點上3吋（1公分），脛骨後緣，如能經常刺激此穴位，就能達到養身保健的作用。

●養生足底按摩

1、先進行泡腳足浴約20分鐘，讓足部毛孔張開。

2、泡的時候用手緩慢、輕鬆地按摩雙腳，先從腳背開始按至腳心，直至發熱為止。

3、也可在浴缸或澡盆中放入小鵝卵石，每天光腳在上面踩30分鐘；或每天洗腳後，用手或絲瓜類的天然植物，用力摩擦足心；或晚上臨睡前兩足互相摩擦足心，直至發熱為止。

簡易足底按摩法

●敲擊腳底

每天晚上睡前用拳頭敲擊腳底，以腳掌為中心，有節奏的進行，以稍有疼痛感為度，每天約2分鐘，每腳100次左右。可以消除一天的疲勞，促進全身血液循環，增強內臟排毒功能，暢通體內血管的代謝功能，加快燃燒脂肪速度。

醫生小叮嚀

按摩後要喝溫開水，幫助排出代謝的廢物。最好選擇在晚上睡覺前做，這樣有利於睡眠。飯前、飯後30分鐘內不宜進行足療；飯前做會抑制胃液分泌，對消化不利；飯後立即按摩會造成胃腸的血量減少，影響消化。

・按摩腳趾

可以用雙手抓住雙腳的大拇趾，作圓周按摩，每天按摩數次，每次2分鐘。也可以用手作圓周運動來搓小趾外側。由於記憶力是與小腦相關的，而小趾又是小腦的反射區，所以按摩小趾不僅瘦身，還有助增強記憶力。

・摩擦雙腳

仰臥在床上或地板上，抬起雙腳，讓雙腳合攏相互摩擦，可使血液循環通暢。等腳部感到溫暖，便可以在短時間內加強體內排毒燃脂功效。如果加上雙手同時進行摩擦效果更佳。要用力摩擦2分鐘，大約20次左右即可。此方法也有助睡眠。

・雙腳晃動

仰臥在床上或地板上，先讓雙腳在空中晃動，然後像踩腳踏車一樣讓雙腳運動。持續2分鐘，通暢全身的血液循環，加速脂肪燃燒，且有助於改善睡眠。

・赤腳行走

赤腳行走的優點，除了讓五趾分離運動，更能鍛鍊到足心。足心是保持平衡的重要部位，行走時儘可能讓足心得到刺激。也可嘗試走鵝卵石路，或在家中準備圓潤帶突起的地墊，赤腳行走2分鐘。為了健康和瘦身，經常讓雙腳從鞋襪中解放出來吧。

案例：

35歲的上班族李小姐，就診時表示全身不舒服，卻又無法明確指出哪裡不對勁，而且對自己突出的小腹、下半身肥胖身型非常不滿意。

把脈後，脈象沈濡，舌淡白，舌面水潤且佈滿厚膩舌苔，診斷應為體內寒濕黏滯。問診後得知她經常一早進公司後就埋首辦公桌前，久坐少動，維持同樣姿勢過久，肌肉運動時間減少，造成全身淋巴液回流不順暢，休息時間又經常吃冰品或冷飲，降低了基礎代謝率，除了容易囤積脂肪外，更導致體內廢物及水分滯留，出現嚴重水腫現象。

加上整天外食，飲食重口味，晚上下班後與好友聚餐，又吃進爆表熱量，飲食中攝取的鈉太多，水分無法排出，以及吃加工食品是引起水腫最常見的肇因。體內水分滯留造成水腫，若讓濕氣長期停留體內，人就會肥胖，這就是中醫所說的「痰飲」。除了小腹突出之餘，更會傷害脾、胃等消化器官，危害健康。

我開了去寒濕、健脾胃的藥，並請李小姐改變日常生活習慣，除了叮囑她不要吃冷食、喝冷飲，在上班時間也應多活動足部，睡前用熱水泡腳、每週抽空泡澡1－2次。持續一段時間後，回診時，李小姐的走路步伐已輕快許多，整個人神清氣爽。若能持之以恆，擁有穠纖合度的身材指日可待。

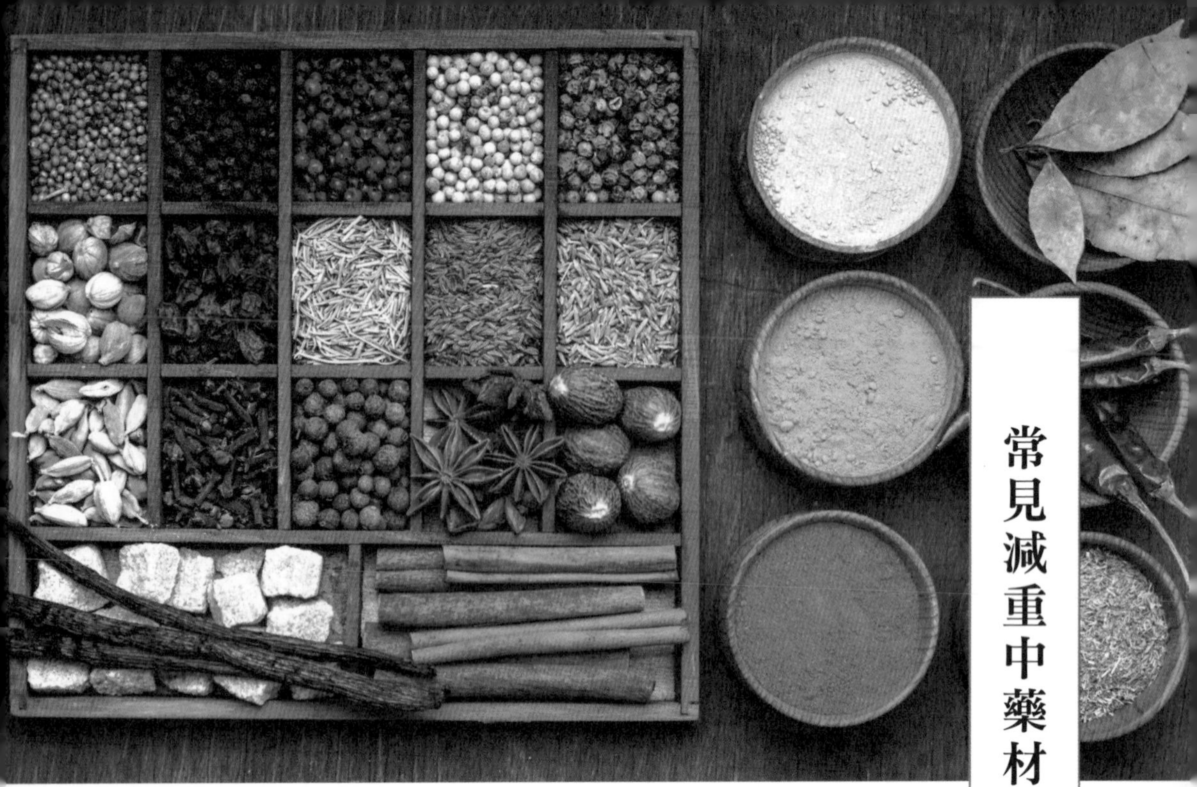

常見減重中藥材

19種減重藥材，依體質選擇善用

中醫減重講究辨證論治，對不同體質的患者，開立屬於適合他的藥物。所以，根據患者體質陰陽、表裏、寒熱、虛實的不同，而有不同的治療方式。但是，必須是藥與症狀相符，開出來的藥方對患者效果才會顯著，而不具副作用。

有些患者習慣上網自行購買中藥材來服用，其實很多藥材藥性雖然溫和，但如果藥材不對證，反而會吃出問題。這就是為何有些患者會反應自行服用中藥後，反而越吃越胖的原因。就像《神農本草經》也將藥材區分為上、中、下三品，依據藥的特性做出區分一樣。所以，藥材是不能隨便服用的，要依據每個人體質來選擇為宜。以下，介紹幾種主要常見的減重中藥材，讓大家知道**藥性**、**功效**及**用途**，稍微有個概念。

【山楂】

山楂具有降血脂、降高血壓、抗菌及提升免疫力、清除體內多餘自由基的作用。中醫認為山楂可消食健胃、活血化瘀，現代人平日飲食常大魚大肉，燒烤炸辣不忌口，所以常損傷腸胃造成飲食積滯，影響到腸胃運化功能，出現腸胃脹氣、噁心嘔吐、食後則脹；尤其很多減重患者主要多是腸胃系統功能不佳，可用山楂來增加腸胃蠕動又可降血脂，效果多多。另外，山楂對於肉類食物消化效果好，所以多吃肉類後可飲山楂茶飲效果佳。

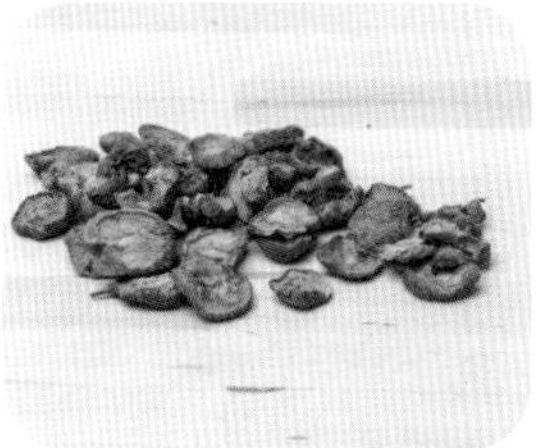

【三七】

三七主要成分為三七皂苷及黃酮苷，可有效降低膽固醇三酸甘油脂、保肝、抗腫瘤、止血等作用，對冠心病及心絞痛有明顯的效果。《本草綱目》上有記載，三七又稱金不換，為古人軍中有名的金瘡用藥，著名的雲南白藥就是以它為主要的成分，近年來更廣泛使用於治療心肌梗塞及冠心病等疾病。臨床上減重多用於治療痰濕血瘀型患者，增加局部微循環，並可有效降低血脂肪。

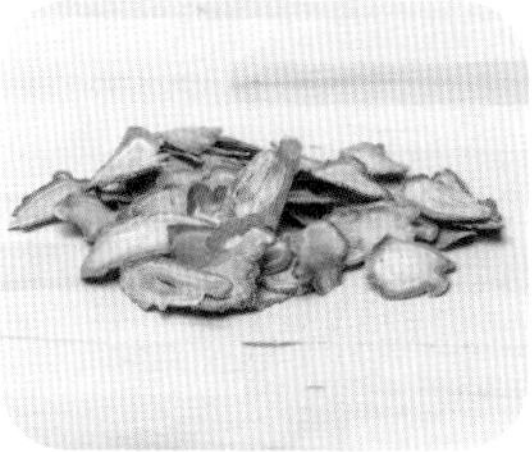

【丹參】

丹參有明顯抗血栓、抗動脈粥狀硬化、擴張冠狀動脈、降低膽固醇及三酸甘油酯，及保肝、抗胃潰瘍等作用。中醫認為其有降脂減肥、安神寧心的功效，既能養血又能活血化瘀，加速體內氣血運行，幫助體內廢物及毒素代謝，所以用於體內痰濕血瘀體質的肥胖效果佳。

【番瀉葉】

可治療急性胰臟炎、膽囊炎、膽結石及消化道出血，常可見用於便祕患者，但建議可小量用於急性便祕，孕婦嚴重痔瘡及年老體弱腸液不足、腸梗阻患者不宜使用。服用過量會出現噁心、嘔吐、腹痛等副作用，所以服用這類瀉下藥最好經由醫師建議，並控制服用劑量才不會產生太大副作用。

【枳實】

對腸胃平滑肌有雙向調節作用，主要功效為破氣消積、化痰消痞，可促進腸胃蠕動、增加腸胃代謝、有效燃燒脂肪、去除體內多餘痰濕。常與白朮、陳皮等藥材同用，是減重藥中常見的中藥材。

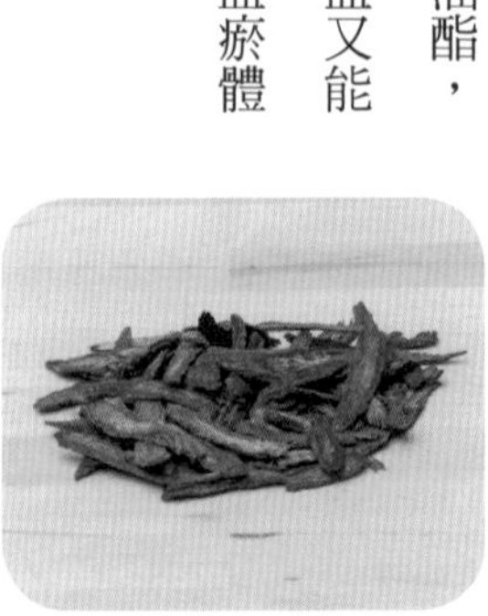

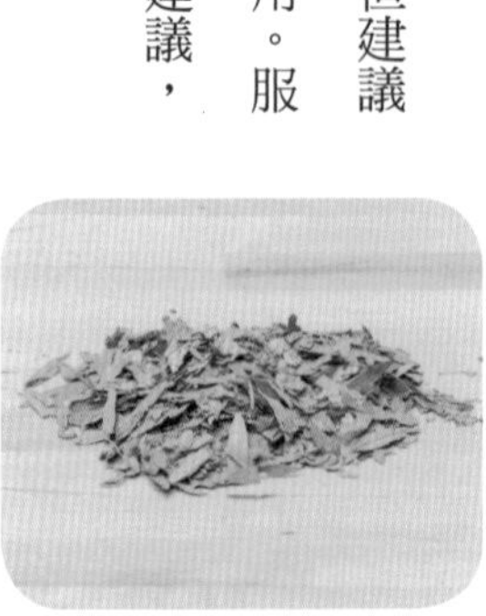

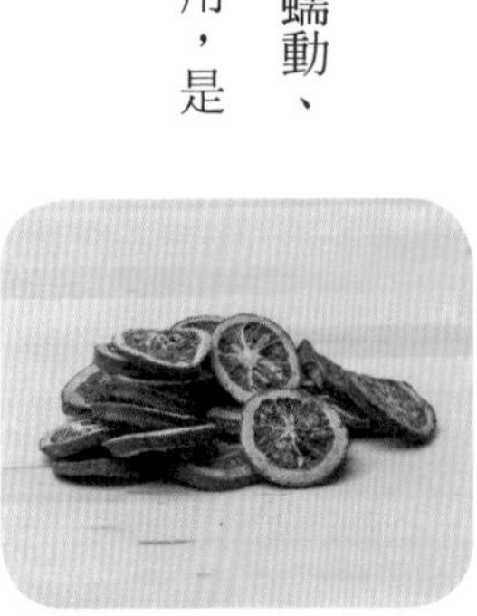

【何首烏】

何首烏具有降低膽固醇、降血糖、強心、保肝等作用。其含有卵磷脂、蒽醌衍生物及大黄酚等多種物質，能夠抑制膽固醇升高、減少膽固醇在腸道吸收，防止膽固醇在組織中沉積，緩解動脈粥狀硬化形成，對心腦血管疾病有一定的防治作用。其也是降脂減肥常用的藥物，經常食用可延緩老化抗衰老。具有補肝、益腎、養血、祛風等功效。中年人經常食用何首烏，可防止早衰發生。

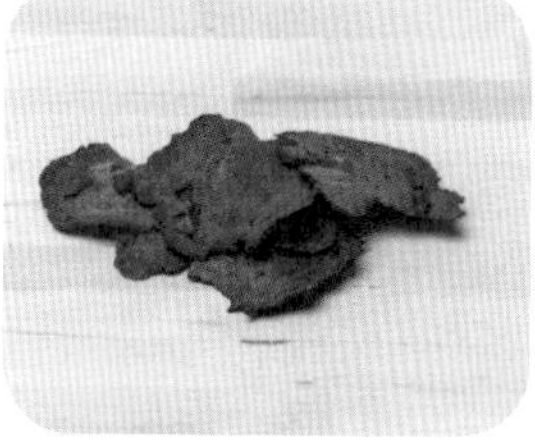

【荷葉】

荷葉具有消暑利濕、祛瘀涼血止血等作用。夏秋季節，由於暑濕或飲食不潔而造成的嘔吐、腹瀉等，可用荷葉來清暑利濕、補益脾胃、升發清陽、澀腸止瀉。荷葉鹼是荷葉中提取的生物鹼，中藥研究證明，荷葉鹼可擴張血管，清熱解暑，有降血壓及降血脂作用，所以近年臨床上常用於肥胖症，服用後可在人體腸壁上形成一層脂肪隔離膜，有效阻止脂肪的吸收。如果平日吃得太油膩，也可泡一杯荷葉茶來解油膩，消除體內過多的油脂，是很好的瘦身良藥。

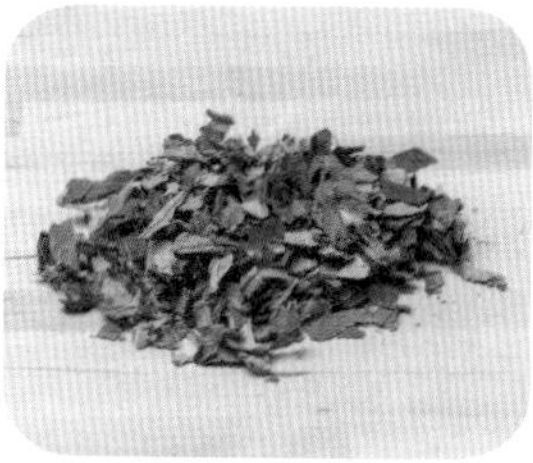

荷葉茶飲

將荷葉 2–3 錢（約 7g–10g）放在碗中，倒入滾燙熱水沖泡 5 分鐘後即可飲用。濃度高時效果較佳，所以原則上以飲用第一泡茶最佳。可空腹時飲用，飯後 1 小時飲用可解油膩。夏天天氣炎熱，如不喜歡熱飲，建議可放涼後再飲用。

【玫瑰花】

主要功效能行氣解鬱、和血散瘀。現代人精神壓力大，情緒易不穩定，造成內分泌系統紊亂，自律神經失調，這些都與肝氣不順有關。玫瑰花能疏解肝鬱氣滯、肝胃不和的現象，所以也可用來治療經前乳房脹痛、緩解經痛或月經期的不適症狀。也可緩和情緒、平衡內分泌、補血調氣、養顏美容、消除疲勞，還有可潤腸通便，清除腸胃道廢物。肝鬱氣滯型的肥胖者，平日可多飲用玫瑰花茶，有助於窈窕瘦身。

【柴胡】

現代醫學證實柴胡可有效降低GOT、GPT等肝指數，有很好的保肝效果，亦可抗發炎、抗病毒、降血脂、增強免疫系統等功效。中醫認為柴胡具有疏肝利膽、調肝解鬱散火作用，由於現代人習慣晚睡熬夜，平日壓力又大，所以肝膽排毒系統普遍不好，柴胡中獨特的皂苷成分，具有降血脂及調理肝膽功能作用，臨床上減重總少不了它。

【大黃】

大黃是中醫常用的排宿便及瀉火氣藥物。主要功用可瀉熱通腸、涼血解毒、去瘀解毒、保肝利膽、止血消炎、降低血脂。可有效降低因肥胖引起的總膽固醇及三酸甘油脂等高血脂症，並可排除體內多餘毒素及宿便。但由於生大黃瀉下作用強，過量使用會造成明顯的腹痛、腹瀉反應，不宜過度，必須依病症、脈象，調整藥的方向及劑量。

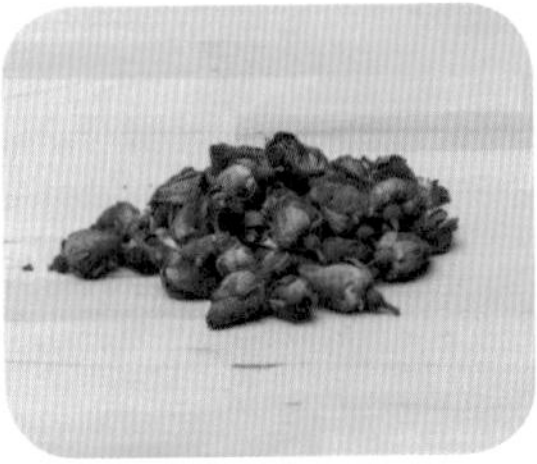

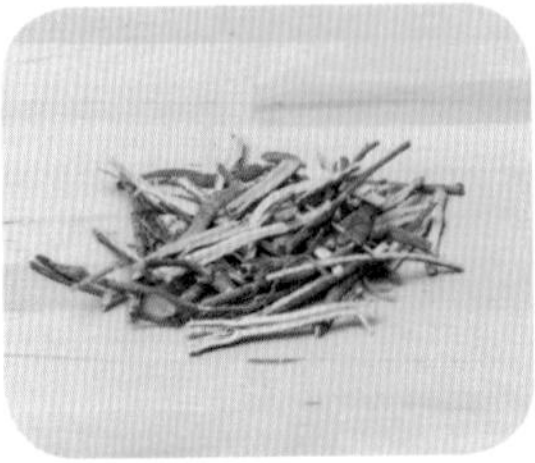

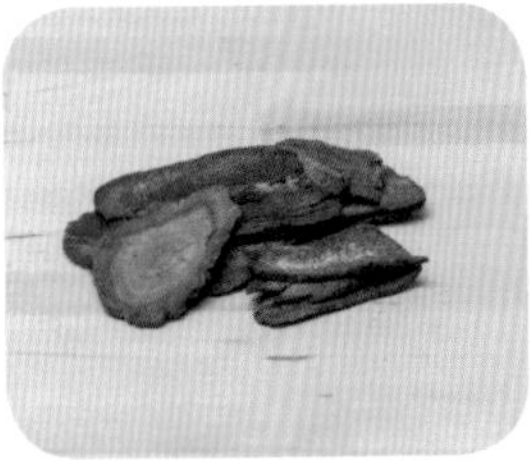

【火麻仁】

火麻仁能刺激腸粘膜，使蠕動加快，並減少大腸吸收水分，所以有潤腸瀉下作用。並能有效降低體內多餘脂肪及膽固醇，降低高血壓。具有排毒減肥及潤腸功效，但又不會像大黃或番瀉葉，有較強烈的腹痛、腹瀉副作用。對於老人、產婦及體弱者，因體內津虧血少所導致的腸燥便祕，均可用火麻仁治療，取其豐富的脂肪油，來達到潤腸通便的功效。

【決明子】

有清肝、明目、通便的作用。現代藥理研究，決明子還有降血壓、降血脂、保肝及瀉下作用，只要每天用10－12克左右的決明子泡水喝，就可抑制全身脂肪合成，對體內多餘脂肪有很好的分解作用。但因藥性寒涼，所以脾胃虛寒或是脾虛泄瀉的患者不適合服用。

【半夏】

主要功效能燥濕化痰、降逆止嘔、消痞散結。中醫認為「肥人多痰濕」，肥胖患者體內多餘的水分形成痰濕體質，這些都是因為喜食肥甘厚膩食物或冰品所導致，因此，在減重過程會使用一些化痰濕藥物，來加強體內清除這些頑固的多餘痰濕水分。但由於這味藥方有輕微毒性，需經過泡製才能將毒性去除，所以最好經由專業醫師建議使用。

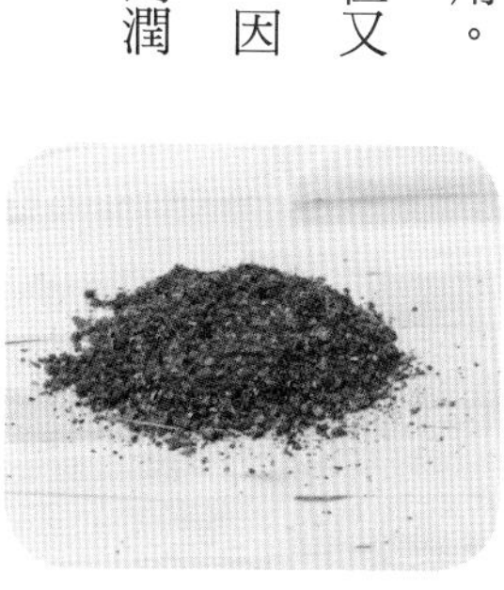

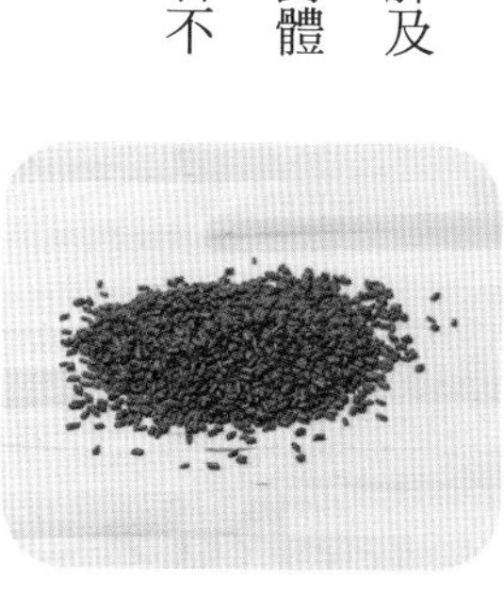

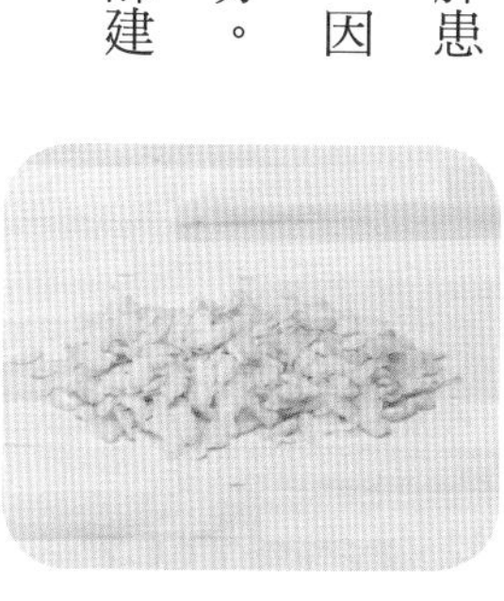

【陳皮】

具行氣健胃醒脾、預防動脈硬化、降血脂、抗菌等多種功用。成分裡所含的「類檸檬苦素」有助於食物消化。陳皮所含的揮發油對胃腸道有溫和刺激作用，可促進消化液的分泌，排除腸管內積氣，增加食慾。中醫認為它具有通氣健脾、燥濕化痰、降逆止嘔的功效。許多藥物搭配陳皮使用，效果更好。臨床上用於調節腸胃系統出問題所引起的肥胖效果佳。

【黃耆】

具有提升免疫系統、保肝、降血糖、降血脂、強心、抗血栓、抗菌等功效。《本草綱目》提到：「耆，長也，黃耆色黃，為補藥之長，故名」。比喻它的藥性像一位處世圓融的長者，藥性較溫和，一般人多服也不致於有太大副作用。很多肥胖患者因氣虛體質造成體內代謝異常，體重直線飆升，在減重過程中也會使用到黃耆來幫助患者補氣，提升免疫力。氣通暢後，自然體內代謝加速，體重下降，是一味很好的降脂藥材。但容易上火的人，最好先詢問一下醫師後再服用。

【澤瀉】

主要含有澤瀉醇、膽鹼、卵磷脂及氨基酸等成分，現代醫學認為具有預防高血脂症、保肝、利尿、降血壓及抗發炎的作用。中醫功效上可利小便、清濕熱，所以可以除濕利水，排掉體內多餘濕氣，臨床上常用於治療水腫型患者。

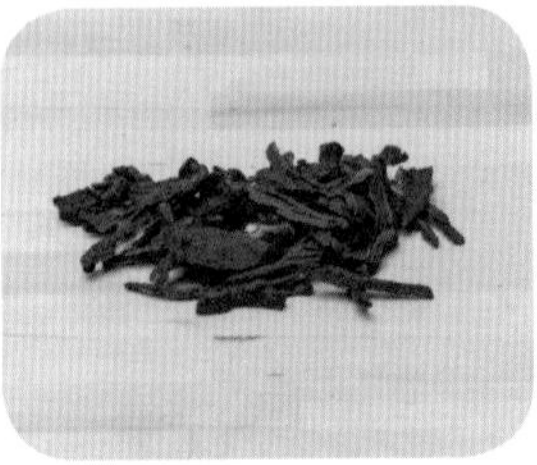

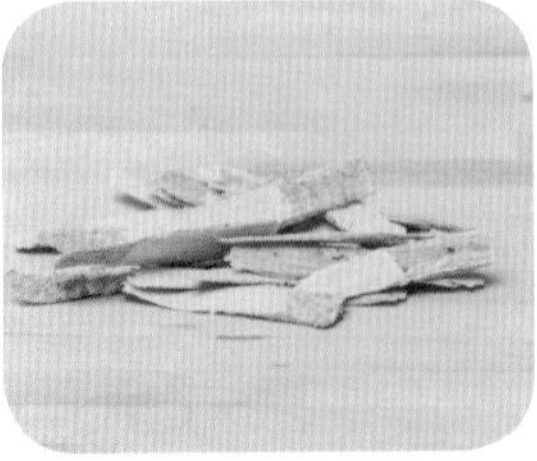

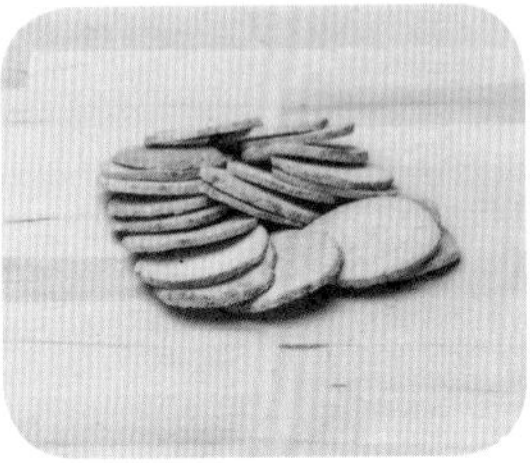

【茯苓】

茯苓主要有利尿、保肝、降血糖、抗菌等多種作用。它的性味甘淡平，可健脾和胃，滲濕利水，對於因脾胃功能失調而體重直線上升的減重患者，有非常好的調理功能。由於藥性溫和，所以用於脾虛水腫型的患者效果也不錯，可將體內多餘濕氣帶出體內。小時候常常吃到的茯苓糕，主要成分就是茯苓，小朋友吃了可開胃健脾，是很好的點心，又可幫助消化。

【乾薑】

中醫認為乾薑有溫中散寒、祛寒回陽、溫肺化飲的作用。減肥患者由於飲食上無法有效節制，長期喝冰飲、吃生菜等涼性食物，造成腸胃受寒，子宮卵巢偏冷。針對這種因虛寒性體質造成的肥胖，乾薑具有暖腸胃、暖子宮、改善四肢冰冷的效果，並且加速新陳代謝率提升，有效減重。但燥熱型體質的人則不適用。

【玉米鬚】

臨床上用於急慢性腎炎、水腫、急慢性肝炎、高血壓、糖尿病、尿路結石、膽道結石、小便不利患者。很多上班族整天坐在電腦桌前，到了下午小腿就會痠脹水腫，建議可使用玉米鬚煮水飲用，對消水腫效果好。血壓偏高者，平日也可使用玉米鬚、菊花及決明子當茶飲用，可降低血壓、清肝明目、潤腸通便、消腫行水。由於價格便宜容易取得，是很好的消水腫藥物。

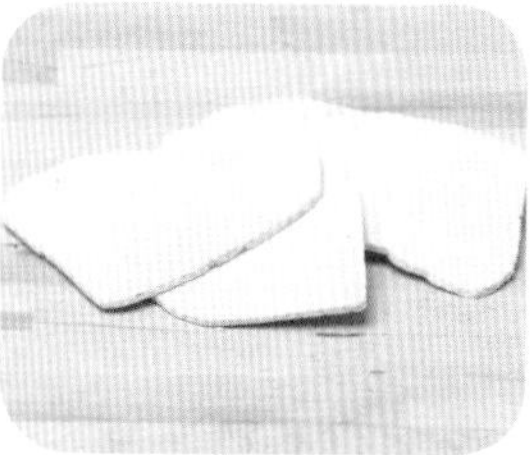

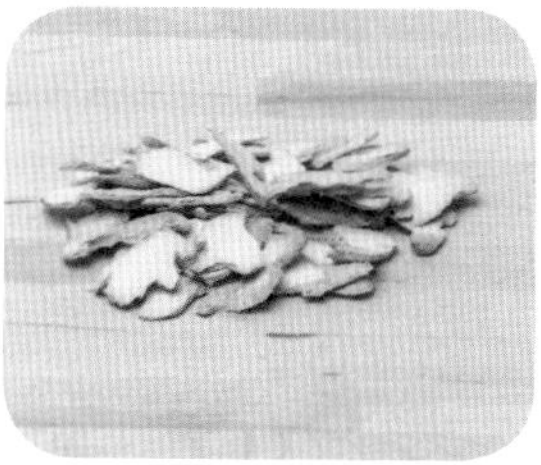

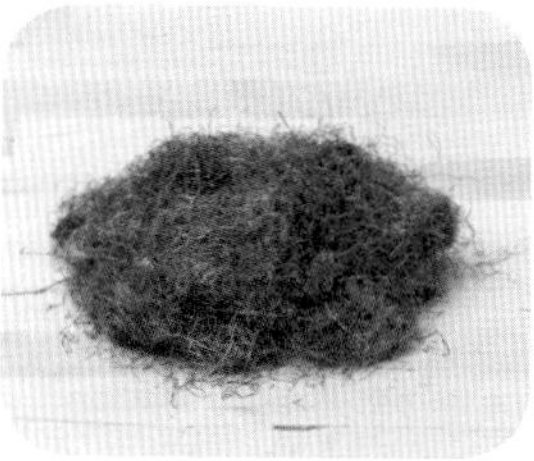

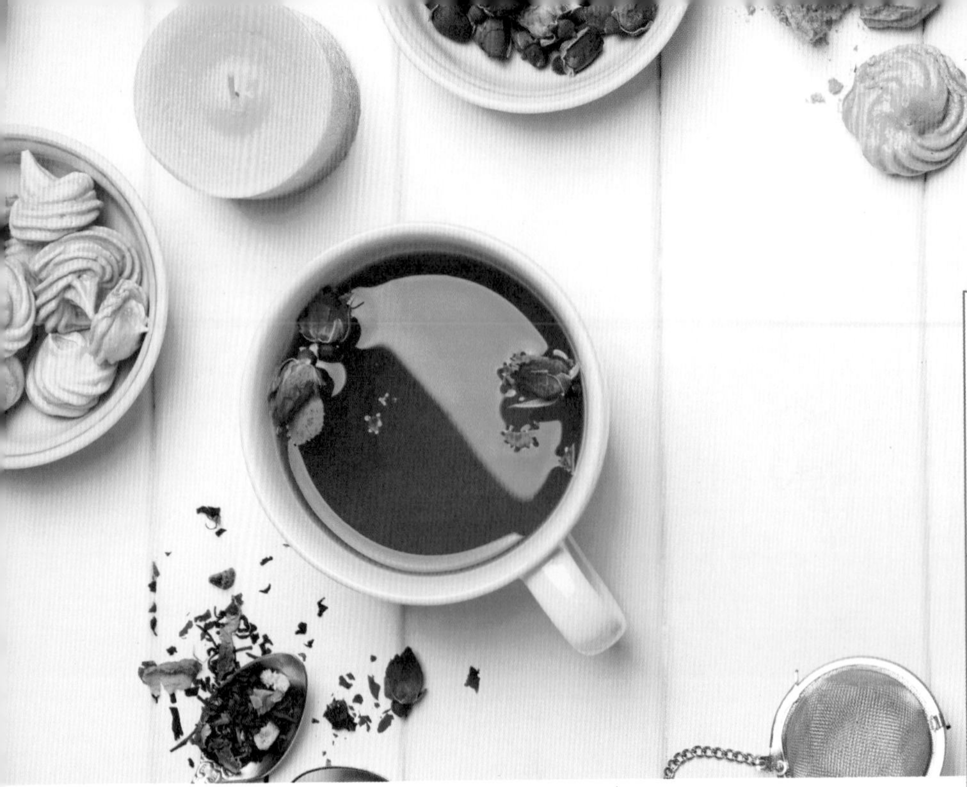

減脂茶飲

中醫降低體脂，6款消脂茶飲

現代人飲食吃得油膩又懶得運動，體重普遍比正常值要來得高。這種情況下，該如何對抗日益肥胖的身材，減少身體對脂肪醣類澱粉的吸收，讓身體能維持窈窕身型？除了良好的飲食習慣及持續運動外，以中醫消脂茶飲來作為減重輔助也是一項不錯的選擇。可以讓你體內多餘油脂消除、體脂肪下降，達到減輕體重的目標。

不過，挑選對的茶飲格外重要。很多人會自行購買減脂茶飲用，但卻可能喝錯了茶飲，導致體重不降反升。體內多餘脂肪的形成，主要是依不同的病態產物累積所造成，例如痰濕血瘀等，這些多餘的脂肪會阻礙我們身體新陳代謝，因此，必須依據不同的證型來飲用，才能收到正確的瘦身減重效果。

清胃消脂茶

胃熱痰瘀型肥胖（蘋果型）

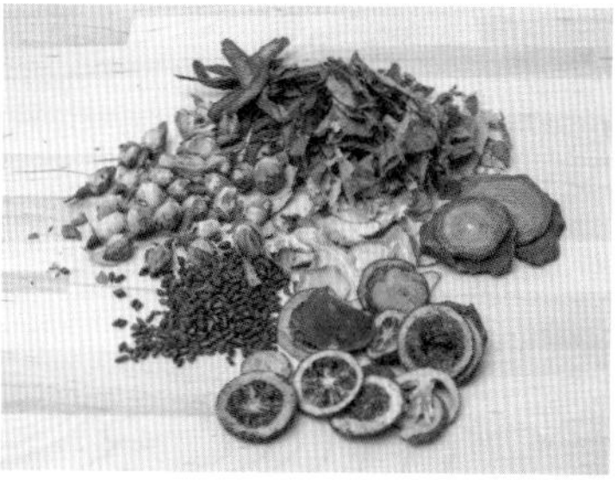

藥材｜枳實 6g、大黃 1.5g、三七 3g、炒決明子 5g、丹參 5g、荷葉 5g、玫瑰花 3g

方法｜將藥材放入紗布袋封口後，以 700 － 1000cc 熱水煮沸，轉小火再煮 8 － 10 分鐘，稍微冷卻後即可服用。

效用｜可以降血脂，清除腸胃油膩，緩和情緒，舒緩壓力，排宿便，消水腫。

適合對象｜喜食消夜或重口味食物者，以及平日吃得油膩的外食族；胃火旺盛，容易便祕，造成胃熱痰瘀體質的人。

疏肝消脂茶

肝氣鬱結型肥胖（蘋果型）

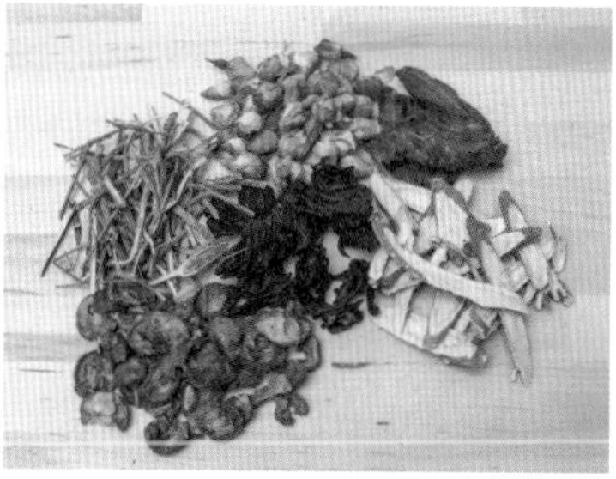

藥材｜柴胡 5g、玫瑰花 5g、山楂 10g、洛神花 5g、甘草 3g、大黃 1.5g

方法｜將藥材放入紗布袋封口後，以 700 － 1000cc 熱水煮沸，轉小火再煮 8 － 10 分鐘，稍微冷卻後即可服用。

效用｜可疏肝利膽、解除疲勞、安定情緒、緩解壓力、清除宿便、降低血脂肪，適合經常睡不好、熬夜、工作壓力大的族群。

適合對象｜工作壓力大、經常晚睡熬夜、作息不正常、情緒不穩定、容易緊張體質的人。

丹參減脂茶

肝腎陰虛型肥胖（青椒型）

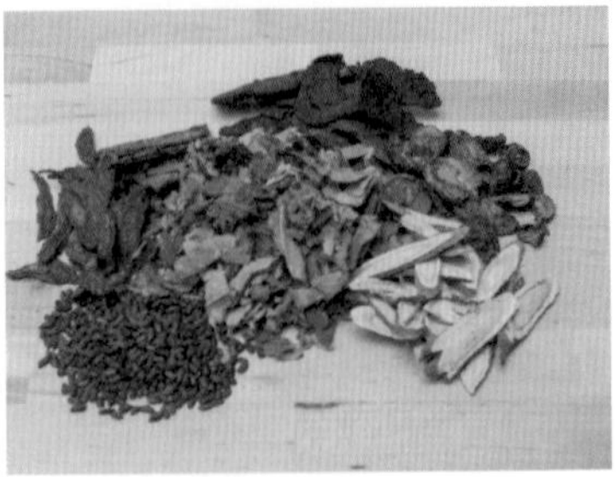

藥材｜丹參 5g、山楂 6g、荷葉 5g、甘草 5g、何首烏 5g、炒決明子 4g

方法｜將藥材放入紗布袋封口後，以 700 － 1000cc 熱水煮沸，轉小火再煮 8 － 10 分鐘，稍微冷卻後即可服用。

效用｜調節更年期肥胖，適合更年期後三酸甘油脂及膽固醇較高的族群。

適合對象｜此型體質常見於 40、50 歲的中年男子，和接近或已經更年期的女性。以及吃得不多但體重卻隨著年紀增長，一直發胖減不下來的人。

溫陽消脂茶

脾腎陽虛水腫型肥胖（水梨型）

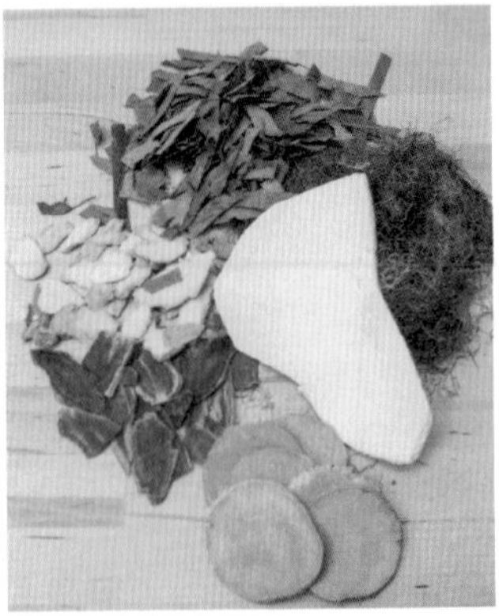

藥材｜澤瀉 5g、茯苓 5g、乾薑 5g、淫羊藿 3g、玉米鬚 1.5g、高麗參 3g

方法｜將藥材放入紗布袋封口後，以 700 － 1000cc 熱水煮沸，轉小火再煮 8 － 10 分鐘，稍微冷卻後即可服用。

效用｜溫陽利水、消除水腫、強心補腎。

適合對象｜多見於肥胖兼糖尿病、冠心病、高血壓、更年期、多囊性卵巢、內分泌失調等族群。

補氣減脂茶

氣血兩虛型肥胖（直筒型）

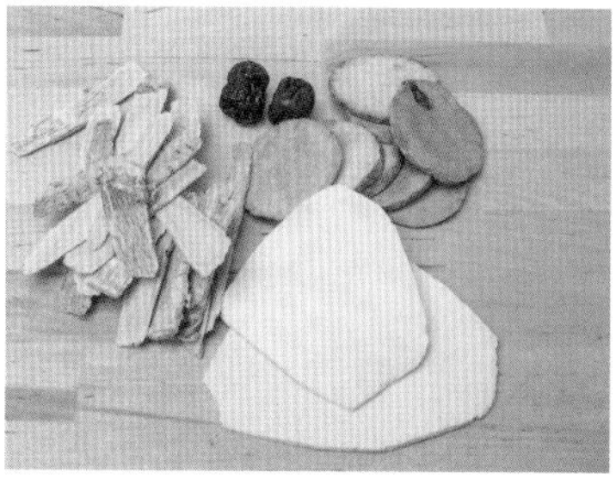

藥材｜黃耆 10g、茯苓 6g、澤瀉 6g、紅棗 2 顆

方法｜將藥材放入紗布袋封口後，以 700 － 1000cc 熱水煮沸，轉小火再煮 8 － 10 分鐘，稍微冷卻後即可服用。

效用｜補氣養血、健脾除濕、利小便、消水腫。

適合對象｜平日工作勞累、過勞、氣血俱虛的人。

健脾消脂茶

脾虛痰濕型肥胖（水梨型）

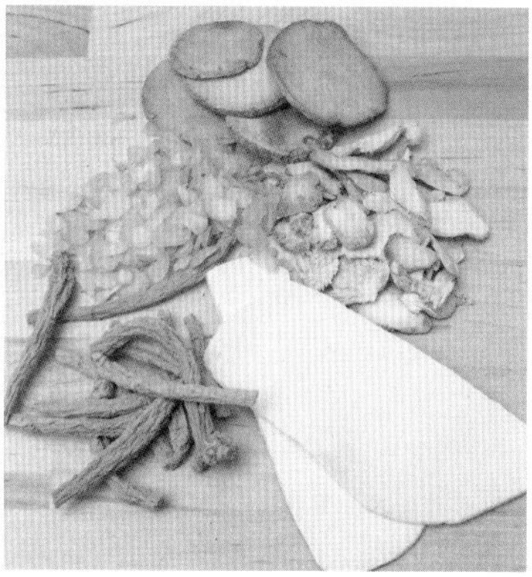

藥材｜半夏 5g、茯苓 5g、乾薑 5g、澤瀉 6g、黨參 5g

方法｜將藥材放入紗布袋封口後，以 700 － 1000cc 熱水煮沸，轉小火再煮 8 － 10 分鐘，稍微冷卻後即可服用。

效用｜健脾去濕、溫陽利水、補益脾胃。

適合對象｜喜食生冷飲食如冰品、生菜、精力湯等；喜甜食、素食者、飯後久坐型的人。

中藥茶飲注意事項

每個人的體質不同，適合飲用的消脂茶也不同，務必挑選適合自己體質的茶飲，才能瘦得健康又無負擔。

茶飲以溫熱飲用效果最佳，孕婦及老人、未成年幼兒不宜使用。中藥茶飲煎煮過後藥效發揮最好，因為有些藥材必須經過一段時間的煎煮及浸泡，才能將有效成分釋放出來，所以煎好藥飲後濃濃的喝效果最佳。

但如不習慣飲用濃度較高的茶，也可再加入200－500cc的熱水稀釋，當開水飲用效果也不錯，尤其是大餐過後飲消脂茶，可有效解除油膩，防止肥肉上身！

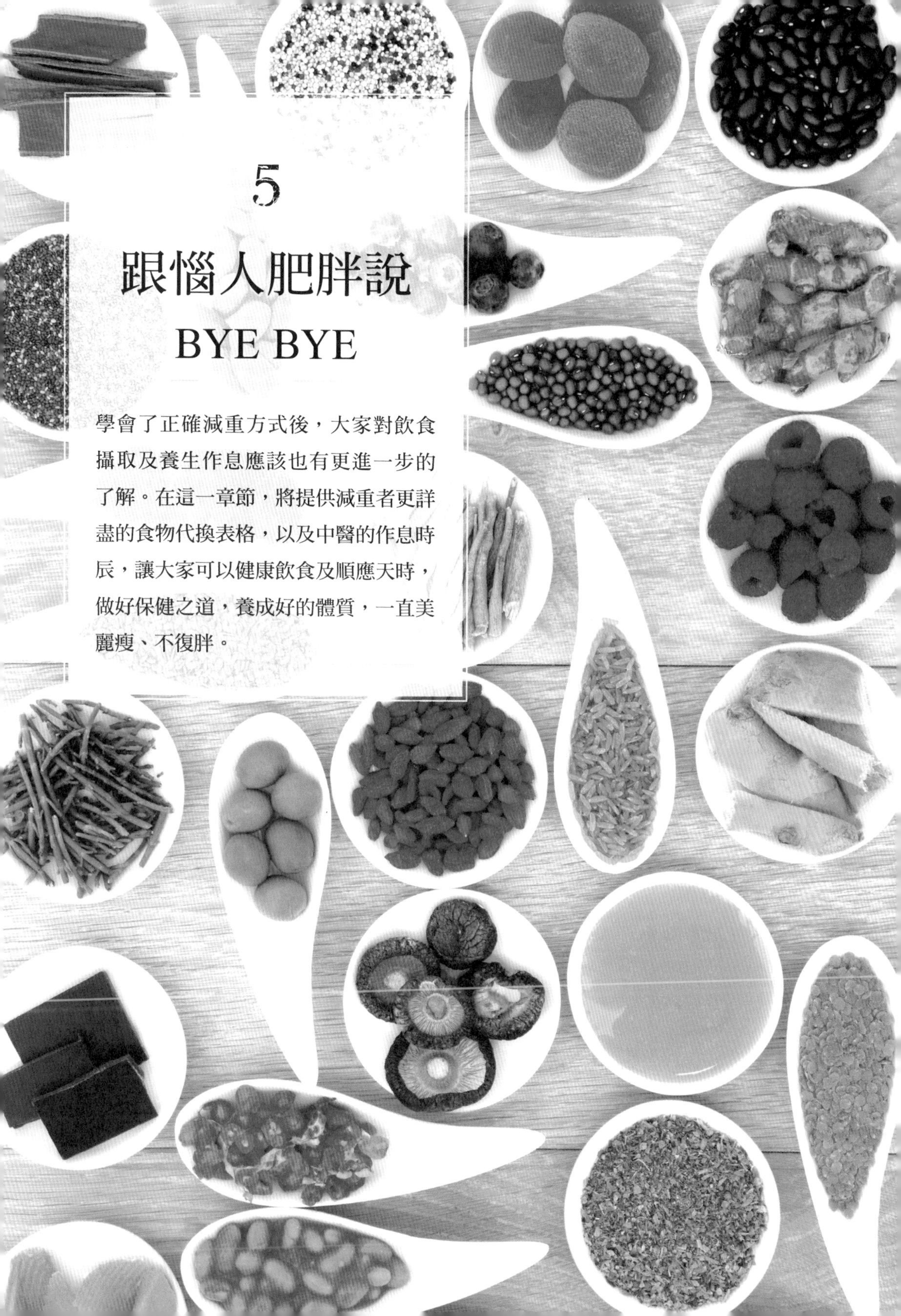

5

跟惱人肥胖說 BYE BYE

學會了正確減重方式後，大家對飲食攝取及養生作息應該也有更進一步的了解。在這一章節，將提供減重者更詳盡的食物代換表格，以及中醫的作息時辰，讓大家可以健康飲食及順應天時，做好保健之道，養成好的體質，一直美麗瘦、不復胖。

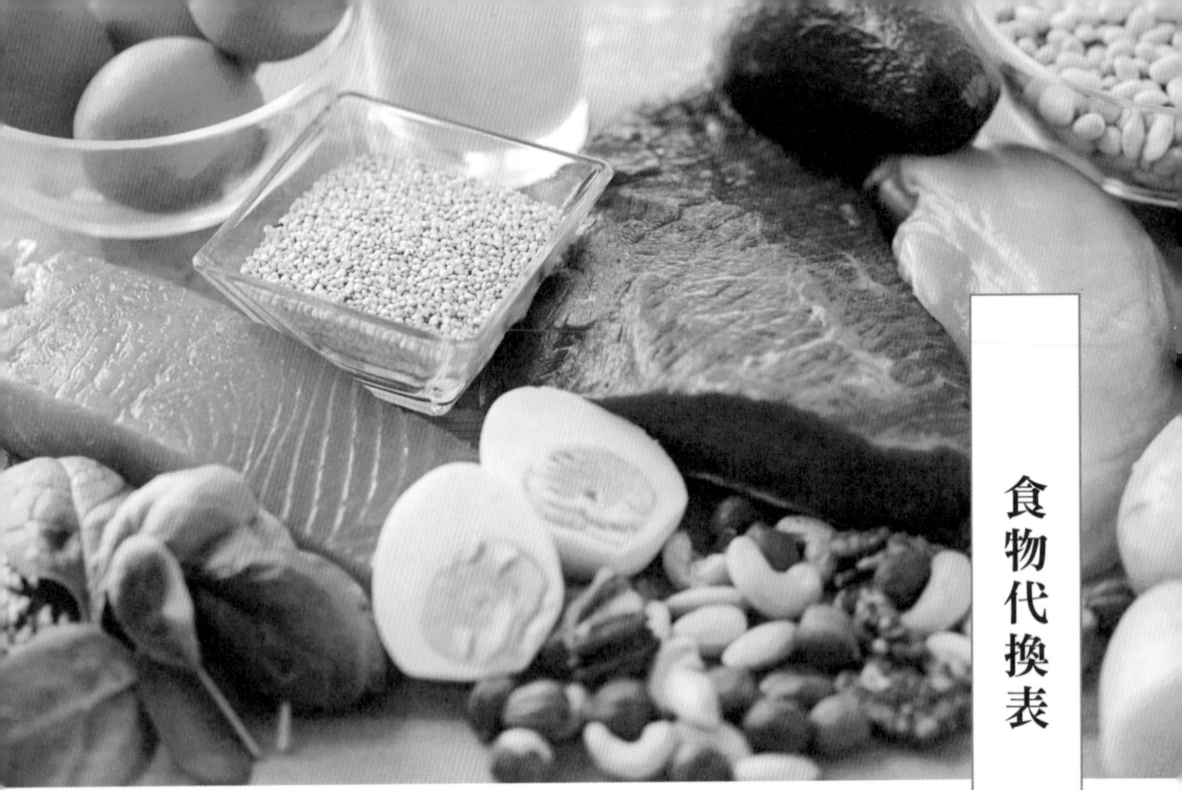

食物代換表

此份食物代換表對各種食物（包含乳製類、全穀雜糧類、肉魚蛋類、豆類、蔬菜類、水果類、油脂類）所包含之蛋白質、脂肪、醣類及熱量，都有清楚標示，可供減重者作為平時飲食的參考。避開高熱量、高膽固醇類食物，才不會造成身體負擔，影響身體健康。

附 1 稱量換算表

1 杯 =16 湯匙
1 湯匙＝ 3 茶匙＝ 15 毫升
1 公斤 =1000 公克
1 台斤（斤）=600 公克
1 市斤 =500 公克
1 公斤 =2.2 磅
1 磅 =16 盎司 =454 公克
1 盎司 =30 公克
1 杯 =240 公克（C.C.）

附 2 食物代換表

品名		蛋白質（公克）	脂肪（公克）	醣類（公克）	熱量（大卡）
乳品類	（全脂）	8	8	12	150
	（低脂）	8	4	12	120
	（脫脂）	8	+	12	80
蛋、豆、魚、肉類	（低脂）	7	3	+	55
	（中脂）	7	5	+	75
	（高脂）	7	10	+	120
全穀雜糧類		2	+	15	70
蔬菜類		1		5	25
水果類		+		15	60
油脂與堅果種子類			5		45

+：表示微量

（註）有關主食類部分，若採糖尿病、低蛋白質飲食時，米食蛋白質含量以 1.5 公克，麵食蛋白質含量以 2.5 公克計。

附 3 乳品類代換表

全脂：每份含蛋白質 8 公克、脂肪 8 公克、醣類 12 公克、熱量 150 大卡

名稱	份量	計量	名稱	份量	計量
全脂奶	1 杯	240 毫升	全脂奶粉	4 湯匙	30 公克
蒸發奶	½ 杯	120 毫升	起司片 *	2 片	45 公克
乳酪絲 *		35 公克			

低脂：每份含蛋白質 8 公克、脂肪 4 公克、醣類 12 公克、熱量 120 大卡

名稱	份量	計量	名稱	份量	計量
低脂奶	1 杯	240 毫升	低脂奶粉	3 湯匙	25 公克
優格（無糖）	¾ 杯	210 公克	優酪乳（無糖）	1 杯	240 毫升

脫脂：每份含蛋白質 8 公克、醣類 12 公克、熱量 80 大卡

名稱	份量	計量	名稱	份量	計量
脫脂奶	1 杯	240 毫升	脫脂奶粉	2.5 湯匙	20 公克

（註）* 醣類含量較其他乳製品低。每份醣類含量（公克）：起司片 2.9、乳酪絲 2.1。

附 4 全穀雜糧類代換表

每份含蛋白質 2 公克、醣類 15 公克、熱量 70 大卡

	名稱	份量	可食重量（公克）	名稱	份量	可食重量（公克）
米類	米、小米、黑米、糯米	⅛ 杯（米杯）	20	糙米、什穀米、胚芽米	⅛ 杯（米杯）	20
	飯	¼ 碗	40	粥（稠）	½ 碗	125
	白年糕		30	芋頭糕		60
	豬血糕		35	小湯圓（無餡）	約 10 粒	30
	蘿蔔糕 6×8×1.5 公分	1 塊	50			

	名稱	份量	可食重量（公克）	名稱	份量	可食重量（公克）
麥類	大麥、小麥、蕎麥、燕麥等		20	菠蘿麵包（+1 茶匙油）△	⅓ 個（小）	30
	義大利麵（乾）、全麥		20	奶酥麵包（+1 茶匙油）△	⅓ 個（小）	30
	通心粉（乾）◎	⅓ 杯	20	餛飩皮	3-7 張	30
	麥粉	4 湯匙	20	春捲皮	1 ½ 張	30
	麥片	3 湯匙	20	饅頭	⅓ 個（中）	30
	麵粉	3 湯匙	20	山東饅頭	⅙個	30
	麵條（乾）		20	吐司、全麥吐司	½～⅓ 片	30
	麵條（濕）		30	餐包	1 個（小）	30
	麵條（熟）	½ 碗	60	漢堡麵包	½ 個	25
	拉麵		25	蘇打餅干	3 片	20
	油麵	½ 碗	45	燒餅（+½ 茶匙油）△	¼ 個	20
	鍋燒麵（熟）		60	油條（+3 茶匙油）△	⅔ 根	40
	麵線（乾）		25	甜不辣		70
	餃子皮	3 張	30			

	名稱	份量	可食重量（公克）
根莖類	馬鈴薯（3個/斤）	½個（中）	90
	蕃薯（4個/斤）	½個（小）	55
	山藥	1塊	80

名稱	份量	可食重量（公克）
芋頭（滾刀塊 3-4 塊）	⅕個（中）	55
荸薺	8粒	100
蓮藕		100

	名稱	份量	可食重量（公克）
雜糧類	玉米或玉米粒	⅔根	85
	爆米花（不加奶油）	1杯	15
	薏仁◎	1 ½ 湯匙	20
	蓮子（乾）◎	40粒	25
	栗子（乾）	3粒（大）	20

名稱	份量	可食重量（公克）
菱角	8粒	60
南瓜		85
碗豆仁◎		70
皇帝豆◎		65

	名稱	份量	可食重量（公克）
其他澱粉製品	冬粉（乾）*	½把	15
	藕粉*	3湯匙	20
	西谷米（粉圓）*	1 ½ 湯匙	15
	米苔目（濕）		50
	芋圓、地瓜圓（冷凍）		30

名稱	份量	可食重量（公克）
米粉（濕）*	½碗	30~50
米粉（乾）*		20
河粉（濕）		25
越南春捲皮（乾）		20
蛋餅皮、蔥油餅皮（冷凍）		35

（註）

* 蛋白質較其它主食為低，飲食需限制蛋白質時可多利用。每份蛋白質含量（公克）：冬粉 0.02、藕粉 0.02、西谷米 0.02、米苔目 0.3、米粉 0.1、蒟蒻 0.1。

◎ 蛋白量較其它主食為高。每份蛋白質含量（公克）：通心粉 2.5、義大利麵 2.7、甜不辣 8.8、薏仁 2.8、蓮子 4.8、豌豆仁 5.4、皇帝豆 5.1。

△ 菠蘿麵包、奶酥麵包、燒餅、油條等油脂含量較高。

附 5 豆、魚、蛋、肉類代換表

每份含蛋白質 7 公克、脂肪 3 公克以下、熱量 55 大卡

	名稱	可食部分生重（公克）	可食部分熟重（公克）
水產(1)	蝦米◎	15	
	小魚干◎	10	
	蝦皮◎	20	
	魚脯	30	
	鰹魚、鮪魚	30	
	一般魚類	35	
	白鯧	40	
	蝦仁	50	

名稱	可食部分生重（公克）	可食部分熟重（公克）
小卷（鹹）◎◎	35	
花枝◎	60	
章魚◎◎	55	
牡蠣	65	35
文蛤	160	
白海參	100	
魚丸（不包肉）（+10 公克碳水化合物）*	55	55

	名稱	可食部分生重（公克）	可食部分熟重（公克）
家畜	豬大里肌（瘦豬後腿肉）（瘦豬前腿肉）	35	30
	牛肉干（+5 公克碳水化合物）*	20	
	牛腱	35	

名稱	可食部分生重（公克）	可食部分熟重（公克）
豬肉干（+10 公克碳水化合物）*	15	
火腿（+5 公克碳水化合物）*	45	

	名稱	可食部分生重（公克）	可食部分熟重（公克）
內臟	牛肚	50	
	雞肫◎	40	
	豬心	45	
	豬肝◎	30	20

名稱	可食部分生重（公克）	可食部分熟重（公克）
雞肝◎◎	40	30
膽肝	20	
豬腎◎◎	45	
豬血◎◎	110	

	名稱	可食部分生重（公克）	可食部分熟重（公克）
家禽	雞里肉、雞胸肉	30	

名稱	可食部分生重（公克）	可食部分熟重（公克）
雞腿	40	

	名稱	可食部分生重（公克）	可食部分熟重（公克）
蛋	雞蛋白	60	

	名稱	可食部分生重（公克）	可食部分熟重（公克）	名稱	可食部分生重（公克）	可食部分熟重（公克）
豆類及其製品	黃豆（+5 公克碳水化合物）	20		黑豆（+10 公克碳水化合物）	25	
	毛豆（+5 公克碳水化合物）	50		臭豆腐	50	
	豆包	30		麵腸	35	
	干絲	40		麵丸	40	
	無糖豆漿	190 毫升		烤麩 #	35	

（註）

＊ 含碳水化合物成分，熱量較其他食物高。

◎ 每份膽固醇含量 50 ～ 99 毫克。　◎◎ 每份膽固醇含量 ≧ 100 毫克。

資料來源：中國預防醫學科學院、營養與食品衛生研究所編註之食物成分表。

(1) 本欄精算油脂時，水產脂肪量以 1 公克以下計算。

每份含蛋白質 7 公克，脂肪 5 公克，熱量 75 大卡

	名稱	可食部分生重（公克）	可食部分熟重（公克）
水產	虱目魚、烏魚、肉鯽、鹹鰛魚、鮭魚	35	30
	魚肉鬆（+10 公克碳水化合物）*	25	
	鱈魚、比目魚	50	
	花枝丸、虱目魚丸（+7 公克碳水化合物）*	50	
	旗魚丸、魚丸（包肉）（+7 公克碳水化合物）*	60	

	名稱	可食部分生重（公克）	可食部分熟重（公克）
家畜	豬大排、豬小排	35	30
	豬後腿肉、豬前腿肉、羊肉、豬腳	35	30
	豬肉鬆 (+5 公克 碳水化合物) 、肉脯 *	20	
	低脂培根	40	

	名稱	可食部分生重（公克）	可食部分熟重（公克）
家禽	雞翅、雞排	40	
	雞爪	30	

名稱	可食部分生重（公克）	可食部分熟重（公克）
鴨賞	25	

	名稱	可食部分生重（公克）	可食部分熟重（公克）
內臟	豬舌	40	
	豬肚	50	

名稱	可食部分生重（公克）	可食部分熟重（公克）
豬小腸◎◎	55	
豬腦◎◎	60	

	名稱	可食部分生重（公克）	可食部分熟重（公克）
蛋	雞蛋◎◎	55	

	名稱		可食部分生重（公克）	可食部分熟重（公克）
豆類及其製品	豆枝（+5 公克油脂 +30 公克碳水化合物）*		60	
	百頁結		50	
	油豆腐		55	
	豆豉		35	
	五香豆干		35	
	小方豆干		40	
	黃豆干		70	
	傳統豆腐		80	
	嫩豆腐		140(½ 盒)	
	名稱	碳水化合物（公克）	可食部分生重（公克）	可食部分熟重（公克）
	素獅子頭*	5	50	
	素火腿*	3	40	
	素油雞*	7	55	
	素香鬆*	12	25	

（註）

＊ 含碳水化合物成分，熱量較其他食物高。

◎◎ 每份膽固醇含量 ≧ 100 毫克。

每份含蛋白質 7 公克，脂肪 10 公克，熱量 120 大卡

名稱	可食部分生重（公克）	可食部分熟重（公克）	名稱	可食部分生重（公克）	可食部分熟重（公克）
豬肉酥（+5 公克碳水化合物）*	20		素雞塊（+7 公克碳水化合物）*	50	
秋刀魚	35		素魚	35	
牛肉條	40		百頁豆腐	70	
雞心◎	45		麵筋泡	15	
素雞	40				

每份含蛋白質 7 公克，脂肪 10 公克以上，熱量 135 大卡以上，應少食用

	名稱	可食部分生重（公克）	可食部分熟重（公克）	名稱	可食部分生重（公克）	可食部分熟重（公克）
家畜	豬蹄膀	40		牛腩	40	
	梅花肉	35		豬大腸◎◎	100	

	名稱	可食部分生重（公克）	可食部分熟重（公克）
加工製品	香腸、蒜味香腸、五花臘肉	40	
	熱狗、五花肉	50	
	素肉燥（+10 公克碳水化合物）*	65	

（註）

＊ 含碳水化合物成分，熱量較其他食物高。

◎ 每份膽固醇含量 50 ～ 99 毫克。

◎◎ 每份膽固醇含量 ≧ 100 毫克。

附 6 蔬菜類代換表

每份 100 公克 (可食部分) 含蛋白質 1 公克，醣類 5 公克，熱量 25 大卡

名稱			
黃豆芽 *	胡瓜	葫蘆瓜	蒲瓜（扁蒲）
木耳	茭白筍	綠豆芽 *	洋蔥
甘藍	高麗菜	山東白菜	包心白菜
翠玉白菜	芥菜	萵苣	冬瓜
玉米筍	小黃瓜	苦瓜	甜椒（青椒）
澎湖絲瓜	芥蘭菜嬰	胡蘿蔔	鮮雪裡紅
蘿蔔	球莖甘藍	麻竹筍	綠蘆筍
小白菜	韭黃	芥蘭	油菜
空心菜	油菜花 *	青江菜	美國芹菜
紅鳳菜	皇冠菜 *	紫甘藍	萵苣葉
龍鬚菜 *	花椰菜	韭菜花	金針菜
高麗菜芽	茄子	黃秋葵	番茄 (大)
香菇 *	牛蒡	竹筍	半天筍
苜蓿芽 *	鵝菜心	韭菜	地瓜葉（番薯葉）*
芹菜	茼蒿	紅莧菜 *	
荷蘭豆菜心 *	鵝仔白菜	青江菜 *	白鳳菜
柳松菇 *	洋菇 *	猴頭菇	黑甜菜 *
芋莖	金針菇	小芹菜 *	莧菜
野苦瓜	紅梗珍珠菜	川七	番茄罐頭
角菜	菠菜	草菇 *	

（註）

本表依照蔬菜鉀離子含量排列由左至右，由上而下漸增。下欄之鉀離子含量最高， 因此血鉀高的病人應避免食用。

＊ 表示該蔬菜之蛋白質含量較高。

附 7 水果類代換表

每份含碳水化合物 15 公克，熱量 60 大卡

	名稱	購買量（公克）	可食量（公克）	份量
柑橘類	油柑（金棗）（30 個 / 斤）	120	120	6 個
	柳丁（4 個 / 斤）	170	130	1 個
	香吉士	185	130	1 個
	椪柑（3 個 / 斤）	190	150	1 個
	桶柑（海梨）（4 個 / 斤）	190	155	1 個
	白柚 *	270	165	2 片
	葡萄柚	245	165	¾ 個

	名稱	購買量（公克）	可食量（公克）	份量
蘋果類	青龍蘋果	130	115	小 1 個
	五爪蘋果	140	125	小 1 個
	富士蘋果	145	130	小 1 個

	名稱	購買量（公克）	可食量（公克）	份量
瓜類	哈密瓜 **	300	150	¼ 個
	木瓜（1 個 / 斤）*	165	150	⅓ 個
	香瓜（美濃）**	245	165	⅔ 個
	紅西瓜 *	320	180	1 片
	黃西瓜	320	195	⅓ 個
	太陽瓜 **	240	215	⅔ 個
	新疆哈密瓜 **	290	245	⅖個

	名稱	購買量（公克）	可食量（公克）	份量
芒果類	金煌芒果	140	105	1 片
	愛文芒果	225	150	1½ 片

	名稱	購買量（公克）	可食量（公克）	份量
芭樂類	葫蘆芭樂 *	-	155	1 個
	土芭樂 *	-	155	1 個
	泰國芭樂（1 個 / 斤）*	-	160	⅓ 個

	名稱	購買量（公克）	可食量（公克）	份量
梨類	西洋梨	165	105	1 個
	粗梨	140	120	小 1 個
	水梨	210	145	¾ 個

	名稱	購買量（公克）	可食量（公克）	份量
桃類	仙桃	75	50	1 個
	水蜜桃（4 個 / 斤）	150	145	小 1 個
	玫瑰桃 *	150	145	1 個
	桃子 **	250	220	1 個

	名稱	購買量（公克）	可食量（公克）	份量
李類	黑棗梅（12 個 / 斤）	115	110	3 個
	加州李（4 個 / 斤）	125	120	小 1 個
	李子（14 個 / 斤）	155	145	4 個

	名稱	購買量（公克）	可食量（公克）	份量
柿類	柿餅	140	105	¾ 個
	紅柿（6 個 / 斤）	225	150	¾ 個

	名稱	購買量（公克）	可食量（公克）	份量
棗類	紅棗	30	25	10 個
	黑棗	30	25	9 個
	綠棗子 *	140	130	2 個

	名稱	購買量（公克）	可食量（公克）	份量
其他	榴槤	130	45	¼ 瓣
	釋迦（3 個 / 斤）*	105	60	½ 個
	香蕉（3 根 / 斤）*	95	70	大 ½ 根 小 1 根
	櫻桃	85	80	9 個
	紅毛丹	150	80	
	山竹（7 個 / 斤）	420	84	5 個
	葡萄	105	85	13 個
	龍眼 *	130	90	13 個
	荔枝（30 個 / 斤）	185	100	9 個
	火龍果		110	
	奇異果（6 個 / 斤）*	125	105	1 ½ 個
	鳳梨（4 斤 / 個）	205	110	⅒ 片
	百香果（6 個 / 斤）		140	2 個
	枇杷	230	155	
	草莓 *	170	160	小 16 個
	蓮霧（6 個 / 斤）	180	165	2 個
	楊桃（2 個 / 斤）	180	170	¾ 個
	聖女蕃茄 *	220	220	23 個

	名稱	購買量（公克）	可食量（公克）	份量
果乾類#	椰棗		20	
	芒果乾		20	
	芭樂乾		20	
	無花果乾		20	
	葡萄乾		20	
	蔓越莓乾		20	
	鳳梨乾		20	
	龍眼干 *		22	
	黑棗梅		25	
	芒果青		30	

（註）

＊ 每份水果含鉀量 200 ～ 399 毫克。　＊＊ 每份水果含鉀量 ≧ 400 毫克。

果乾類含添加糖。

附 8 油脂與堅果種子類代換表

每份含脂肪 5 公克，熱量 45 大卡

	名稱	購買量（公克）	可食量（公克）	份量
植物油	大豆油	5	5	1 茶匙
	玉米油	5	5	1 茶匙
	花生油	5	5	1 茶匙
	紅花子油	5	5	1 茶匙
	葵花子油	5	5	1 茶匙
	麻油	5	5	1 茶匙
	椰子油	5	5	1 茶匙
	棕櫚油	5	5	1 茶匙
	橄欖油	5	5	1 茶匙
	芥花油	5	5	1 茶匙
	椰漿（+1.5 公克碳水化合物）	30	30	
	椰奶（+2 公克碳水化合物）	55	55	

	名稱	購買量（公克）	可食量（公克）	份量
動物油	牛油	6	6	1 茶匙
	豬油	5	5	1 茶匙
	雞油	5	5	1 茶匙
	培根 *	15	15	1 片（25x3.5x0.1 公分）
	奶油乳酪（cream cheese）*	12	12	2 茶匙

	名稱	購買量（公克）	可食量（公克）	份量
其他	瑪琪琳、酥油	6	6	1 茶匙
	蛋黃醬	8	8	1 茶匙
	沙拉醬（法國式、義大利式）	10	10	2 茶匙
	花生醬 *	9	9	1 茶匙
	鮮奶油	13	13	1 湯匙
	加州酪梨（1 斤 2~3 個）（+3 公克碳水化合物）#	60	40	2 湯匙（⅙個）

	名稱	購買量（公克）	可食量（公克）	份量	蛋白質（公克）
堅果類	瓜子 *	20（約 50 粒）	15	1 湯匙	4
	南瓜子、葵花子 *	12（約 30 粒）	10	1 湯匙	2
	各式花生仁 *	13	13	10 粒	4
	花生粉	13	13	2 湯匙	4
	黑（白）芝麻 *	10	10	4 茶匙	1
	杏仁果 *	7	7	5 粒	2
	腰果 *	10	10	5 粒	2
	開心果 *	15	10	15 粒	2
	核桃仁 *	7	7	2 粒	1

（註）

＊ 熱量主要來自脂肪但亦含有少許蛋白質 ≧ 1 公克。

\# 資料來源： Mahan and Raymond (2016) Food & the Nutrition Care Process 14th ed, p.1025

資料來源 / 衛福部國民健康署

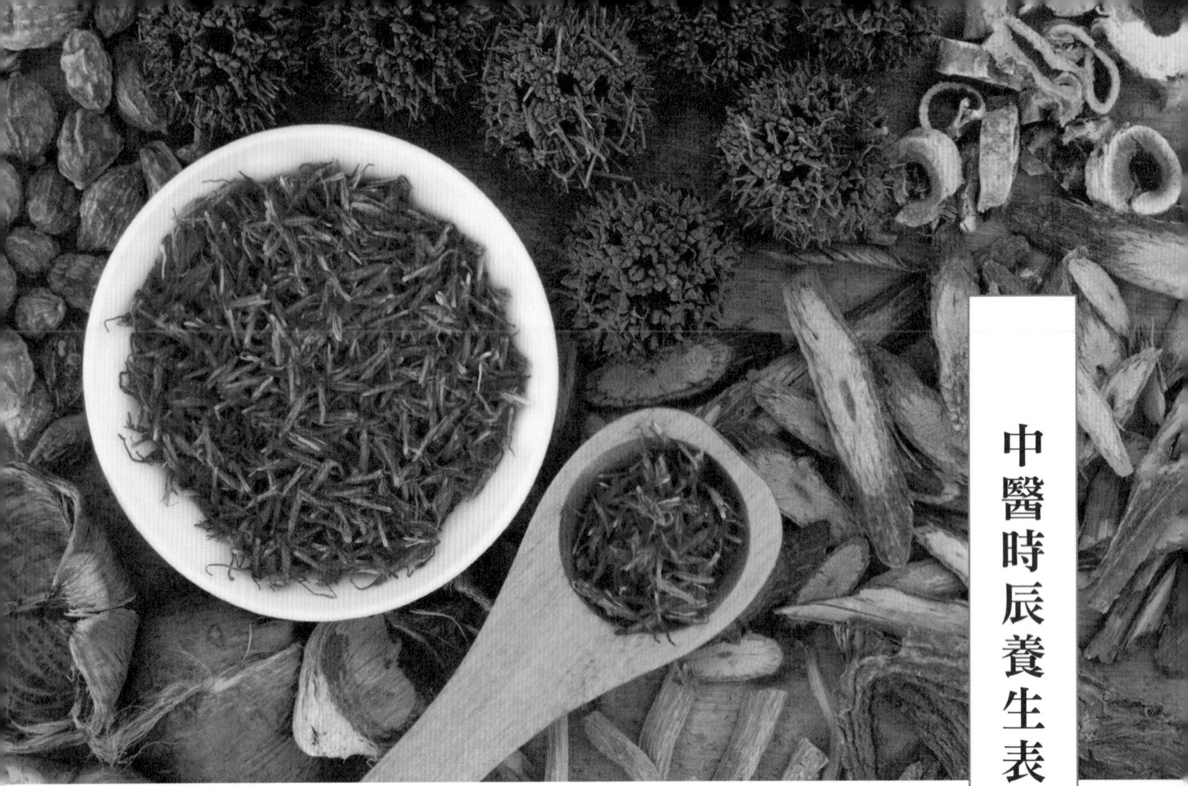

中醫時辰養生表

順應時辰作息，體重自然不易上升

一天24小時分為十二時辰，2小時為一時辰，與中醫十二經絡相對應。現代人因作息不規律，往往應該睡覺的時候不休息，打亂了身體應有的規律運行，日子一久就影響到身體的代謝跟疾病的產生。中醫的養生其實是順應大自然的變化，與天地變化相順應，如此身體自然能常保健康，體重當然能維持恆定。以下簡單介紹中醫十二時辰與十二經絡的關係。

- **子時**（23:00～1:00）宜 休息睡覺

此時身體走膽經，身體應好好休息睡覺。中醫認為子時一陽生，就像是種子剛開始發芽，此階段是最重要的，不可熬夜，否則對身體損傷最大。而且晚上11點到凌晨3點是身體解毒及排毒最重要的時刻，此時如不能好好休息，內分泌系統就容易失調，新陳代謝率下降，所以熬夜的人體重特別容易上升。如果此時刻又喜歡吃消夜，體重更無法有效控制。

• 丑時（1:00～3:00）宜熟睡

丑時是肝經循行的時刻，也就是輪到肝經值班。中醫講到：「人臥則血歸於肝」，此時保持熟睡是養肝的最佳方法，應閉目養肝好好睡覺。如果每日習慣此時刻不睡覺，健康很容易出現問題。中醫講到：「肝者，將軍之官，謀略出焉。」人的聰明才智最大發揮跟肝氣息息相關；肝氣足，反應才能敏捷。另外，「肝主怒」，丑時雖然屬升發，但這時還得有所收斂。熬夜的患者時間一久肝一定會出狀況，情緒容易暴怒，思慮不清晰，新陳代謝異常，體重直線上升，所以要減重一定要先養肝。

• 寅時（3:00～5:00）宜深度睡眠

寅時（3:00～5:00）氣血流注於肺經，凌晨3－5點，人體的氣血開始重新分配是由肺經來完成的；3－5點也是人睡得最沉的時候，我們人體從靜到動的轉化一定要通過深度的睡眠來完成，所以此時應該是最熟睡的時候。很多呼吸系統不好的人在此時容易醒來，這也是肺氣不足的表現。肺功能好，自然全身含氧量足，能幫助臟腑排除身體多餘廢物，此時刻要好好休息以養肺，肺功能好則體內燃燒脂肪的能量就會源源不絕。

• 卯時（5:00～7:00）宜 多飲溫水，定時排便

大腸經掌管此時刻的經絡。平日應早睡早起，起床喝杯溫水，把腸中的廢物排出體外，你會感到整天神清氣爽。便祕會造成過多毒素累積在體內，腸功能受影響後，體內水分代謝異常，腸蠕動減緩，所以此時應喝一杯溫水增加腸道蠕動功能。腸胃功能好，體重自然能保持窈窕，因此減重首要就是腸胃功能健全，養成良好的排便習慣，多飲水（一天至少1200－1500cc）才能健康無負擔。

• 辰時（7:00～8:00）宜 準時早餐

辰時是胃經運行最佳時間，氣血主要流注於胃經，所以在這個時刻最好要吃早餐，才能讓身體能量啟動。尤其大腦活動需有足夠的血糖來供應，所以不吃早餐一整天精神一定不易集中，影響一天的工作表現。很多人早上習慣不吃早餐，到中午早午餐一起吃，對身體其實是很大的傷害。而且不吃早飯，午飯和晚飯吃得更多，瘦身不成反而體重會更重。早餐是一天最重要的一餐，千萬不可省略喔！

• 巳時（9:00～11:00）宜 適度休息，幫助消化

巳時是上午9－11點，這是脾經當令的時段，其主要功能是運化吸收吃進體內的食物。脾主運化水穀食物，把胃中腐熟了的食物氣血輸送到全身各器官。很多小孩子因後天脾胃功能不好，很會流口水，這也是中醫所謂的「脾虛」造成。脾胃不分家，調好消化系統就要同時養好脾胃，不可過度食用燒烤炸辣或冰品等太刺激的食物，以免傷胃敗脾，一旦傷害腸胃消化系統，體重當然瘦不了。

- **午時**（11:00～13:00）宜 吃午餐，小休片刻

午時就是中午11－13點這個時段，主要的運行經絡是心經。中醫認為心為「君主之官」，「心」對五臟而言，就是君王。所以中午小睡片刻可養心氣，中午適度休息，閉目養神，即使是10分鐘都有它的功用。眼睛與肝腎有關，閉目養神不僅可調補肝腎，也可補心氣，所以中午如能小睡片刻對體力回升有很大的幫助。心氣足，身體氣血循環自然就好，身體不易水腫。

- **未時**（13:00～15:00）宜 三餐規律，不吃下午茶

未時是下午的1－3點，它代表人體的小腸。小腸主吸收功能，吸收吃進體內的食物精華，然後把它分配給各個臟腑。飲食吸收好，人的氣色自然會好，所以午餐最好在未時，也就是中午1點前吃完，才能在小腸功能最旺盛的時候把營養物質吸收入體內。下午吃點心對減重患者而言是萬萬不可，減重的第一步應該要顧好腸胃功能，三餐定時規律。

- **申時**（15:00～17:00）宜 適量飲水，適度運動，思慮判斷

申時是下午的3－5點，是「膀胱」的主時。膀胱儲存水液，可將多餘水分排出體外，此時要適度飲水，不要憋尿。飲水有助於排除體內過多的毒素，增加體內新陳代謝。另外，膀胱經循行經過人的腦部，古語有云：「朝而受業，夕而習復。」也就是說下午3－5點是人體記憶力和判斷力最好的時刻，多利用這個時刻開會或做事，能讓你更有效率。

申時的屬相是猴子，猴子整天好動，當用來形容人體時，此刻的運動能力也達到最高峰。運動一定要有效運動，才讓身體有效燃燒脂肪，體重順利下降。運動完後，也要多補充水分，以增加體內毒素排除。

・**酉時**（17:00～19:00）宜 稍作休息，不過勞

下午的5－7點這段時間循行走腎經。現代人由於工作壓力大，晚睡熬夜，作息不正常，所以往往上班到這個時刻特別容易疲倦。腎經是人體陰陽能量的經脈，掌管我們的精氣神，腎虛則容易造成身體提早老化，因此酉時工作完畢時，應適度休息，不宜過勞，體內新陳代謝才能維持恆定，有足夠的能量來燃燒體內多餘的脂肪。

・**戌時**（19:00～21:00）宜 保持心情快樂，輕鬆散步

戌時是晚上7－9點這段時間，身體經絡走心包經。中醫認為，晚上7－9點時「陰氣正盛，陽氣將盡」，對於心腦血管病患者，此時應該要創造可安然入眠的條件，宜多休息，不宜劇烈運動，否則容易影響睡眠。中醫常用的穴道內關穴就是在心包經，常按摩可有效改善心臟疾病；心包經安然無恙，則身體代謝自然好。

●亥時（21:00～23:00）宜 好好休息，準備入睡

亥時是晚上9－11點，三焦當令。三焦掌管人體諸氣，是氣血運行的要道。身體的氣血循環，水分的代謝都與三焦有關，所以內經有講到：「三焦者，決瀆之官，水道出焉。」意即三焦可使全身水道通暢，所以在此時刻應好好休息，身體陰陽調和，身體自然不易水腫，體重能維持在最佳狀態。

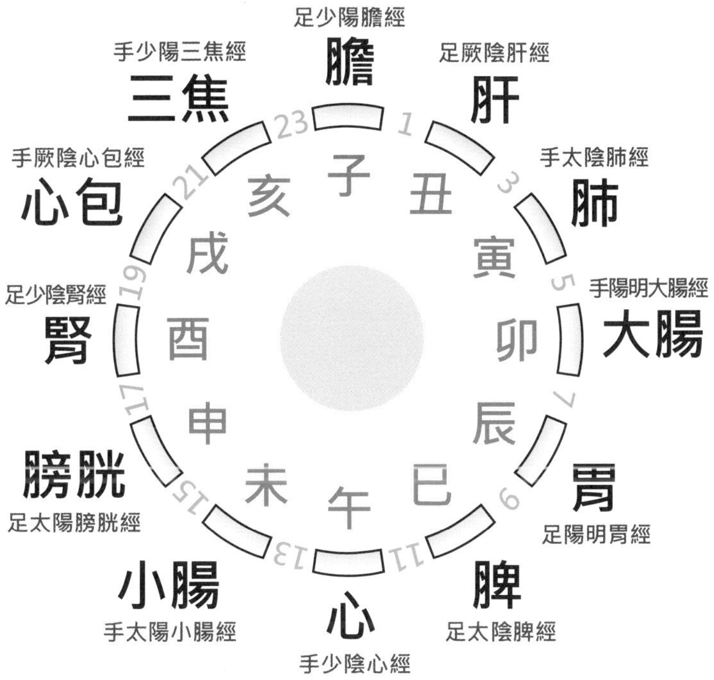

2AF724

瘦出好體質：
一輩子受用的中醫享瘦聖經【全新修訂．健康升級版】

作者　陳建輝／蕭善文
責任編輯　温淑閔
主編　温淑閔
版面構成　江麗姿
封面設計　走路花工作室

行銷企劃　辛政遠、楊惠潔
總編輯　姚蜀芸
副社長　黃錫鉉

總經理　吳濱伶
發行人　何飛鵬
出版　創意市集
發行　城邦文化事業股份有限公司
歡迎光臨城邦讀書花園
網址：www.cite.com.tw

香港發行所　城邦（香港）出版集團有限公司
香港灣仔駱克道 193 號東超商業中心 1 樓
電話：(852) 25086231
傳真：(852) 25789337
E-mail：hkcite@biznetvigator.com

馬新發行所　城邦（馬新）出版集團
Cite (M) SdnBhd 41, JalanRadinAnum,
Bandar Baru Sri Petaling, 57000 Kuala
Lumpur,Malaysia.
電話：(603) 90578822
傳真：(603) 90576622
E-mail：cite@cite.com.my

印刷　凱林彩印股份有限公司
2021 年（民 110）5 月
Printed in Taiwan
定價　380 元

客戶服務中心
地址：10483 台北市中山區民生東路二段 141 號 B1
服務電話：（02）2500-7718、（02）2500-7719
服務時間：週一至週五 9：30 ～ 18：00
24 小時傳真專線：（02）2500-1990 ～ 3
E-mail：service@readingclub.com.tw

※ 詢問書籍問題前，請註明您所購買的書名及書號，以及在哪一頁有問題，以便我們能加快處理速度為您服務。

※ 我們的回答範圍，恕僅限書籍本身問題及內容撰寫不清楚的地方，關於軟體、硬體本身的問題及衍生的操作狀況，請向原廠商洽詢處理。

※ 廠商合作、作者投稿、讀者意見回饋，請至：
FB 粉絲團．http://www.facebook.com/InnoFair
Email 信箱．ifbook@hmg.com.tw

若書籍外觀有破損、缺頁、裝訂錯誤等不完整現象，想要換書、退書，或您有大量購書的需求服務，都請與客服中心聯繫。

國家圖書館出版品預行編目資料

瘦出好體質：一輩子受用的中醫享瘦聖經【全新修訂．健康升級版】/ 陳建輝、蕭善文著 . -- 初版 . -- 臺北市：創意市集出版：城邦文化發行，民 110.5
面；　公分

ISBN　978-986-5534-49-3(平裝)
1. 減重 2. 中醫

411.94　　110003393